François-Bernard Michel

Der geraubte Atem

Psyche & Soma

Herausgegeben von Prof. Dr. med. et phil. Gion Condrau

François-Bernard Michel

Der geraubte Atem

Asthma und andere Lungenkrankheiten

Aus dem Französischen übertragen von Luisa Lässig

Kreuz Verlag

Gesamtredaktion: Dr. Dörthe Binkert

Die Originalausgabe erschien bei Éditions Gallimard, Paris,
unter dem Titel »Le Souffle coupé. Respirer et écrire«

CIP-Titelaufnahme der Deutschen Bibliothek

Michel, François-Bernard:
Der geraubte Atem : Asthma und andere Lungenkrankheiten /
François-Bernard Michel. Aus dem Franz. übertr. von Luisa Lässig. –
Gekürzte dt.-sprachige Ausg., 1. Aufl. – Zürich : Kreuz-Verl., 1991
(Psyche & Soma)
Einheitssacht.: Le Souffle coupé 〈dt.〉
ISBN 3-268-00112-2

1. Auflage
© der gekürzten deutschsprachigen Ausgabe
Kreuz Verlag AG Zürich 1991
»Le Souffle coupé« © Éditions Gallimard 1984
Umschlaggestaltung: Jürgen Reichert, Kornwestheim
Umschlagbild: Curt Fischer / Tony Stone Worldwide, Bildagentur München
Foto Autor: Jacques Sassier, N.R.F.
Satz: Typobauer Filmsatz GmbH, Ostfildern
Druck und buchbinderische Verarbeitung: Clausen & Bosse, Leck
ISBN 3 268 00112 2

Renate Klinksieck
Dipl.-Atempädagogin
Rümannstr. 51, 8000 München 40
☎ Tel. 089 - 3689547

Inhalt

Vierter Teil
Das Atemsymptom hat einen Sinn

Fünfter Teil
Das Atemsymptom hat eine Kulturgeschichte

für
ROGER GRENIER,
der Zeit und Sinn zu ergründen sucht

Vorwort

In der Buchreihe »Psyche & Soma« sollen bekannte und häufig anzutreffende Krankheiten dargestellt werden, die in der Medizin und auch in der Öffentlichkeit als »psychosomatisch« oder eben »seelisch-körperlich« bezeichnet werden. Der Ausdruck »Psychosomatik« ist allerdings mißverständlich, so mißverständlich, wie es eben die Aufteilung der menschlichen Existenz in eine »Psyche« und ein »Soma« ist. Der Begriff deutet nämlich auf einen faktischen, wenngleich wissenschaftlich untermauerten Sachverhalt hin, der einer neuen philosophischen Bestimmung des Menschen und seiner Welt nicht standhält. Anders war es zur Zeit des 17. Jahrhunderts, als René Descartes eine Zweiteilung der Welt in eine res cogitans (ein denkendes Subjekt, den Geist) und in res extensae (das Meß- und Wägbare, das Körperhafte) vornahm, eine Philosophie, die weitgehend das abendländische Denken bis in die Neuzeit geprägt hat. Im besonderen verhalf sie der medizinischen Forschung im Bereich der biologisch-chemophysikalischen Vorgänge im Körper des Menschen, der Anatomie und Physiologie sowie der apparativen Therapiemöglichkeiten zu ungeahnten Erfolgen. Weniger erfolgreich aber war und ist sie im Bereich der psychischen Krankheiten, dies wohl vor allem deshalb, weil sich das »Seelische« weder messen noch wägen läßt und sich demzufolge der naturwissenschaftlichen Methodik entzieht. Vielfach glaubt man deshalb, Psychisches lasse sich nur intuitiv erfassen. Daß aber auch die Intuition, was immer man darunter verstehen mag, zu kurz greift, hat sich längstens erwiesen. Intuition wird auch mit Einfühlen gleichgesetzt, ohne daß dieses allerdings näher bestimmt wird.

So ist denn die Frage nach Psyche und Soma nicht zu beantworten? Beruht das Leib-Seele-Problem lediglich auf einer methodischen Grundlage? Zunächst scheint dies tatsächlich der Fall zu sein. Die Alltagssprache spricht vom Leib und von der

Seele, als handle es sich um zwei voneinander wesenhaft verschiedene und abtrennbare menschliche Seinsweisen; die Medizin hat dieses Schema weitgehend übernommen. Psychosomatik wird dann zur Psychogenetik: Die somatische Krankheit ist durch psychische Ursachen bedingt. Wie aber die Verbindung der psychischen »Ursache« zur somatischen »Wirkung« zustande kommen soll, bleibt im Dunkeln. Gewiß weiß die medizinische Forschung über die Pathogenese, das heißt über die Entstehungsbedingungen im Bereich der Organe, bestens Bescheid. Die Hirnforschung vor allem hat dazu Entscheidendes beigetragen. Ungeklärt bleibt aber dann letztlich die »Ätiologie«, das letzte Glied in der Kausalkette. Aus diesem Grunde sucht man nach neuen Deutungsmöglichkeiten: Psychosomatik beruht dann nicht mehr auf einer fragwürdigen Beziehung von Psyche und Soma, sondern auf der Ganzheit menschlichen Existierens. Wenn wir somit unserer Buchreihe den Titel »Psyche & Soma« geben, dann in der Absicht, daß Seelisches und Leibliches eine Einheit bilden, die sich im Krankheitsgeschehen einmal mehr psychisch, einmal mehr somatisch, aber immer ganzheitlich in beiden Bereichen austragen kann. Praktisch bedeutet dies, daß sowohl sogenannte Psychoneurosen wie sogenannte Psychosomatosen beschrieben werden sollen. Formal geschieht dies durch den Hinweis auf die medizinische Problematik bestimmter Krankheiten und Syndrome, durch den Einbezug der wichtigsten wissenschaftlichen Literatur und durch Falldarstellungen, die auch dem Laien das Anliegen der Autoren näherbringen sollen. Diese Fallbeispiele bedürfen einer besonderen Sorgfalt: Einerseits sollen sie für die dargestellten Krankheiten charakteristisch sein, also gleichsam »symptomatisch«, andererseits sind ihnen durch das Erfordernis größtmöglicher Diskretion Grenzen gesetzt. Dies sollte immer, auch beim Lesen der Berichte, im Auge behalten werden. Nicht von ungefähr sind denn auch die Patienten unter einem Pseudonym aufgeführt; wo dies zudem möglich war, wurde von ihnen die Erlaubnis der Publikation ihrer Krankengeschichte eingeholt.

Der vorliegende Beitrag zur Reihe »Psyche & Soma« handelt von krankhaften Störungen der Luftwege, von Asthma, Tuberkulose und anderen Lungenkrankheiten. Er ist von der gleichen Grundidee getragen, wie sie eben dargestellt wurde. Nicht einer Trennung von psychischem Erleben und somatischer Krankheit wird das Wort gesprochen, sondern der Unteilbarkeit leibseelischen Geschehens, der »psychosomatischen« Einheit und Ganzheit. Aus diesem Grunde wird hier nicht eine medizinische Krankheitslehre vorgestellt, weder im schulmäßigen noch im alternativen Sinne, sondern eine phänomenologisch und biographisch untermauerte Verstehensweise. So geht der Autor denn auch zunächst von der Bedeutsamkeit der Atmung für das menschliche Erleben und Erfahren aus, um dann anhand der Beschreibung einiger berühmter Philosophen und Schriftsteller (vorab aus dem französischen Kulturkreis) dem existentiellen Sinn der Atemstörungen näher zu kommen. Wir brauchen den Atem, um existieren zu können, wir erleben Atemstörungen als existentielles Todessignal. Durch die Lunge bleibt der Mensch wie durch die Haut in Kontakt zur Umwelt: Die eingeatmete Luft ermöglicht das Überleben. Der Mensch beginnt zu sterben, wenn dieser Bezug zur Umwelt abgebrochen wird, wobei wenige Minuten genügen, um das Ende des Daseins herbeizuführen. Atmen bedeutet Nehmen und Geben. Goethe hat dies im »Buch des Sängers« treffend beschrieben:

»Im Atemholen sind zweierlei Gnaden:
die Luft einziehen, sich ihrer entladen.
Jenes bedrängt, dieses erfrischt,
so wunderbar ist das Leben gemischt.«

Wenn vom Bedeutungsgehalt psychosomatischer Krankheiten die Rede ist, so wird das angesprochen, was wissenschaftlich seit langem als »Organwahl« oder »Symptomwahl« bezeichnet wird. Mit anderen Worten: Das Krankhafte einer Organstörung kann nur aus der gesunden Funktion eben dieses Organs erschlossen werden. Daß es sich dabei nicht um eine willensmäßig vorgenommene »Wahl« handelt, sondern um die Spezifität, die dem Organhaften zukommt, versteht sich von selbst. Die Lungentuberkulose zum Beispiel gilt als eine chronische

Selbstaufgabe des Menschen, das Asthma als Austrag eines angstbesetzten, auf individuelle Überforderung gestimmten Weltverhältnisses. Aber nicht nur die großen chronischen Lungenkrankheiten sind psychosomatisch bedeutsam. Vor vielen Jahren wurde bereits die Wichtigkeit emotionaler Faktoren beim Auftreten dyspnoischer Zustände, der Einfluß der Angst auf die Entstehung des Effortsyndroms auch von internistischer Seite erwähnt. Atemstörungen sind eben eng mit dem Fehlen des seelischen Gleichgewichts verknüpft und stehen auch in Zusammenhang mit der Entwurzelung des heutigen Menschen. Atemnot, Lufthunger, Beklemmung deuten darauf hin, daß der Mensch sich in seiner leibhaftigen Existenz bedroht fühlt.

Die Lunge ist für den Menschen nicht nur lebenswichtig, sondern in besonderem Maße auch Indikator unseres jeweiligen Gestimmtseins. Der Volksmund, auf den auch der Autor verweist, spricht von »dicker Luft«, wenn wir nicht mehr frei atmen können; im Schreck »verschlägt es einem den Atem«, in »atemloser Gespanntheit« verfolgt man ein Autorennen, oder man ist von einer »atemberaubenden Schönheit« beeindruckt.

Wie weit nun Lungenkrankheiten Leben und Werk berühmter Zeitgenossen beeinflussen, ist wohl noch nie in derart überzeugender Weise dargestellt worden wie in der vorliegenden, von gründlicher literarischer Kenntnis und überzeugendem psychosomatischen Wissen geprägten Abhandlung. Möglicherweise würde der deutschsprachige Leser die Auswahl um einige Vertreter nicht ausschließlich französischer Herkunft ergänzt wünschen. So soll Friedrich Schiller im Alter von 46 Jahren an Tuberkulose gestorben sein. Es müßte aber vor allem Franz Kafka erwähnt werden, dessen Tuberkulose zweifellos mit seinem resigniert-hoffnungslosen Gestimmtsein zusammenhing, damit den leiblichen Austrag eines pessimistischen Weltbezuges darstellend – oder wie er selbst es einmal in einem Brief an seinen Freund Max Brod schrieb: »Die körperliche Krankheit ist hier nur ein Aus-den-Ufern-Treten der geistigen Krankheit...« Und an anderer Stelle: »Ich halte nämlich diese Krankheit im geheimen gar nicht für eine Tuberkulose, sondern für meinen allgemeinen Bankrott.« Auch Thomas Mann, dessen »Zauberberg« dank einer Kur des Autors in Davos 1912 begonnen wurde, verknüpft darin autobiographische Elemente mit der Darstellung »schwindsüchtiger« Lungenkranker. Andere wären zu nennen, doch darf aufgrund der breiten Fächerung und der gründlich recherchierten Beispiele, die der Autor dieses Bandes von »Psyche & Soma« dem Leser vorlegt, *Der geraubte Atem* als durchaus repräsentativ für die gesamte diesbezügliche Literatur gelten.

Gion Condrau

Einleitung

Das Asthma begegnet mir als Arzt immer häufiger im Kran-
kenhausalltag. Diese eigenartige Krankheit hat mich allmählich
fasziniert.

Sie behindert und verstört den Patienten; ihre mysteriösen
Aspekte fordern heraus[1]. In erster Linie äußert sich das Asthma
durch den abendlichen oder nächtlichen *Anfall*. Atemnot setzt
ein, und die Schließung der Bronchien führt zum Höhepunkt
der Krise. In dramatischer und sich wiederholender Form stellt
der Anfall den *Tod durch Ersticken* dar.

Aber dies ist nur *gemimt*. Denn – Ausnahmen bestätigen die
Regel – der Anfall verläuft nicht tödlich. Wie jede Krise dauert
er nur eine bestimmte, spannungsgeladene Zeit lang an und
klingt dann ab. Ist es dem Asthmatiker darum zu tun, den Tod
mimisch darzustellen, um ihn so auszutreiben, zu exorzieren?
Jedenfalls spielt sich bei jedem Anfall das Drama eines sonst
normalen, manchmal supernormalen Menschen ab, wenn man
an jene asthmatischen Schwimmer aus Australien und Amerika
denkt, die den Schwimmsport ursprünglich als Atemtraining
aufgenommen hatten und darin Olympiasieger geworden sind.

Olympiasieger oder nicht – in der anfallsfreien Zeit sieht der
Asthmatiker keineswegs krank aus.

Sind die Krankheitssymptome nicht ersichtlich, kann der
untersuchende Arzt den Wahrheitsgehalt der Krankheit an-
zweifeln und nur Anzeichen von Angst feststellen. Aber dieser
eigenartige Patient, dessen besonderes Leiden womöglich nicht
ernst genommen wird, wird seiner Krankheit schließlich doch
noch Anerkennung verschaffen können. Denn in der Nacht
darauf wird derselbe Arzt dringend herbeigerufen, um den
Patienten im schweren Anfall vorzufinden.

Der Asthmatiker ist durch den Druck auf den Brustkorb
plötzlich aufgewacht, er hat den Anfall »kommen sehen«. Er
hustet und ringt immer mehr nach Atem. Er sitzt aufrecht im

Bett, schweißbedeckt und fahl, und er ist am Ersticken, außerstande, etwas zu tun oder zu sprechen.

Die beste mir bekannte Beschreibung eines Asthmaanfalls stammt aus einem Roman von Raymond Queneau. Louis-Philippe des Cigales ist ein Asthmatiker.

»Louis-Philippe des Cigales, mit beiden Fäusten auf seine Knie gestützt, Louis-Philippe des Cigales, vornübergebeugt, bekommt auf einmal ganz einfach schlecht Luft, das heißt, er wird sich gerade seiner Atmung bewußt durch die einfache Tatsache, daß sie in diesem Augenblick nicht glänzend funktioniert. Louis-Philippe des Cigales wird heimgesucht in diesem Augenblick, dem Augenblick nach dem Bewußtwerden der Schwierigkeit des Atmens, Louis-Philippe des Cigales wird heimgesucht von einer Konstriktion der Lungen, der Lungenmuskeln, der Lungennerven, der Lungenkanäle, der Lungengefäße, es ist eine Art Erstickungsanfall, aber es ist kein Ersticken, das einen an der Kehle packt, an der Drossel oben, es ist ein Ersticken, das von unten kommt, das auch von beiden Seiten zugleich ansetzt, es ist ein thorakales Ersticken, eine Einschnürung der Atmungstonne.«[2]

Beim Asthmatiker ist dann nämlich die Ausweitung des Brustkorbs blockiert, und trotz seiner Anstrengungen kann er die ohne weiteres eingeatmete Luft nicht wieder aus seinen Lungen herausatmen. Die Bronchien haben sich zusammengezogen und haben für den aus den Lungen entweichenden Atem den Effekt eines Flötenmundstücks. Beim Ausatmen entsteht ein Pfeifton.

Das ist zu hören. Schon aus einiger Entfernung und erst recht beim Abhören des Oberkörpers, wo der Arzt ein zischendes, pfeifendes Röcheln oder, noch einfacher gesagt, ein *Pfeifen* vernimmt. Dies läßt an Wind- und Schlangensymbole denken. Die medizinische Semiotik bezieht sich übrigens bei der Beschreibung dieses Röchelns auf den Wind, denn sie vergleicht es »mit dem Geräusch des Windes, der unter einer Tür hindurchzieht«. Und dieses Pfeifen ist so charakteristisch für das Asthma und die nächtlichen Anfälle, daß der Arzt dem Patienten, bei dem er Asthma vermutet, die Frage stellen muß: »Pfeifen Sie nachts?« Diese Frage erinnert an den abessinischen Volksglauben[3], der die Symbole Wind und Schlange verwendet und es verbietet, nachts zu pfeifen, »denn man zieht so die Schlangen und die bösen Geister an«. »Jeder geht es mit dem Pfeifen des Kindes an, das sich im Dunkeln fürchtet«, bemerkt Bertrand Poirot-Delpech in bezug auf unsere Zeit, die den Einzelnen ängstigt und isoliert[4].

Diese hohe, schmerzerfüllte und monotone Klage ist jetzt die einzige Sprache, die dem Asthmatiker verbleibt, denn er kann nicht mehr sprechen. Sie drückt das Leiden und die Angst aus, die sich auch in seinem Blick widerspiegeln.

Das Asthma – muß das noch eigens betont werden? – ist wahrscheinlich *von allen Krankheitserscheinungen diejenige, die am meisten Angst auslöst.* Es erweckt nämlich den Schrecken vor einem unmittelbar drohenden Tod und vor allem die Angst, ersticken zu müssen. Sein ganzer Schrecken wird in dieser literarischen Beschreibung deutlich, die offensichtlich auf authentisches eigenes Erleben zurückgeht: »Und jetzt und jetzt und jetzt geht gar nichts mehr, denn es ist schlimmer als ein Erwürgen, schlimmer als eine Einschnürung, schlimmer als ein Ersticken, es ist ein physiologischer Abgrund, ein anatomischer Alptraum, eine metaphysische Angst, eine Revolte, eine Klage, ein Herz, das zu schnell schlägt, Hände, die sich verkrampfen, eine Haut, die schwitzt.«[5] Diese Angst wird beim Asthmatiker nach und nach zur Besessenheit, er bangt vor dem Abend und der Nacht – dies ist ein lebenslängliches Handikap, das ihn zu einem anderen Menschen macht.

Ist einmal der Höhepunkt der Krise überschritten, geht die Atemnot schrittweise zurück, um schließlich ganz aufzuhören: wie es in der Natur einer Krise vorgegeben ist. Der Asthmatiker, »der, ohne sich von seinem Sitz zu rühren, in eine Welt geschleudert wurde, in der den Menschen das Atmen nicht besser gelingt als den ihrem Element entrissenen Wassertieren zu Lande, ... wird nicht sterben, er atmet immer stärker, und nun hört die Atmung auf, nichts dringt mehr in die Brust, man glaubt, man kann es nicht mehr aushalten, und dann hält man es doch aus.«[6]

Auf den kritischen, beängstigenden Zustand folgt Wohlbefinden. *Atmen.* Das, was nur eine unbewußte biologische Funktion ist, wird plötzlich ein Lustgefühl. »Ich genieße das Atmen, wenn der Anfall einmal vorüber ist«, sagen Asthmatiker oft. Der Asthmatiker entdeckt so etwas Wesentliches: in der Gegenwart zu leben. Die Existenzangst kann warten. Jetzt ist der Anfall überstanden, die vorher bestehende Spannung gebannt – genießen wir den gegenwärtigen Augenblick! Das Negative des Anfalls führt zum Positiven am Leben zurück. Auf diese Weise entgeht der Asthmatiker der Zeit und überwindet den Tod – denn sein Anfall, wir werden es bei Proust sehen, stellt die ständig über ihm schwebende Todesbedrohung dar, während ihn der Aufschub dem Leben wiedergibt und zur Gegenwart zurückführt[7].

Atem schöpfen. Allerdings hat man heutzutage immer weniger *Zeit* dazu. Und viele Texte aus der Gegenwart, ohne Kadenz oder Interpunktion, insbesondere ohne die Claudel so teuren Kommas, atmen so wenig, daß sie uns atemlos zurücklassen. Um zu atmen, bräuchte man im übrigen auch einen Brustkorb. Die Personen des Bildhauers Giacometti haben keinen, sie hasten mit großen Schritten von dannen, ihr Körper besteht nur noch aus Armen und Beinen, die an einem schnurgeraden, zur rascheren Fortbewegung nach vorne gebeugten Rumpf haften.

Zwar ist die Atmung auf die Lunge angewiesen, aber doch nicht ausschließlich auf dieses eine Organ beschränkt: Der anatomisch, funktionell und mit Symbolen so reich ausgestattete Atmungsapparat legt davon Zeugnis ab. Seine Struktur weist nach außen hin eine enorme Oberfläche auf, ungefähr 100 m² (während die Oberfläche der Haut nur 1,50 bis 2 m² ausmachen kann). Dies bedingt eine sehr stark aufgegliederte Lungenoberfläche, die in 300 Millionen zellenartiger Gebilde von 100 μ, die Alveolen, unterteilt ist. Diese haben keine unmittelbare Berührung mit ihrer Umgebung, stehen jedoch mit ihr über die Bronchien in Verbindung, ein weitverzweigtes Luftleitungssystem, dessen Hauptstamm, die Luftröhre, vom Individuum als *lebenswichtig* und damit als äußerst verletzlich emp-

funden wird. Denn man kann wochenlang ohne Nahrung aus-
kommen, stundenlang ohne etwas zu trinken, aber nur wenige
Minuten ohne Atemluft. Der Atmungsapparat stellt auch
quantitative Anforderungen, denn man benötigt pro Tag etwa
zwei Kilo Wasser und ein Kilo feste Nahrung, – jedoch 14 Kilo
Luft, um einen biologischen Zweck, die Hämatose, zu erfüllen.
Sie findet statt, wenn durch die Pumpbewegung der Atmung
der eingeatmete Sauerstoff in die Alveolen gelangt (die beim
Kontakt mit dem Blut die Austauschzone darstellen) und der
Kohlenstoff abgegeben wird. Claudel sagt das alles sehr viel
einfacher, wenn er schreibt, daß das Blut »durch die atmende
Sonne entflammt« wird[8].

Dieser lebenswichtige Bereich, wo der Mensch seine Umgebung in sein Innerstes aufnimmt, ist merkwürdigerweise ganz
in einem *Käfig* untergebracht.

Die Knochen des Brustkorbs am Skelett erinnern tatsächlich
an einen Vogelkäfig. Der Käfig schützt natürlich. Aber es ist
bedeutsam, daß die Atmung, die mit den Symbolen Odem,
Wind, Ausdehnung, Freiheit oder auch Vogelflug zusammenhängt, in einen Käfig gesperrt ist. Die Rippen- und Zwerchfell-
bewegung verleihen diesem Käfig Beweglichkeit. Aber Beweglichkeit kann auch potentielle Einschränkung heißen. Ein
Käfig kann sich schließen. Für einige Asthmatiker ist übrigens
der in seiner ständigen Überdehnung erstarrte Brustkorb wirklich ein Käfig geworden, ein Kerker, der sich nie öffnet.

Im Zusammenhang mit den Brustwänden müßte das *Zwerchfell* ausführlich gewürdigt werden. Es ist ein sehr wichtiger
Muskel, der über 50 Prozent der Atembewegung[9] leistet, aber
es ist ebenso wichtig in seiner Funktion als Trennwand. Eine
anatomische Trennwand zwischen Brustkorb und Unterleib.
Aber bei der Atmung geht die Symbolik stets über die Physiologie hinaus und verleiht ihr dadurch einen höheren Sinn.

Zwerchfell, »was Barriere bedeutet, ist ursprünglich eine von
Plato eingeführte Metapher«. Alle »Alten« nannten es »Phrenes«, führt Galenus aus. Man nahm an, daß eine Entzündung
des Zwerchfells, die Hippokrates Phrenitis nannte, »die Intelligenz des Kranken beeinträchtigt«[10]. Aristoteles, der Phrenes

und Diaphragma gleichsetzte, betonte dessen Scheidewandcharakter »zwischen der Bauchhöhle und der Herzgegend, damit das Hauptorgan der empfindsamen Seele nicht gleich von den Ausdünstungen oder der übermäßigen Hitze, die die Nahrung verbreitet, erreicht und in Mitleidenschaft gezogen werde«. Im Unbewußten, jedenfalls im individuellen, wie auch in den meisten Überlieferungen teilt das Zwerchfell den Körper in zwei Teile: den Sitz des Atems und des Geistes oben, und unten den sehr suspekten Sitz des »Bauches«.

Physiologisch ebenso wie symbolisch ist die Atmung auch durch ihren *zweigegliederten Rhythmus* wichtig.

Die normale Atmung (Eupnoe), deren sich der Einzelne erst bewußt wird, wenn sie gestört ist (Dyspnoe), ist eine rhythmische Tätigkeit, von der weitere Rhythmen ausgehen, wie bei einer Welle, die sich von dem von ihr geschaffenen Energiezentrum aus weiterverbreitet.

»Der Rhythmus hat seinen Ursprung in der Atmung.«[11] Das gilt für den Versrhythmus, gewiß, aber jedermann weiß, daß es auch einen Rhythmus des Denkens, der Rede, jeder Tätigkeit gibt, der vom Atemrhythmus geprägt ist. Darüber hinaus fügt sich der Atemrhythmus in den Rhythmus des Universums ein, was sich besonders deutlich in der Kunst äußert (Musik, Tanz, Skulptur usw.). Sehen Sie sich daraufhin zum Beispiel eine Skulptur an, die *Reliefs der Cancelleria Apostolica*[12]. Beachten Sie die Falten an der Toga des Vespasian oder seines Sohnes Domitian. Das Muster dieser Faltenwürfe entspricht ganz genau dem Verlauf des Spirographen (Atmungskurvenschreibers) bei der Aufzeichnung der Lungenfunktion[13].

Die beiden Phasen der Atmung sind ebenfalls aussageträchtig! Hier sind wir weit über den Bereich der Physiologie hinausgeraten. Die meisten Traditionen knüpfen an dieses Zwei-Phasen-System der Atmung an. Einatmen und Ausatmen symbolisieren die Beziehung des Menschen zum Kosmos, ein In-sich-Aufnehmen und wieder Aus-sich-Herausgeben (in Indien, Kalpa und Palaya), die zentripetalen und zentrifugalen Impulse des Menschen, das Auf- und Zugehen der Himmelspforte, Yang und Yin.

In der Dialektik von Haben oder Sein[14] ist einatmen nehmen und ausatmen geben. Der Atemtypus, bei dem die Einatmung vorherrscht, gehört also zur »Existenzweise des Habens«, das heißt vereinnahmen, Besitz ergreifen wollen[15]. Ein in seinen beiden Phasen ausgewogener Atemrhythmus, vor allem mit verlängerter Ausatmung, gehört andererseits eher zur »Existenzweise des Seins«, das heißt zu einer nicht besitzergreifenden, sondern existentiellen Integration der Welt. Einsaugen und wieder freisetzen des Odems, Besitz ergreifen und geben; geben, um zu empfangen – das sind alles aussagekräftige Bilder.

Es wäre falsch, zu behaupten, der »Einatmungs-Typus« sei charakteristisch für die abendländische Kultur. Aber im Okzident neigen wir sicher dazu, die Ausatmung unterzubewerten, im Gegensatz zu den östlichen Philosophien und Religionen, die ihr eine vorrangige Stellung einräumen. Ihre Praktiken zielen darauf ab, die Ausatmung zu verlängern, ihr ihren ganzen Umfang zu gewähren, als ob dem Kosmos das zurückerstattet werden sollte, was er dem Menschen gegeben hat. Dem Gefühl des Besitzergreifens des westlichen Menschen steht der Austauschgedanke des Asiaten gegenüber.

Es spricht für diese Einstellung, daß sie große Wirkungen zeitigt. Ich habe nicht sehr gut verstanden, was mir der Aikido-Meister Nabuyoshi Tanura[16] über seine Atmung gesagt hat, der trotz seiner zierlichen Statur imstande ist, in wenigen Augenblicken an die zehn Gegner niederzustrecken, denn mit seinem Vokabular berührt er seine persönlichen Erlebnisse, die schwer wiederzugeben sind. Aber noch nie habe ich eine Ausatmung gesehen, die sich so endlos lang hinziehen ließ, wie bei ihm. Die Ausatmung verlängern drückt im übrigen das Bestreben aus, die Atmung zu verlangsamen, infolgedessen auch die anderen organischen Rhythmusbewegungen und damit die Abnutzung des Körpers. Wenn man mit den Yoghini davon ausgeht, daß die Gesamtzahl der Atemzüge in unserem Leben gezählt ist, dann tut derjenige, der lange leben will, gut daran, langsam zu atmen.

Der Arzt verfügt über die Mittel zur Diagnose und Behandlung des Asthmas. Außerdem weiß er, *auf welche Weise* die Obstruktion (die Hemmung) der Bronchien und der daraus folgende Anfall vor sich gehen.

Aber wenn man von diesen Mechanismen absieht, bleibt die wesentliche Frage bestehen: *Was veranlaßt* die Bronchien, deren Funktion es ist, für das Durchpassieren der Luft offenzustehen, dazu, sich zu verschließen? Und diese brennende Frage verfolgt mich bei dem oder jenem Asthmatiker, den zu untersuchen mir aufgegeben ist: Warum sein Asthma? Meine Frage ist nicht »die Kinderfrage ›warum?‹, sondern die Frage der alten Griechen nach dem Sinn . . .: Was heißt das?«[17]

Es wurde für mich immer unerläßlicher, mir aus den einzelnen Elementen eine Antwort zu erschlüsseln, das heißt mich um das Verständnis des Atemsymptoms zu bemühen. Denn es erscheint mir allmählich unsinnig und unerträglich, diesen Patienten den größten Teil meiner Zeit zu widmen, ohne mir genau darüber klar zu sein, was sie wirklich von mir erwarten.

Man sollte wohl besser vom *Aussagewert* ihres Symptoms sprechen. Wenn ich einmal einige Patienten ausnehme, die sofort fragen: »Ich habe immer irgend etwas, Herr Doktor – was bedeutet das?«, so ist der Anspruch, den der Kranke stellt, äußerst einfach und legitim: »Machen Sie mich gesund.« In Wirklichkeit ist der Tatbestand vielleicht nicht ganz so einfach, wie es den Anschein hat[18]. Denn aus täglich angestellten Beobachtungen geht hervor, daß das Symptom für eine bestimmte Anzahl der Patienten zur *Notwendigkeit* geworden ist[19].

Bei ihnen kann man sich also die Frage stellen, was sie zu dieser Reaktionsweise veranlaßt hat. *Welchem Übel ziehen sie im Grunde das Asthma vor?*

Proust hat es deutlich ausgesprochen, daß er das Asthma dem Verlust der mütterlichen Zuwendung vorzöge. Aber aus diesem möglichen Fall sollte man keine Regel ableiten oder ihn höher als einen Hinweis bewerten.

Hier handelt es sich eigentlich nur um die *Nutzung* des Symptoms. Das, was Freud den »sekundären Krankheitsgewinn« nannte und wovor er uns wohlweislich warnt: »So wird das Symptom allmählich mit der Vertretung wichtiger Interessen betraut, es... verwächst immer inniger mit dem Ich, wird ihm immer unentbehrlicher.«[20]

Da man sich davor hüten muß, es mit seinen Attributen gleichzusetzen, *warum das Asthma-Symptom?*

Der Arzt bekommt die Antworten in ausreichendem Maße vorgeschlagen. Zunächst vom Patienten selbst: »Oh, ich weiß schon, mein Asthma ist nervös bedingt«, oder auch (noch moderner): »Das ist psychosomatisch.« Proust hat in bezug auf sich bemerkt, in welchem Maße derartige Antworten lächerlich und enttäuschend sind[21]. Nein, ich glaube, die Antwort auf die Frage nach der Bedeutung des Atemsymptoms ist nicht so simpel, daß sie mit einer übermäßig besorgten Mutter oder vorhandenen Gefühlskonflikten schon geliefert wäre.

Wie sollte man diese Antwort also in Umrissen skizzieren?

Meiner Meinung nach wagt man sich nicht zu weit vor, wenn man sagt, daß dieses Symptom von einem Leiden Zeugnis gibt, das – da es nicht in Worten *sagbar* ist (oder nicht gehört werden kann) – sich durch die schmerzerfüllte und vernehmliche *Sprache* der Bronchienobstruktion Ausdruck zu verschaffen sucht. Dies um so mehr, als ein in der Vergangenheit zurückliegendes psychisches Trauma sich manchmal als der Ursprung dieses Leidens erweist.

So im Fall dieser jungen 25jährigen Asthmatikerin, die ich zusammen mit Marie-Christine Alquié behandelte. Dunkle, kurzgeschnittene Haare, mediterraner Typ, matter Teint, legt großen Wert auf ihr Äußeres und ist in leicht provozierender Weise gekleidet. Sie erzählt mir, daß sie die Asthmaanfälle, von denen sie allnächtlich aus dem Schlaf gerissen wird, »nicht mehr aushalten kann«. Tagsüber hindert sie die Atemnot daran, ihre beiden Kinder und das Haus zu versorgen. Sie ist deprimiert, den Tränen nahe.

Ihr Atem geht kurz und stoßweise, die Beschwerden sind offensichtlich. Das Asthma hat im April des Vorjahres eingesetzt und ihr seit sechs Monaten keine Ruhe mehr gelassen. Ich frage sie, ob ihr Mann ihr nicht helfen kann. Er ist Fernfahrer, oft tage- oder wochenlang nicht zu Hause. »Mein Arzt schickt mich zu Ihnen«, sagt sie, »um zu erfahren, ob ich auf irgend etwas allergisch bin. Wenn Sie etwas finden können, Herr Doktor.« Während wir einen Haut-Allergietest machen, sprechen wir weiter, und ich komme auf die anfangs genannten Umstände zurück. »Was ist damals im April passiert? Hat sich etwas Besonderes in Ihrem Leben ereignet?« Sie bricht in Tränen aus.

»Es ist etwas Furchtbares passiert. Ich hatte sehr lange, sehr schöne Haare (mit einer Geste zeigt sie mir, wie weit sie am Rücken herunterreichten). Ein Freund meines Mannes, auch Fernfahrer, drohte mir immer im Spaß, mir die Haare abzuschneiden. Er sagte immer wieder zu mir: ›Du sähst mit kurzen Haaren, wie meine Frau sie hat, viel besser aus.‹ Und ich schickte ihn zum Kuckuck, denn ich war auf meine langen Haare sehr stolz. Eines Tages, im April, veranstalteten wir mit Freunden meines Mannes ein Essen auf dem Lande, alle waren in lustiger Stimmung, wir waren etwas angeheitert. Dieser Bekannte sagte zu mir: ›Heute schneide ich sie dir ab!‹ Im ersten Moment glaubte ich ihm nicht. Aber er tat es wirklich. Er kam von hinten und schnitt mir mit der Schere auf einer Seite alle Haare ab. Das war furchtbar, alle waren erst einmal sprachlos. Ich fing an zu schreien und zu weinen. Seither gehen mir die Haare aus.« (Man sieht auch wirklich auf ihrer Kopfhaut große Flecken, wo das Haar ausgefallen ist.) Sie schweigt und weint vor sich hin. Dann spricht sie weiter: »Der Abend war schrecklich; ich sah lächerlich aus; am nächsten Tag mußte ich mir die Haare beim Friseur abschneiden lassen.« »Und Ihr Mann?« »Der hat nichts getan. Ich wartete darauf, daß er mich verteidigen würde; natürlich war es zu spät, das Unglück war schon geschehen. Aber ich hätte gewollt, er hätte etwas gesagt. Er hat sich gedrückt, er hat nichts gesagt. Alle sind gegangen; wenn er nur etwas gesagt hätte, das hätte mir gutgetan.«

Später sprachen wir wiederholt von dieser Geschichte und von ihrer Geschichte überhaupt. Ein tiefes Verlassenheitsgefühl herrschte bei ihr vor. Als Kind hatte sie Vater und Mutter durch einen Autounfall verloren und war von ihren Großeltern aufgezogen worden. Sie hatte keine gute Erinnerung an ihre Kindheit. Keinerlei Geborgenheit, sondern im Gegenteil das

Gefühl, ihren Großeltern zur Last gefallen zu sein. Wenn ich ihr über das Schockerlebnis, den Tod ihrer Eltern, Fragen stellte, antwortete sie stets, das hätte keine Spuren hinterlassen, denn seither hätte sie ja geheiratet und eine Familie gegründet; nein, alles ginge gut. »Es stimmt schon, mein Mann war oft außer Haus, und ich war sehr allein, um meine beiden Kinder aufzuziehen, aber es ging.« Sie schien sich nie über irgend etwas zu beklagen. Ihr Äußeres stand in einem seltsamen Gegensatz zu dieser Zurückhaltung: ein gewisser Verzicht auf Lebensfreude, sogar auf Glück. Sie schien in dieser Lebensweise ein gewisses Gleichgewicht gefunden zu haben, aber plötzlich war das alles über den Haufen geworfen worden.

Die abgeschnittenen Haare wurden zum auslösenden Faktor. Und dann auch das Verhalten ihres Mannes, der das ohne ein Wort des Protestes hatte geschehen lassen, ohne sie zu verteidigen. Hier war ihr tiefes Verlassenheits- und Einsamkeitsgefühl wieder zum Vorschein gekommen. Die Erfolge all ihrer Bemühungen, sich mit ihrer Lage abzufinden, sind zunichte gemacht. Das Asthma tritt auf. Sie kann die häufige Abwesenheit ihres Mannes, seine gefühlsmäßige Unreife und die Tatsache, daß er sie in keiner Weise unterstützt, nicht mehr ertragen.

Sie kam hilflos, zerbrechlich und verwundbar zu uns und hoffte, wir würden eine »medizinische« Erklärung für ihre Zerrüttung finden. Nach einem negativ verlaufenen Hauttest hatte ich ohne große Überzeugung biologische Tests angeordnet. Sie wartete auf die Ergebnisse wie auf ein Verdikt. Medizinische Allergienachweise, dachte sie, würden bedeuten, daß sie wirklich krank war. »Sonst heißt das, daß ich verrückt bin.« Ich versuchte vergeblich, ihr das auszureden – sie klammerte sich verzweifelt an die Allergie. Tatsächlich! Die Ergebnisse erbrachten einen Allergienachweis. Dieser Bescheid beruhigte sie dermaßen, daß sie über sechs Monate lang keinerlei Medikament brauchte und keinen Anfall bekam.

Nachdem dieser positive Effekt verpufft war, gewannen ihre Schwierigkeiten erneut die Oberhand. Sie nahm ihren Mann nicht mehr so hin, wie sie das bisher getan hatte. Durch sein

Verhalten war plötzlich eine so schwache und verletzliche Seite an ihm und auch an ihr zutage getreten, daß der Gedanke daran ihr unerträglich geworden war. Ihr ganzes Abwehrsystem, das sie sich aufgebaut hatte, um existieren zu können (besonders nach dem ersten traumatischen Erlebnis, dem Tod ihrer Eltern), war zusammengebrochen.

Ich habe sie jetzt aus den Augen verloren. Ihre anfangs wöchentlichen Besuche stattete sie mir in immer größeren Abständen ab, um schließlich ganz wegzubleiben. Bei der letzten Konsultation ging es ihr besser, und sie schien sich allmählich mit einer gewissen Einsamkeit abgefunden zu haben, so wie sie auch ein gewisses Idealbild von ihrem Mann aufgegeben hatte.

Auf den ersten Blick erscheint es zwar durchsichtig, aber das Verhältnis von Ursache und Wirkung zwischen einem psychischen oder affektiven Trauma und Asthma sollte niemals zu unkritisch als gegeben angenommen werden. Das auslösende Schockerlebnis dient oft nur dazu, ein bis zum Äußersten verdrängtes Leiden aufzudecken, das den Menschen in seinem ganzen Wesen geprägt hat und Bestandteil seiner Persönlichkeit geworden ist.

Wir haben hier demnach eine tieferliegende Schicht erreicht: *Asthma, um existieren zu können*. Bei manchen Menschen ist das Asthma sehr wohl symptomatisch für ihr Leiden an einem Sinnverlust – ihr Leben ist sinnlos geworden. Das Beispiel, wo sich Menschen in ihrer Familie oder in ihrem gesellschaftlich-beruflichen Milieu abgelehnt sehen und so immer mehr zu Randexistenzen werden, gibt uns einen sehr deutlichen Hinweis. Außer ihrem Symptom haben sie nichts mehr, um zu existieren[22]. Durch ihren nächtlichen Anfall scheuchen sie den Arzt auf, beanspruchen seine Hilfe, sein sofortiges Eingreifen, wenn nicht die Einweisung ins Krankenhaus. Ich bin Asthmatiker, also bin ich. *Asthma, um nicht zu sterben.*

Viele Beobachtungen könnten so an dieser Stelle wiedergegeben werden, um die beträchtliche Tragweite zu bestätigen, die dem Atemsymptom anhaftet. Diese Beobachtungen gehen uns alle an, Gesunde wie Kranke, soweit sie auf den gemeinsamen Nenner zu bringen sind, daß sie die Atmung beeinflussen, das heißt den *Odem*. Und der Odem ist das Leben. Somit stellt das Asthma nur den Ausgangspunkt, um nicht zu sagen den Vorwand, für dieses Buch dar, das in keiner Weise ein »medizinisches« Buch sein will.

Es ist kein Zufall, daß Odem in der Sprache auch für den Geist steht. Und warum hätte eine jahrtausendealte Erfahrung diese stehenden Redewendungen (den Atem rauben, seine Seele aushauchen, den Geist aufgeben) im Sprachgebrauch wie Fossilien erhalten, wenn sie nicht wesentlich wären? Die Umgangssprache hat die Atmung häufig *in Metaphern eingekleidet*. In jeder Beziehung und in jedem Gegensatz, wie aus diesen geläufigen Wendungen hervorgeht: »außer Atem kommen«, »eine Atempause gewähren«, »sich aufpumpen«. Und die Patienten, die das gesprochene Wort gerne mit einer Geste begleiten und so eine Bedeutungslehre der Erscheinungsformen aufstellen, sind ebenfalls beredt: »Das schnürt mir die Luft ab; ich bekomme keine Luft, ich bin blockiert.«

Das Asthma, das muß betont werden, wirkt sich hauptsächlich auf die Ausatmung aus. Es ist ein bißchen so, als weigerte sich der Asthmatiker, die Luft nach außen abzugeben, während er am Ersticken ist, in der selben Weise wie der Magersüchtige die Nahrungsaufnahme verweigert, während er am Verhungern ist. Nun bedeutet »aushauchen« auch sterben. Der allergiegeplagte Asthmatiker, dessen *Überempfindlichkeit* ihn zu einem wahren Detektor der Umweltaggressionen macht, drückt seine Verweigerung aus. In einer bestimmten Weise lehnt er diese Umwelt ab, wie es der aus der Immunologie stammende Ausdruck besagt: »Ich bin auf ... allergisch«, der in die Alltagssprache eingegangen ist, um etwas zu bezeichnen, das man nicht mehr aushalten kann.

Angesichts dieser Verweigerung der Atmung und ihrem hörbaren Ausdruck kann man sich fragen, ob diese Symptome nicht wie eine Art Rudimentärsprache eingesetzt werden, die sich nicht in artikulierten Worten ausdrücken läßt und die sich über die Bronchien Gehör verschaffte, die also statt gesprochen geatmet würde.

Was soll nun mit dieser Sprache gesagt werden? *Das Unsag-*

bare, das man mit Worten nicht zu sagen weiß oder aber nicht sagen darf, *das Unaussprechliche*, das zu überwältigend oder zu schmerzlich ist, um ausgesprochen zu werden. Paul Valéry, der dieses Wort zur Überschrift einer Betrachtung in seinen *Cahiers* wählt, merkt an, daß wir, da uns zum Ausdruck bestimmter Zuständigkeiten die Worte fehlen, »Organe, deren Funktion dies nicht ist«[23] damit beauftragen, unsere der Sprache nicht zugänglichen Bestrebungen kundzutun.

Hier ist zu bemerken, daß das Atemsymptom dem *Schrei* dicht benachbart ist. Der erste Schrei, das erste Wort, das der Mensch von sich gibt, großartig und gleichzeitig tragisch, ist aus seinem ersten Atemzug hervorgegangen. Und dieser Beginn der eigenständigen Atmung eines Menschen hängt sehr eng mit dem physischen, biologischen und affektiven Trauma seiner Abtrennung von der Mutter zusammen.

Vielleicht ist also das Atemsymptom, insbesondere das Asthma, Vektor einer Reminiszenz, Nachempfindung des Urschreis und des Trennungsschmerzes von der Mutter?

Viele Schriftsteller litten an Asthma oder anderen Erkrankungen der Atemwege. Wie könnte dieses Symptom, das mit vielen Assoziationen aus der Vorstellungswelt verknüpft ist[24], die Schriftsteller, die von Berufs wegen eine reiche Phantasie haben müssen, gleichgültig lassen? Manche haben sich dazu treffend und ausführlich geäußert, sei es zu den Krankheitssymptomen oder aber zu deren Bedeutung. Sie beschreiben ihre Krankheit oft mit größerer *Präzision*, als dies Lehrbücher für medizinische Semiotik vermögen, da sie nicht nur die unersetzliche Authentizität des am eigenen Leibe Verspürten, sondern auch die ihnen eigene Formulierungskunst für sich in Anspruch nehmen können.

Wie jedem kreativen Menschen ist auch dem Schriftsteller die Angst vertraut: »Jede schöpferische Tätigkeit muß erst einmal ein Angstgefühl überwinden. Etwas schaffen, das bedeutet, mit einer Angst fertig werden. Wenn wir ein neues Werk vor uns haben, halten wir den Atem an. So gibt es eine Art von *Arbeitsasthma*.«[25]

Die Symptombeschreibung durch den Schriftsteller *geht*

manchmal der Beschreibung durch Mediziner *voran*. So hat zum Beispiel Valéry das klinische Bild des durch gastro-ösophagalen Reflex hervorgerufenen Hustens lange *vorher* ausgezeichnet wiedergegeben, ehe es 1951 in den französischen und angelsächsischen medizinischen Fachzeitschriften auftauchte[26]. Das ist nichts Überraschendes, denn das künstlerische Einfühlungsvermögen hat schon längst seine Befähigung unter Beweis gestellt, eine wissenschaftliche Tatsache vorwegzunehmen: Zum Beispiel hatte Henry Moore, ohne sich dessen bewußt zu sein, in seinen Skulpturen die Untereinheiten der Zellribosomen dargestellt, lange bevor diese im elektronischen Mikroskop beobachtet werden konnten.

Die Lungenfachärzte kennen natürlich die von Marcel Proust angestellten Beobachtungen. Obwohl er ihn nicht als erster verwendet, hat Proust den Effekt des affektiven Gedächtnisses doch weitgehend entwickelt – ein bedeutsames Vorgehen für einen Überempfindlichen, wie es der Asthmatiker ist. Valéry, der seine Krankheit viel beobachtete, hat einige aufschlußreiche Beobachtungen darüber gemacht: »Was wäre ein solcher Gedanke, wenn er nicht eine Kehle hätte, die sich zuschnüren kann, Drüsen, die versagen, einen Kopf, der sich entzündet, einen Atem, der stockt...?«[27] Man kann auch auf Mallarmé verweisen, über den Roland Barthes »Schreibweise und Schweigen« verfaßt[28] und der, der Sprache beraubt, an seinem Kehlkopf stirbt. Oder schließlich Claudel, der vom Atemsymptom verschont bleibt und der Exeget des Odems ist. Aber der beste »Asthmologe« unter den Schriftstellern, durch dessen Lektüre ich die klarsten Antworten auf meine Fragen erhielt, ist Raymond Queneau. In ihm vereinen sich der bewundernswerte Deuter der Krankheitserscheinungen, der den Asthmaanfall in so außergewöhnlicher Weise beschreibt, wie wir sahen, und der Denker, den die langandauernden Anfälle dazu anregten, einen Sinn in ihnen zu suchen. Und das Ergebnis seiner Reflexionen, die er als Asthmatiker anstellt, trifft sich mit meinen Betrachtungen, denen eines Arztes, der über das Asthma nachdenkt.

Mein *erster Schritt* bestand also darin, den umfangreichen

Beitrag zu sichten, den die Schriftsteller in der französischen Literatur zu meiner Fragestellung liefern. Zu diesem Zweck habe ich mich eingehender mit den Autoren befaßt, denen ihre Atmung besonders zu schaffen machte, da das Symptom sie zu einzigartigen Zeugen macht – ohne jedoch die absurde Absicht zu hegen, einen Katalog der Schriftsteller und Dichter mit Schwindsucht, Asthma oder Bronchitis erstellen zu wollen.

Dann habe ich über die Bedeutung nachgedacht, die das Atemsymptom haben kann. Seit Hippokrates und seiner Erkenntnis über die Rolle der Krise in der Medizin, nach Aischylos und seinem Drama, bis zu Raymond Queneau über Freud und seine berühmte Psychoanalyse der Asthmatikerin Dora trägt eine Reihe von Elementen neben den Schilderungen der Patienten zum Verständnis dieses Symptoms bei.

Schließlich wird dieses Symptom vom *kulturgeschichtlichen* Gesichtspunkt aus betrachtet, das heißt, welchen Verlauf es in Bezug auf die soziologische, künstlerische und historische Entwicklung einer Epoche nimmt. Seit dem 15. Jahrhundert zeichnet sich diese Entwicklung bei zweierlei Krankheiten ab. Die Tuberkulose, die mit der Romantik zusammenfiel und jetzt fast ganz aus Europa verschwunden ist, wurde nach und nach von anderen Atemwegserkrankungen (Asthma, Bronchitis, Krebs) verdrängt, die heute vorherrschen. Ihnen ist gemeinsam, daß sie die Bronchien angreifen, und sie besagen vielleicht, daß das Verhältnis des Einzelnen zu seiner Umgebung gestört ist.

Abgesehen von den Risiken, die der literarische Laie eingeht[29], habe ich mich auch einer anderen, ganz klassischen Kritik ausgesetzt, die oft denen gegenüber geäußert wird, die die Persönlichkeit eines Autors aus seinem Werk herauslesen möchten oder umgekehrt. Denn der Autor ist gleichzeitig in seinem Werk präsent und auch wieder von ihm distanziert; Proust und Valéry haben zum Beispiel das Persönliche sehr stark vom Werk abgegrenzt. Aber an dieser Stelle muß man auf eine Entwicklung hinweisen, die stattgefunden hat.

In der Vergangenheit zog man manchmal die Biographie zur Erklärung des literarischen Werkes heran. Dann kam die entgegengesetzte Tendenz, die Leben und Werk radikal auseinanderhalten wollte. Alles, was zu extrem ist, ist bedeutungslos. Mir scheint eine nuancierte und mit besseren Argumenten versehene Einstellung möglich und wünschenswert. Obwohl, wie zum Beispiel bei Proust, Krankheitssymptom und Werk eng ineinander verwoben sind, kann also versucht werden, diese Zusammenhänge zu entwirren. Das Atemsymptom kann sich im literarischen Werk zunächst einmal durch das von ihm gelieferte potentielle *Material* niederschlagen. Wenn ein Schriftsteller an Bronchitis, Asthma oder Tuberkulose leidet, spiegeln die Symptome, mit denen er seine Figuren ausstattet, natürlich sein eigenes Erleben wider: Das kann nur er selbst sein. Das gilt ebenso für die Betrachtungen, die er zu diesem Symptom anstellt, je nachdem, wie er es empfindet und interpretiert.

Das zweite in Betracht kommende Element sind das *Leiden* und das *Handikap*, die das Leben einschneidend verändern. Die ständige, lebenslange Bedrohung durch Asthma und Tuberkulose muß sich zwangsläufig auf die materiellen und psychischen Lebensumstände des Schriftstellers und indirekt auf sein Werk auswirken. Zudem verändert das Leiden auch die *Sensibilität* des Schriftstellers, es erhöht sie und spornt ihn zu weiterem Schaffen an. So meinen Gide und Camus, ihre Tuberkulose habe sie für neue Empfindungen »porös« gemacht. Aber hüten wir uns, bei einer voreiligen Kausalität stehenzubleiben, wonach man leiden müßte, um genial zu sein. Krankheit und Genie, das ist kein neues Thema. Ebensowenig übrigens die muffige und geschmacklose Rechtfertigung der Krankheit. Nein, es ist besser, man versucht, die Verquickung von Krankheit und Kreativität aufzuschlüsseln.

Der an einer Krankheit leidende Künstler im allgemeinen und der Schriftsteller im besonderen hat bekanntlich zu dieser Krankheit ein von Fall zu Fall verschiedenes, aber stets zwiespältiges Verhältnis. Einerseits wird er von der Krankheit niedergedrückt, andererseits versucht er, mehr oder minder bewußt, diesem Leiden eine verstärkte Kreativität abzugewinnen. So läßt Thomas Mann in einem seiner ersten Werke, »Königliche Hoheit«, den Dichter sagen: »Meine Gesundheit ist zart, – ich darf nicht sagen ›leider‹, denn ich bin überzeugt, daß mein Talent mit meiner Körperschwäche unzertrennlich zusammenhängt.«[30] Die Krankheit dominiert also in dem Maße, wie sie dem Leben Beschränkungen auferlegt, aber der Schriftsteller benutzt sie, stellt sie in den Dienst seines Schaffens, übernimmt die Regie: Meine Krankheit zwingt mich (in Wahrheit: erlaubt mir), mich zu isolieren, um mich ausschließlich meinem Werk zu widmen. Das ist beispielsweise bei Flaubert der Fall. Oder bei Proust, der die Krankheit als »inspirierte Mitarbeiterin«[31] und seine körperlichen Leiden als »geliebte Begleiter«[32] bezeichnet.

Wir müssen uns nun mit einem noch engeren, aber auch noch mysteriöseren Zusammenhang zwischen dem Krankheitssymptom und schöpferischer Tätigkeit, vielleicht der schriftstellerischen Tätigkeit selbst, auseinandersetzen[33]. Man kann nicht umhin zu bemerken, daß eine Verschlimmerung des Asthmas (zum Beispiel bei Proust) zuweilen mit intensiviertem Schaffen einhergeht. Soll das heißen, daß der (reinigende) Katharsis-Charakter des Asthmas, wovon schon die Rede war, mit dieser Kreativität in Verbindung zu bringen ist?

Hier ein Text von Queneau, der auf die Beziehung zwischen Atemwegsymptom und Schreiben eingeht: »Der Einfall zu einem Gedicht schwebt in der Wolke. Unten auf der Erde bemerkt der Dichter, der gut zu atmen glaubte, daß seine Bronchien etwas angegriffen sind. Er hustet. Was für ein Husten! Alles hallt von diesem Husten wider. Voller Verlegenheit errötet er, das Blut kreist etwas schneller. *Der Donner aus dem Brustkorb erschüttert den nebelverhangenen Himmel. Jetzt stehen mit einem Mal Worte auf dem weißen Blatt*[34]. Ist das der Anfang einer Gedichtsammlung? In diesem Fall müßten tausenderlei Dinge darin enthalten sein. Noch ist es nur ein Plan.«[35]

Nach dem »Brustkorbdonner« (das heißt nach den Hustenanfällen, die die verschleimten Bronchien befreien und womit die Krise ihr Ende findet), sind auf einmal »Worte« auf dem »weißen Blatt« erschienen. Die beiden Sätze stehen in keiner offenkundigen Beziehung zueinander, aber wenigstens in unmittelbarer Nähe. Sie sind durch ihre Gleichzeitigkeit assoziiert. Die Befreiung der Bronchien scheint das Schreiben freigesetzt zu haben – und umgekehrt –, das Gedicht hat vielleicht dem Kranken geholfen, sein Leiden zu überwinden.

Da das Atemwegsymptom im Körper seine Spuren hinterläßt, warum sollte es das nicht schließlich auch in gewisser Weise in literarischen Werken tun? Bei Claudel werden wir sehen, daß die Atmung, die im Mittelpunkt allen Lebens und aller Schöpfung steht, an aller menschlichen Tätigkeit, einschließlich des Schreibens, teilhat.

Man kann also Atmen und Schreiben nicht als zwei einander völlig fremde Bereiche betrachten. Aber hier herrschen Gesetzmäßigkeiten, die natürlich sehr rätselhaft sind. In seiner Eigenschaft als Dichter schreibt mir René Char zu diesem Thema: »Halbschatten und Klarheit tragen sicherlich in den unüberschaubaren Klausen unserer Atmung ohne Zeugen ihre Judokämpfe aus.«[36]

Auf eventuelle verächtliche Einwände entgegne ich im voraus, daß mein Vorgehen in keiner Weise darin besteht, ein Werk aus der Atemwegserkrankung des Schriftstellers zu erklären oder umgekehrt das Symptom aus dem Werk herauszulesen. Dieses Spielchen ist mir noch nie fair oder aufregend vorgekommen. Ich habe lediglich Schriftsteller, ihr Symptom und ihr Werk nebeneinanderstellen wollen.

Auch beabsichtigte ich nicht, mich mit dem rein medizinischen Charakter des Symptoms auseinanderzusetzen. Mein Anliegen ist es, zu erörtern, welche Rolle das Atemsymptom im Leben eines Schriftstellers spielen konnte, was es für ihn und von ihm bedeuten konnte und wie es sich demzufolge auf das ausgewirkt hat, was wir heute von ihm in Händen halten.

Niemals habe ich für mich in Anspruch genommen, die Gesamtpersönlichkeit eines Schriftstellers enthüllen zu wollen.

Dieses Vorgehen hat mich außerdem zu zwei Feststellungen geführt. Bei der Abfassung der Bibliographie für dieses Buch konnte ich bemerken, daß die Biographien mit Angaben über die Krankheit im allgemeinen und über die Atemwegserkrankung im besonderen geizen. Das erklärt sich manchmal aus dem Mangel an verläßlichen Informationen. Ebensooft scheint

mir die Diskretion des Autors und/oder des Biographen zugrunde zu liegen. Über den Gesundheitszustand anderer zu
sprechen gilt als unfein. Besonders was die Tuberkulose angeht, eine Krankheit, die als »beschämend« erlebt wird.

Die zweite Feststellung betrifft den Beitrag, den andere Disziplinen (Sozialwissenschaften, Linguistik, Epistemologie
usw.) dem Mediziner liefern könnten – und sollten; von seinem
Universitätsstudium her ist er hier in keiner Weise ausgebildet.
Die derzeitigen Anforderungen des Studiums bedingen, daß
der Mediziner sich viele technische Kenntnisse aneignen muß.
Mein Anliegen ist es nicht, dies herabzusetzen – soweit diese
Entwicklung, jedenfalls teilweise, einer Notwendigkeit entspricht. Ich beklage nur gewisse daraus erwachsende Konsequenzen.

Diese Autoren, deren Atemwegsymptom mich dazu veran-
laßte, mich intensiver und aus einer anderen Sichtweise heraus
mit ihnen zu beschäftigen, erschienen mir sympathisch, weil so
»ganz« menschlich. Ich will damit sagen, daß sie zu jenen Menschen zählen, denen wir dankbar sind, daß sie vor uns den
harten, vom Menschen »bis zum äußersten Norden« erforsch-
ten Weg beschritten haben. Handle es sich um das Leiden
Queneaus, die von Angst gepeinigte Persönlichkeit Valérys,
die tödliche Passion Prousts, die zynische Verzweiflung Lafor-
gues, die Revolte Camus' oder Barthes' verschwiegenen Mut*.

Zu ihnen allen habe ich eine tiefe und echte Zuneigung
gefaßt. Wer würde ihnen auch seine Zuneigung versagen –
ihnen, die sich angesichts der Krankheit als gleichzeitig
schmerzempfindlich und mutvoll, groß und verwundbar, genial und elend erweisen; die leidenschaftlich am Leben hängen
und die der Tod fasziniert?

---

* Anmerkung zur deutschen Ausgabe: Die französische Ausgabe enthält Kapi-
tel über Raymond Queneau, Prosper Mérimée, Jules Laforgue und Roland
Barthes, die in der deutschen Ausgabe nicht enthalten sind.

Erster Teil

Von Asthmatikern und einem, der hustet

1. Paul Valéry: Ein ewig Hustender, der seine Schreie verdrängt hat

»... Für gewisse Zustände stehen keine
Worte zur Verfügung....
Dieses ohnmächtige Ringen um *Ausdruck*,
Ausstoßen muß sich dann auf Organe auswirken, die eigentlich von ihrer
Funktion her
gar nichts damit zu tun haben.«[1]

Zumindest in bezug auf die Frage, wieweit sich etwas über das Symptom Ausdruck zu verleihen vermag, sind diese Äußerungen Paul Valérys recht aufschlußreich.

Aber man kann zunächst daran erinnern, als welchen Hochgenuß er es empfand, ungehemmt atmen zu können, was er mit einem seltenen Glücksgefühl in seinem Faust-Monolog zum Ausdruck bringt[2].

Faust verkündet dort, daß er »zu einem höchsten Zustand« gelangt ist, »wo Leben alles in sich einbegreift« – aber Leben bedeutet Atmen. »LEBEN ... Ich empfinde, ich atme mein Meisterwerk. Jeder Augenblick gebiert für mich den nächsten. LEBEN! ... ICH ATME. Ist das nicht alles? ICH ATME ... Weit öffne ich jedesmal, immer zum ersten Male, diese inneren Flügel, deren Schlag die wahre Zeit mißt. Sie tragen den, der ist, von dem, der war, zu dem, der sein wird ... ICH BIN, ist das nicht außerordentlich? Sich über dem Tod in der Schwebe zu halten, wie ein Stein, der im Raume schwebte? Es ist unfaßlich ... ICH ATME, und sonst nichts. Der herrische Duft meiner Blumen will, daß ich atme, und der Geruch der frischen Erde bedrängt mich immer begehrter, immer begehrenswerter in den Kräften meines Atems. ICH ATME; und sonst nichts, denn es gibt nichts darüber hinaus. ICH ATME UND ICH SEHE.«

Dieses Atmen läßt ihn offenkundig in Jubel ausbrechen, denn dieses »ICH ATME« wiederholt er fünfmal, gewährt ihm durch die Hervorhebung mit Großbuchstaben auch Weite; zudem gibt er dem Text durch Auslassungspunkte Luft, um dadurch dem vortragenden Schauspieler (oder Leser) Zeit zu lassen, tief durchzuatmen und sich diesem Genuß voll hingeben zu können.

Die hier verwendete Methapher von einem Sich-weit-Öffnen, den inneren Flügeln (so wie sich die Lungen zum Einatmen entfalten) und den weit ausholenden Flügelschlägen, die an die Freiheit des Vogels denken lassen, ist besonders einprägsam.

Ich atme, also bin ich. Das genügt schon, es gibt nichts darüber hinaus. Oder doch, da ist noch etwas: meine Atmung, welche Gerüche wahrnimmt, die »in den Kräften meines Atems« emporsteigen, ist etwas Sinnliches.

Dieses Atem-Motiv wird Paul Valéry in einem seiner letzten »*Regards sur le monde actuel*«[5] (Blicke auf die heutige Welt) mit dem Titel »RESPIRER« (»Atmen«) unmittelbar vor den »Ultima Verba« wieder aufgreifen. Der Text, der am 3. September 1944 im *Figaro* erschien, wurde unmittelbar nach der Befreiung von Paris abgefaßt, und man kann sich vorstellen, welche Stimmung da herrschte.

Atmung wird dort mit Freiheit gleichgesetzt und bildet in diesem »Regard« das Hauptthema: »Freiheit ist ein Gefühl. Das atmet man.«

Das Motiv der »inneren Flügel«, die sich in unserer Brust entfalten und uns tragen, wird nach »*Mon Faust*« hier wieder aufgegriffen. Es handelt sich um ein »weites, frisches und tiefes Atemholen auf der Oberfläche des Universums, wo wir soviel schöpfen, daß wir noch einen Moment weiterleben können...«

Dieses Bild eines Lebewesens, das seinen Atem auf der Oberfläche der allesernährenden Urmutter Erde schöpft, ist einfach wunderbar. Und gegen diese geatmete und atmende Freiheit »können« die furchterregendsten Waffen, die größten Mächte »nichts ausrichten«.

Paul Valéry kommt dann auf die Befreiung von Paris zu sprechen, die von der Stadt selbst ausging: »Wir haben erlebt, was eine riesige Stadt mit einer ruhmvollen Vergangenheit vermag, wenn sie sich Luft schaffen will. Und hier bekommt dieses so verschwommene Wort SEELE einen herrlichen Sinn.« Dieser ziemlich kurze Text endet mit den berühmten Worten: »Wir dürfen nicht rückwärts in die Zukunft gehen... Darum höre ich es nicht sehr gern, wenn von Frankreichs Wiederaufbau gesprochen wird: Eigentlich sollte man doch Frankreich neu bauen wollen.«[4]

Aber wenn er die Glückseligkeit, frei atmen zu können, und das großartige Atemvermögen des Doktor Faust preist, dann scheint dahinter auch und sogar in erster Linie das Leiden durch, dies in seinem wirklichen Leben entbehren zu müssen[5].

Denn wenn die Atmung auch in der Dichtung eine beherrschende Stellung einnimmt (»Ein Gedicht ist eine Zeitdauer, während derer ich als Leser ein Gesetz atme, das vorbereitet wurde; ich leihe diesem Gedicht meinen Atem und meine Sprechwerkzeuge...)«[6], kann es dem Dichter an Atem fehlen.

Und der Dichter, von dem hier die Rede ist, weiß darum. Valéry ist jemand, der stets hustet. Die meiste Zeit seines Lebens wurde er von Husten geplagt, wozu dann später noch Ateminsuffizienz kam.

Als Titel einer Seite in seinen »*Cahiers*« (Heften) wählt er das englische Wort für Husten »Cough«, wo er eine von Humor gefärbte Beschreibung des Hustens gibt, die so wahrheitsgetreu ist, daß ihr selbst Erlebtes und eine gründliche Erfahrung zugrunde liegen müssen: »Das ist zu Anfang ein unmerkliches ringförmiges Kitzeln dort, wo die Kehle sich verengt... Dieser juckende Ring muß gekratzt werden − an einem Punkt, der für die Finger tabu ist.«[7]

»So läßt sich in Ermangelung eines darauf spezialisierten Organs nach und nach der ganze Körper darauf ein und führt alle ihm möglichen Bewegungen aus...«[8]

Nach und nach hatte sich Paul Valéry mit seinem Husten identifiziert, wie es sein Sohn Claude bezeugt: »Wenige Dinge sind für mich so eng mit der physischen Erinnerung an meinen Vater verbunden wie sein Husten. Er hustete viel und sehr häufig, und bekam Hustenanfälle, die gar nicht enden wollten.«[9]

Und es ist zu bemerken, daß sein Leben so verlief, als ob er »alles darauf angelegt« hätte, mit dem (*seinem*) Husten sozusagen privilegierte Beziehungen zu pflegen.

Wenden wir uns den – sagen wir einmal »medizinischen« Fakten zu. Sein Husten setzt um die Vierzig ein, als er sich mit einer schweren, auf Rippenfell und Lunge lokalisierten (pleuropulmonalen) Form von Keuchhusten angesteckt haben soll.

Von dieser Diagnose bin ich ganz und gar nicht überzeugt. Zwar ist diese Krankheit in einem solchen Alter sehr wohl möglich, aber trotzdem ist Valéry doch etwas spät dran, um noch *Haemophilus pertussis* – normalerweise eine Kinderkrankheit – zu bekommen, und dies um so mehr, als er durch keinerlei Impfung geschützt war.

Aber ob es nun Keuchhusten war oder nicht, das ist im Grunde gar nicht so wichtig. Sagen wir, er leidet an einer Krankheit, die ihn zu anhaltendem und fürchterlichem Husten zwingt. »Es macht mir Kummer, Dich hustend und ermattet zu wissen. Pflegst Du Dich?« fragt ihn Gide am 20. Januar 1917[10].

Aber der Husten »hat sich fest eingenistet« und wird in der Folgezeit immer wieder in Erscheinung treten. Es vergeht kein Winter ohne episodisch auftretende akute Bronchitis. Und sein Husten bleibt eigenartig: »Wenn er hustete, hörte es sich noch lange wie Keuchhusten an, wie eine Art Hahnenschrei. Jedesmal, wenn er eine Bronchitis hatte, entwickelte er wieder diesen Husten, als ob er da eine Reminiszenz an den Husten hätte, als ob der frühere Husten in ihm nachklänge.«[11]

Als ob es damit nicht genug wäre, raucht Paul Valéry auch noch, und er raucht viel zuviel: »Ich rauche, ich rauche...«[12] Seine Vorliebe gilt der Zigarette, die er mit einer geschickten Bewegung der Finger rollt und die als treue Begleiterin beim Schreiben eine wichtige Rolle in seinem Tagesablauf spielt. Ehe er sich nicht sorgfältig eine Zigarette gerollt hat und sich eigenhändig eine Tasse sehr starken schwarzen Kaffee zubereitet hat, ist er nicht imstande, in seinen »*Cahiers*« zu schreiben anzufangen. »Was habe ich heute morgen getan? Zwei Seiten Notizen. Der Geist hat mich zwischen zwei Zigaretten besucht.«[13] Und fünf Jahre vor seinem Tode vermerkt er: »Der ganze Mechanismus... der geistigen Tätigkeit ist seit Jahrhunderten (zumindest seit 50 Jahren) mit dieser Finger- und Atembewegung verbunden.«[14]

Die beste Zigarette ist für ihn die erste des Tages, am Morgen: »Fumata Matutina... Die Römer hätten eine kleine Gottheit aus ihr gemacht.«[15]

Ob ihr nun göttliche Ehren zustehen oder nicht, die Zigarette ist jedenfalls *das* Gift für die Atmung. Paul Valéry ist sich zweifellos darüber im klaren, aber er kann nicht davon lassen: »Nicotiana. Kraut für alle Übel.« Zu den Spätfolgen des »Keuchhustens« werden sich also bald die Auswirkungen einer vom Tabak verursachten Tracheo-Bronchitis (Luftröhren- und Bronchialkatarrh) gesellen. Sein Husten wird allmählich zur Dauererscheinung. Wenn sie ihn am Fuße der Treppe husten hören, wissen seine Angehörigen, daß er nach Hause kommt. Da er bei Anstrengung außer Atem gerät, fällt es ihm auch immer schwerer, in diesem Haus ohne Fahrstuhl die drei Etagen bis zu seiner Wohnung hochzusteigen.

Aber als ob das nicht schon genügte, wird er auch noch durch einen weiteren Grund in seinem Husten bestärkt. Nun befällt ihn ein zusätzliches, äußerst hustenerregendes Leiden, das ihn bis zu seinem Lebensende unaufhörlich quälen wird, denn daran wird er schließlich sterben. Eine vom 6. Januar 1943 datierte Seite der «*Cahiers*» spricht in dieser Hinsicht eine äußerst beredte und bewegende Sprache, sie enthält allerdings keine genauen Angaben darüber, wie lange die geschilderten Beschwerden schon bestehen. Hier klagt er nicht nur über chronischen Husten, sondern über furchtbare, *krisenartig* auftretende und anhaltende Hustensalven.

Der Schreiber dieser Zeilen ist eindeutig am Ende seiner Kräfte und fühlt sich einem Leiden preisgegeben, wogegen es kein Mittel gibt. Um sieben Uhr früh an diesem Tag vertraut Paul Valéry seinen »*Cahiers*« an: »Der Sturm, der durch meine inneren Organe fegt, hat sich vorübergehend gelegt«, aber er habe von zwei bis sechs Uhr ununterbrochen gehustet, wie übrigens auch am Vortag. Auch wenn ihm der Anlaß geringfügig erscheint, so erschöpfen ihn doch dessen Auswirkungen, und zwar so sehr, daß er sich dem Atemstillstand oder der Ohnmacht nahe fühlt: »diese furchtbaren Erschütterungen – selbst, die in heftigen und ununterdrückbaren Reflexstößen Herz, Magen und Lunge durchrütteln, die urplötzlich an einer winzigen Stelle unten im Rachen ausgelöst werden und stundenlang anhalten«[16].

Mit seiner außergewöhnlichen Beobachtungsgabe beschreibt Paul Valéry hier in propädeutischer Weise – und zwar eher und besser, als sich dies in Werken zur medizinischen Semiotik findet – einen krisenartig auftretenden Hustenanfall gastrischen Ursprungs mit reflektorischem Atemstillstand, der eindeutig auf einen gastro-ösophagalen Reflux[17] hinweist: »wie Säuren (*Wort unleserlich*) und reizen den Rachen, und wie die Störung vom Rachenraum aus um sich greift (*Wort unleserlich*), wirkt wiederholt auf den Magen, der von den Stößen (*Wort unleserlich*), die diese schreckliche Einengung oder diesen wiederholten Druck auslösen, wie von Schlägen durchgebeutelt wird...«

Auch ohne über den Ausdruck »gastro-ösophagaler Reflux« zu verfügen, könnte er die Symptome seines Leidens nicht besser beschreiben, so daß er den Ärzten die Diagnose »auf dem Silbertablett«[18] darbietet. Er liefert nicht nur die Diagnose, sondern erklärt ihnen auch noch, welcher Mechanismus bei seinem Husten wirksam ist. Aber wenn Paul Valéry versucht, den »hommes de l'art« (den Heilkünstlern) nahezubringen, was er intuitiv über den gastrischen Ursprung seines Hustens erfaßt hat, stößt er stets auf hoffnungslos taube Ohren: »Es nützt nichts, wenn ich es den Ärzten erkläre und wenn ich sie eigens auf die Zusammenhänge mit meinem Magenleiden hinweise...«

Im Anschluß daran fällt er ein furchtbar treffendes Urteil über die Ärzte. Es ist in höfliche Worte gekleidet, aber doch von solcher Schärfe, wie es nur ein gut begründetes, berechtigtes Urteil sein kann: »Es ist den Ärzten zur lieben Gewohnheit geworden, sich das Nachdenken zu ersparen. Das habe ich hundertmal feststellen können. Bei ihnen herrscht die seltsame Vorstellung, alles sei schon in ein Schema eingeordnet, und etwas, das sich nicht benennen läßt, existiere nicht. Mit jeder neuen Krankheitsbezeichnung, die man für sie findet, wie *Metabolismus, bedingte Reflexe* usw., erweist man ihnen den Gefallen, daß nun den Gegebenheiten als solchen und vor allem dem Nachdenken über diese Gegebenheiten weniger direkte Aufmerksamkeit zugewendet zu werden braucht. *Es gibt keinen Arzt, der den Menschen als Ganzes, im Zusammenspiel aller Kräfte sehen kann.*«[19] Zur Entlastung der Ärzte sei immerhin angeführt, daß Paul Valéry in dieser Hinsicht der Medizin voraus war, denn die ersten Publikationen zu diesem Krankheitsbild erschienen erst 1951 in den USA.

Außerdem standen damals als Hilfsmittel für die Untersuchung nur Röntgenaufnahmen zur Verfügung, und mit dem Aufkommen der Magenspiegelung erwies es sich, wie unzureichend dies in der Gastroenterologie (Magen- und Darmheilkunde) sein konnte.

Was für ein Magenleiden hatte Paul Valéry? Bestimmt keinen Krebs. Ein »hartnäckiges und schmerzhaftes Magenleiden, wobei es zu Blutungen kommt«[20]. Es handelte sich also um eine Läsion (Schädigung), die immer wieder zu Blutungen führte, und um einen gastro-ösophagalen Reflux, d.h. entweder um ein Magengeschwür oder um eine Hiatushernie (Durchtritt von Magenteilen aus der Bauch- in die Brusthöhle). Zu wiederholten Malen fassen die Professoren Gutmann und Mondor einen chirurgischen Eingriff ins Auge, der gleichermaßen zur Abklärung der Diagnose wie auch zu therapeutischen Zwecken dienen soll, aber die Ateminsuffizienz macht einen derartigen Eingriff unmöglich, und so wird der Gedanke verworfen.

Valéry ist also in ärztlicher Behandlung. Dies regt ihn zu Zitaten wie auch zu dichterischem Schaffen an[21]. So zum Beispiel, wenn durch die Blutungen der Anteil an roten Blutkörperchen vor der nächsten Transfusion zu stark absinkt:

»Wer nimmt seine Blässe hin und läßt sein Blut klaglos verrinnen? Was macht ihm all das Blut, das nicht mehr sein Geheimnis ist?«

Und bevor er ein Atropinpräparat einnimmt, das seine Magenkontraktionen und -sekretionen lindern soll, murmelt er:

»Meine Schwester Atropin, von welcher Liebesleidenschaft verletzt...«

Seine letzten Tage bringt er unter äußersten Schmerzen zu. Die Hustenanfälle erschöpfen ihn, manchmal wird er fast ohnmächtig. In einem seiner letzten Briefe schreibt er: »Noch nie habe ich so sehr gelitten... Ich bin wie zerschlagen. Gide hatte die Freundlichkeit, heute morgen zu kommen... Diese Zeilen sind die ersten, die ich seit zehn Tagen zu Papier bringe.«

Er stirbt am 30. Juli 1945, nachdem sich seine Atem- und Magensymptome unerbittlich verschlimmert hatten.

Nachdem man sich Klarheit über sein Symptom verschafft hat, kann man versuchen, dessen Bedeutung zu entschlüsseln. Hier weist uns Paul Valéry selbst den Weg, denn er sagt, der Husten sei »Abbild (oder vielmehr eine andere Form) der psychischen Phänomene von Unruhe und der in die Enge getriebenen Phantasie... Das ist dumm wie Bohnenstroh. Wie das Leben, der Tod...«[22]

Hier fallen wesentliche Worte: Das Leben, der Tod! Paul Valéry hat recht, wenn er meint, dies sei »strohdumm«, und ist seiner Zeit voraus, wenn er hinzufügt, er finde hier sein »so altbekanntes Empfinden von Dummheit, universeller Torheit, der kleinen Anlässe – großen Wirkungen« wieder, denn später wird man schreiben, das psychosomatische Symptom sei dumm.

Der Husten wird demnach klar der Angst und ihren Begleiterscheinungen zugeschrieben. Versuchen wir nun, die Fakten voneinander abzugrenzen, die ein Licht auf die Entstehung dieses Symptoms in seinem Leben werfen können – bei einem, der schreibt: »Angst, mein wahres Metier.«[23]

»Angst sowie andere Wörter in Verbindung mit demselben

Emotionskomplex – Ängstlichkeit, Unruhe, Schmerz, Leiden usw. – kehren wie ein tragischer Refrain durchgehend in allen seinen Werken wieder...«[24] Man weiß, daß sich diese Ängstlichkeit bei ihm auf vielerlei Art geäußert hat: seine Unfähigkeit, sich zu entspannen, sich Freizeit zu gönnen und einfach nichts zu tun (Schwimmen war für ihn eine der wenigen Ausnahmen von diesem »Tätigkeitswahn«), die ständigen nervösen Hand- und Körperbewegungen, die ihn selten regungslos verharren ließen, seine chronische Schlaflosigkeit, sein ununterbrochenes Rauchen.

Die Ängstlichkeit ist bei Paul Valéry im Grunde existentielle Angst, die sich aus sehr früh in der Kindheit entwickelten Unsicherheitsgefühlen herleitet – trotz (wegen) der gluckenhaft-überbeschützenden Fürsorge, die ihm seine Mutter angedeihen ließ. Denn wenn ihn diese Mutter in übertriebener Weise beschützt, dann deshalb, weil sie selbst überängstlich ist und ihm ihre Furchtsamkeit einflößt: »Erzogen in nervöser Angst vor allem... Meine Erinnerungen?«

»Der Tag, an dem das große Gewitter kam, am Fenster, an meine Mutter geschmiegt... Ich war höchstens drei Jahre alt. Und der Alptraum von der Riesenspinne.«[25]

Ebenfalls in Sète widerfährt ihm wiederum im dritten Lebensjahr ein seltsames Abenteuer.

Während er sich in den öffentlichen Parkanlagen, wo man ihn jeden Tag hinbringt, damit vergnügt, Kiesel in das Wasserbecken zu werfen, wo Schwäne herumschwimmen, vergißt das junge Dienstmädchen, das auf ihn aufpassen soll, über dem Charme eines Unteroffiziers ihre Aufgabe. Der kleine Paul fällt ins Bassin, treibt dank der gestärkten Kleidung, in die man die Kinder damals steckte, einen Moment lang auf der Oberfläche, wäre jedoch bestimmt ertrunken, wenn nicht ein tatkräftiger Retter eingegriffen hätte. Dies ist das Urerlebnis, das einen wesentlichen Bestandteil des »Schwanenmotivs« bei Paul Valéry bildet. Später wird er es in seiner Vorstellungswelt wieder aufleben lassen und erzählen, wie er in seinen weißen Kleidern »als Schwan unter Schwänen« auf dem Wasser trieb[26]. Ein sehr schönes Bild, aber dieser Vorfall hat zweifellos Angst ausgelöst

– vor Ertrinken und Tod. Ganz gleich, ob nun ein ursächlicher Zusammenhang zwischen beiden besteht, das heißt, ob es sich um die ureigene, unmittelbar von Valéry empfundene Angst handelt oder um Angst, die *a posteriori* durch wiederholtes Erzählen dieser Begebenheit im Familienkreis hervorgerufen wurde.

Dieses Motiv des Ertrinkens wird auch weiterhin eine äußerst wichtige Rolle im Unterbewußtsein Paul Valérys spielen. In »*Ma légende*«[27], wo er die Ereignisse aufzählt, die in seinem Leben mythische Dimensionen angenommen haben, führt er zuallererst an: »Schwäne – Eine Frau, die mich hütete, hatte sich entfernt.« Der sehr »defensive« Bericht, den er von dieser Episode in »*Enfance aux Cygnes*« gibt (als ob er von etwas, das ihn zutiefst geprägt hatte, Abstand nehmen wollte), bietet einen weiteren Beweis dafür, wie wichtig dieses Ereignis war. Mit diesem Schwanenmotiv[28] ist also der Gedanke an das Ertrinken verknüpft. In einer alten – später getilgten – Version von »*Anne*« »moduliert« eine Strophe »die unterbrochene Atmung und das Wasser beim Ertrinken«:

D'air sombre l'aube basse enfle sa gorge lente...[29]
(Die Morgendämmerung drunten läßt seine Kehle langsam mit dunkler Luft anschwellen...)

In der selben Weise ist in »*L'Air de Sémiramis*« von der »angsterfüllten Brust« die Rede, »in die das anschwellende Wasser hereinströmt«:

Anxieuse d'azur, de gloire consumée,
Poitrine, gouffre d'ombre aux narines de chair,
Aspire cet encens d'âmes et de fumée
Qui monte d'une ville analogue à la mer![30]
(Ängstlich um Azur ringend, von Ruhmsucht verzehrt,
Brust, Abgrund von Schatten mit Fleischesnüstern,
Atme diesen Weihrauch aus Seelen und Rauchschwaden ein,
Der aus einer Stadt wie aus dem Meer aufsteigt!)

Wenn Paul Valéry später Angst empfindet oder sich (beispielsweise von einem Liebeskonflikt) zerrissen fühlt, beschwört er oft das Bild des Ertrinkens herauf, eines in den Wasserfluten untergehenden Menschen. So vertraut er einer Freundin an, daß für ihn vom »*Bateau ivre*« Rimbauds

... où, flottaison blême
Et ravie, un noyé pensif parfois descend[31]
(bleich-entrücktes Schwimmsel –
ein Er-Trunkener / durchsinkt / voll Gedanken)

den wichtigsten Vers darstellt, der ihm im Gedächtnis haftet. Das Bild des Ertrinkens, das heißt die Angst, nicht mehr atmen zu können, hat ihn also bis in seine Phantasie verfolgt.

Aber im Zusammenhang mit seiner Angst vor dem Ersticken muß vor allem darauf eingegangen werden, welch große Bedeutung dem *Tode Mallarmés* in seinem Leben zukommt.

In seinem gesamten Werk erwähnt Paul Valéry seinen Vater, zu dem er ein sehr distanziertes Verhältnis gehabt zu haben scheint, bloß zwei- oder dreimal. Beim Tode dieses Vaters, von dem nirgendwo die Rede ist, ist er erst fünfzehn. Das spricht für eine zweifellos überstarke Bindung an seine Mutter. Sein acht Jahre älterer Bruder[32] wird sein Beschützer und Vormund, ohne daß sich deswegen sehr gefühlsbetonte Beziehungen zwischen ihnen entwickelten (sondern im Gegenteil eine gewisse Rivalität).

In Mallarmé, dem er 1890 schreibt, wird Paul Valéry zum ersten Mal in seinem Leben ein gleichzeitig geliebtes und bewundertes Vaterbild finden, den »väterlichen, wunderbaren Freund«. Er schließt sich sofort an Mallarmé an und vermag es seinerseits, diesen gleichermaßen wegen seines Geistes als auch wegen seiner Persönlichkeit für sich einzunehmen.

Aber da wird Paul Valéry plötzlich am 9. September 1893 durch ein abends um elf vorgefundenes Telegramm von Geneviève, der Tochter des Dichters, aufgeschreckt, worin sie ihm mitteilt, daß Mallarmé in seinem Ferienhaus in Valvins jäh vom Tode ereilt worden sei. Und woran ist er gestorben? »Laryngospasmus« (Stimmritzenkrampf) wird es heißen. Eine ebenso mysteriöse wie angreifbare Diagnose. Aber in der Vorstellung Paul Valérys ist sein geistiger Vater *erstickt*. Und wir haben gesehen, was dieses Wort für ihn beinhaltete. Er ist vor den Kopf gestoßen, sein Schmerz ist ungeheuer; er wird ein Leben lang trauern ud einen unersetzlichen Verlust empfinden. »Ich habe eine der schrecklichsten Nächte meines Lebens hinter mir«, schreibt er an Gide, und an Pierre Louÿs: »Ich bin erschüttert und vernichtet.«[33]

In einigen der schönsten Briefe, die er jemals geschrieben hat[34], gesteht er, niemals einen so starken Schmerz empfunden zu haben, und verwendet zum ersten Mal den bewegenden Ausdruck von den »Tränen des Geistes«, der sich später in den Entwürfen zur »Jungen Parze«[35] wiederfinden wird.

So entsprechen auch die Worte der Parze in dem Augenblick, wo sie sich in selbstmörderischer Absicht an den Rand der Klippen begibt, um sich ins Meer zu stürzen, und noch die Erde um Hilfe anfleht:

> Terre trouble ... et mêlée à l'algue, porte-moi
> Porte doucement moi[36]
> (Du mit der Alge, trübe, du Erde, trag mich du,
> trag sanft mich)

mit ganz geringfügigen Varianten den von Paul Valéry einige Tage nach dem Tode Mallarmés rasch hingeworfenen Versen. Es muß auch an die Szene erinnert werden, die sich in äußerst bedeutsamer Weise bei der Beerdigung Mallarmés abspielt. Man hat Paul Valéry gebeten, im Namen der französischen Dichter seiner Generation, die Mallarmé bewunderten und an den Dienstags-Zusammenkünften teilnahmen, am Begräbnistag eine Rede zu halten. Unter den versammelten Dichtern sind vor allem zu nennen Henri de Regnier, José Maria de Heredia und Catulle Mendès. Paul Valéry tritt vor, um zu sprechen – aber ihm versagt die Stimme. Er bringt keinen Ton hervor, die Worte bleiben ihm in der Kehle stecken. Natürlich vor Erregung, wird es heißen.

Aber schließlich liegen Stimmritzenkrampf und zugeschnürte Kehle nahe beieinander – Mallarmé, der seiner Stimme beraubt stirbt, und Valéry, dem die Stimme versagt! Unbewußt »durchlebt« Valéry den Tod wie auch die Todesursache des »Vaters« bis ins Innerste, »in die Eingeweide«. Das ist im wahrsten Sinne des Wortes Sympathie, Mitleiden, wo der Körper des anderen bis in den eigenen Körper verspürt wird und dessen Symptome im eigenen Fleisch nachempfunden, »gemimt« werden. Das bedeutet ein Sich-Identifizieren mit dem Vater, eine sehr tiefgehende Identifizierung, die bis ins Körperliche geht, denn Paul Valéry wird später erklären, daß die Dichtung für ihn »zunächst in den Muskelbewegungen der Kehle entsteht, die eben deshalb zugeschnürt ist, weil die Dichtung tot ist«[37].

Kehren wir zur Jungen Parze zurück. Ehe sie stirbt, wird sie sich ganz an das Wasser verlieren, in diesem wunderbaren Wasser aufgehen, das (in jeder Beziehung) »Meer« ist, dem eine der Leidenschaften Paul Valérys gilt.

Von dem uns hier interessierenden Gesichtspunkt aus (d.h. den Beziehungen zwischen Atemsymptom und schriftlichem Ausdruck) sagen die handgeschriebenen Entwürfe zur »*Jungen Parze*« eigentlich mehr aus als die endgültige Fassung.

Bei der Durchsicht dieser Entwürfe konnte Judith Robinson-Valéry feststellen, daß bestimmte, sehr ausdrucksstarke Passagen (Skizzen oder weiter ausgearbeitete Fragmente) aus der Endfassung gestrichen worden waren. Dann fand sie heraus, daß die meisten systematisch getilgten Fragmente sich auf die *Schreie* bezogen, die das junge Mädchen ausstößt.

Diese verdrängten Schreie waren von ihrem Ton her einerseits dramatisch, andererseits haftete ihnen auch etwas Rätselhaftes an. So zum Beispiel, wenn die Parze mit ihrem Schrei die Stille durchbricht und »durch den Schrei in gewisser Weise zum ersten Mal zu sich selbst kommt, für sich selbst geboren wird«:

Cri par toute ma chair cherchant toute sa voix
où je croyais crier pour la première fois
comme si j'enfantais une nouvelle voix
                    et j'ai connu ma voix
je me suis déchirée
                    pour la première fois[38].
(Schrei, der all mein Fleisch durchdringt

und seine ganz eigene Stimme sucht,
wo ich zum ersten Mal zu schreien glaubte,
als ob ich eine neue Stimme gebäre
                    und ich erkannte meine Stimme
es zerriß mich
                    zum ersten Mal.

Es will uns scheinen, als bezöge sich Valéry hier auf die auch nach unserer Meinung bestehende Verbindung zwischen dem Schrei eines Neugeborenen und dem im Atemsymptom ausgedrückten Schrei.

Verschiedene Fragmente der »*Parze*« bewegten sich also um das Thema des Schreis, »der sich den Untiefen des Körpers, dem verborgensten inneren Selbst mit einer Kraft und Plötzlichkeit entringt ... die den Körper zerreißt wie die Geburt eines Kindes«, der aber auch »ein Gefühl von Ekstase, ebenso heftig wie der Schrei selbst«[39] verschafft.

Wenn nicht viele Verse getilgt worden wären, in denen es um Gewalt, Leidenschaft und Zerrissenheit geht, hätten wir demnach den Schrei der Parze zweifach vernommen: einmal als aus Lebenslust hervorgestoßenen Liebesschrei, und dann wiederum als Todesschrei, die letzten Worte, die sie von sich gibt, ehe sie sich ins Meer stürzt.

Welche wesentliche Bedeutung kam also diesen *Schreien* zu, daß Paul Valéry alle Passagen strich, in denen Schreie vorkamen?

Zweifellos kam in ihnen ein so wichtiger und intimer Teil seines Ich zum Vorschein, daß er sich lieber selbst zensierte. Er war sich nämlich sehr wohl der Tatsache bewußt, daß der Schrei im Gegensatz zum kontrollierten und gegliederten sprachlichen Ausdruck dann zur Ausdrucksform wird, wenn die inneren Triebe zu übermächtig sind, als daß sie sich noch in Worte fassen ließen.

Der Schrei ist »seiner Definition nach ein Versagen der rationalen und analysierten Sprache. Es ist eine Art, das zu sagen, *was man nicht sagen kann* und was man empfindet, und ›das‹ läßt sich nicht mit Worten sagen, weil es gleichzeitig von zu großer Gewalt wie auch zu ungenau ist, ›um sich in Worten formulieren zu lassen‹«[40].

Paul Valéry, dem die Beherrschung der Sprache in Wort und Schrift sehr angelegen war, hat sich wahrscheinlich deshalb selbst eine Art von Zensur auferlegt, indem er diese (seine) Schreie tilgte, und nicht etwa aus Schamhaftigkeit, die er wegen der hier hervorbrechenden Gefühle empfunden hätte.

In der »*Idée fixe*« braucht er später nicht mehr zu Schreien Zuflucht zu nehmen. Denn in diesem Text, den er in einem schwierigen Lebensabschnitt verfaßt hat, bringt er seine Angst frei zum Ausdruck – aus seiner Urangst heraus entwickelt sich nun eine Gefühlskrise, kommt ein schwer zu ertragender Spannungszustand zum Ausbruch, wo ein Gedanke »einen Menschen quält« und ihn »aus Verdruß, Zorn oder dem Gefühl der Machtlosigkeit heraus umbringen könnte«[41]. Der Arzt, den er auf einem Spaziergang beim Angeln trifft, erklärt dazu, es gäbe eine wesensbedingte Urangst ohne präzise Ursache, die gerne jene zu befallen pflege, die eigentlich alles hätten, um glücklich zu sein (und da muß ich an die Asthmatiker denken, die immer wieder sagen: »Wenn ›das‹ nicht wäre, wäre alles in bester Ordnung«).

Der Betroffene setzt sich gegen diese Angst zur Wehr, die er nicht als etwas ihm Eigenes wahrhaben will: »Ich habe Angst ... wie jemand, dem man die Gurgel zudrückt, der Asthma hat. Läßt man ihn los, gleich ist er wieder gesund.«[42]

Wie zufällig hat Paul Valéry an dieser Stelle, wo er auf die Angst zu sprechen kommt, das Beispiel des Asthmatikers gewählt, und das Asthma paßt so anschaulich in diesen Zusammenhang, daß man geneigt sein könnte, persönliche Erfahrungen dahinter zu vermuten. Aber bei einigen, wirft der Arzt ein, ist es gar nicht nötig, ihnen sehr heftig »an die Gurgel zu fahren«, denn »sie übertreiben alles. Ihr System spricht schneller an als Violinensaiten.«

Trotz seiner geistigen Größe, der Beherrschung seines Intellekts und der Heiterkeit, die er aus dem »Wissen« schöpft, sieht sich Paul Valéry also doch der Angst ausgeliefert. Und das geht bis zum ständig verspürten Todestrieb, denn in seiner Jugend hegte er Selbstmordgedanken, die ihn bis zu einem Selbstmordversuch führten, und 1945 wehrt er sich schließlich nicht mehr gegen den Tod, sondern »läßt« sich sterben, dem Tod entgegentreiben. Auf einer Seite seines letzten, unter das Motto »*sub signo doloris*« (unter dem Zeichen des Schmerzes) gestellten Heftes schreibt er wenige Wochen vor seinem Tode: »Mein Leben ist abgeschlossen... ich sehe jetzt nichts, wofür noch ein weiterer Tag notwendig wäre«.[43]

Aber bei ihm, der in bezug auf die Ganzheit des Menschen ebenso monistisch denkt wie Groddeck und die Dualität von Geist und Körper in gleicher Weise ablehnt, sollte man nicht ausgerechnet irgendeine Dichotomie suchen wollen – bei jemandem, der die Beobachtung anstellt: »Und was wäre so mancher Gedanke, *hätte er nicht eine Kehle, die er zuschnüren*, eine Drüse, die er entleeren, einen Kopf, den er erhitzen, *einen Atem, den er ins Stocken*, Hände, die er zum Zittern, Glieder, die er zum Erstarren *bringen könnte?*«[44]

Es ist kaum anzunehmen, daß Valéry Groddeck gelesen hat, aber er kommt ihm gedanklich ganz nahe. Ebenso wie Gide und auch Proust ist es ihm mit äußerster Schärfe bewußt, daß das Symptom Sprache ist. Um dies zu belegen, sei hier auch eine seiner Äußerungen angeführt, die in meinen Betrachtungen mit zu den bedeutungsvollsten zählt. Unter der Überschrift *Ineffable* (etymologisch: was sich nicht mit Worten ausdrücken läßt) vermerkt er in seinen Heften: »Für gewisse Zustände gibt es keine Worte, genausowenig wie ein Pferd Hände hat, in denen es eine Feder halten könnte... Dieses ohnmächtige Ringen um *Ausdruck, Ausstoßen* muß sich dann auf Organe auswirken, die eigentlich von ihrer Funktion her gar nichts damit zu tun haben. Herz und Atem werden dadurch verändert.« Und er fügt hinzu: »Es gibt die Hornstöße eines Widders im Inneren« (das läßt mich an seine Hustenanfälle denken). »So ist dieser ganze Bereich des Unsagbaren, dieses Übervollen oder im Gegenteil gar zu Leeren, diese Atemlosigkeit ein Ungenügen.«[45]

Dies ist also der Valéry, der über die *Parze* wunderbare und mitreißende Schreie ausgestoßen hatte, der diese Schreie jedoch dann verdrängt und die Erstfassung seiner Texte zensiert, auf die Gefahr hin, sie zu verflachen und ihnen viel von ihrer ursprünglichen Ausdruckskraft zu nehmen.

Wie soll man also nicht in seinen Hustenanfällen, die ihn durch sein ganzes Leben hindurch begleiten, den entstellten Ausdruck seiner verdrängten Schreie vermuten?

2. Marcel Proust:
Asthma und die tödliche Suche
nach dem Sinn

»Denn lieber will ich Anfälle haben und Dir gefallen,
Als Dir mißfallen und keine haben.«[1]

Das Bild, das man sich von Proust zu machen pflegt, bildet keine Ausnahme von der üblichen Regel: Es hält seine Persönlichkeit in einer *entstellenden* Perspektive fest. Wenn daher sein Name genannt wird, dann ist das für viele gleichbedeutend mit der Vorstellung von einem sonderlichen und homosexuellen Schriftsteller. Und man wendet gern Stereotypen wie »frivol«, »faul« und »Salonlöwe« auf ihn an.

Für den Arzt ist Proust in erster Linie ein berühmter Asthmatiker. Das wird augenfällig, wenn eine pharmazeutische Firma das bekannte Proust-Porträt von Jacques-Emile Blanche benutzt, um ihre Werbung für ein bronchienerweiterndes Medikament zu illustrieren. Aber kann dieser Proust mit seinen assyrisch anmutenden Augen, der zwar eine ernste, etwas traurige Miene zeigt, eine Vorstellung von dem Marcel vermitteln, der viele Stunden lang in seinem mit Kork ausgekleideten Zimmer am Ersticken ist und qualvoll um Atem ringt?

Diesem Bild muß man also das Photo aus Venedig entgegenhalten, wo Proust in Hut und Mantel auf dem Hotelbalkon sitzt, wo er mit aufgedunsenem Gesicht, kaum wiederzuerkennen, vom Sonnenlicht geblendet wird, wie es Gefangenen ergeht, die ihre Zelle jahrelang nicht verlassen konnten; und vor allem jene Skizze, die Dunoyer de Segonzac an seinem Totenbett anfertigte, wo die Blässe seines blutleeren Gesichts noch durch den schwarzen Bart und die tiefen Ringe unter den Augen hervorgehoben wird[2].

Wir kommen daher nicht darum herum, unsere landläufigen Ansichten über das Asthma Prousts zu revidieren.

Ich habe mich stets geärgert, wenn dieses Asthma als eine Art ärztliches Attest aufgefaßt wird, auf das man sich nur allzugern beruft, da es in dem etwas verschwommenen Bild seiner Homosexualität ja die Realität seiner Neurose unter Beweis stellt.

Das an Schilderung von Krankheitsbildern reiche Proustsche Œuvre hat diejenigen, die gerne Rätselraten über den authentischen Hintergrund seiner Figuren anstellten, zum Rückgriff auf Anekdotisches verleitet. Auch Proust-Biographen haben sich auf solche müßigen Spekulationen eingelassen. Aber »die an Klatschgeschichten überreiche Proust-Biographie bietet mit einem Mal herzlich wenig, sobald sie sich aus den Salons und türkischen Bädern hinausbegibt«[3].

Wahrscheinlich hat Proust selbst dazu beigetragen, die Perspektive, aus der wir ihn betrachten, zu verzerren, und sei es auch nur durch sein völlig weltabgeschiedenes Dasein während der Zeit, in der ihn das Asthma darniederhielt. Gaston Gallimard soll von ihm gesagt haben, als er ihn einmal eine Mahlzeit hinunterschlingen sah: »Dieser Proust – was für eine Gesundheit!«

Seiner Jugendfreundin Jeanne Pouquet, von der er sich im Frühjahr 1922 zum letzten Mal verabschiedet und die protestiert, weil er »adieu« und nicht »au revoir« sagt, gibt er zur Antwort: »Nein, Madame, leben Sie wohl. Ich werde Sie nie wiedersehen. Sie finden, daß ich gut aussehe? Ich bin am Sterben. Daß ich gut aussehe! Das ist zu komisch!« (und darauf brach er in ein »forciertes, unheimliches Lachen« aus, das zu hören wehtat)[4].

Aus diesen Anekdoten geht hervor, wie sehr ein Asthmatiker, der zwischen seinen Anfällen normal wirkt, einen hinters Licht führen kann. Und auch, wie sehr ein Asthmatiker im allgemeinen und Proust im besonderen ein Symptom aufweist, das faszinieren und täuschen kann.

Warum also keine Anekdoten?

Unter der Voraussetzung, daß sie nicht den Blick auf das Wesentliche verstellen. Denn es ist nachdrücklichst daran zu erinnern, daß das Asthma Prousts nichts Anekdotisches an sich hat und auch nicht die eigentümliche Koketterie eines genialen Schriftstellers darstellt.

Es nimmt pathetische Formen an, ist tragischer Ernst. Das Asthma ist bei Proust ein grausames Leiden, das ihn immer heftiger mitnimmt, was sich unschwer aus seinen Briefen und seinen mündlich darüber überlieferten Äußerungen entnehmen läßt: »Ich stecke mitten in einem schrecklichen Asthmaanfall. Das Geräusch meines Röchelns überdeckt das Gekratze meiner Feder und das Rauschen eines Bades, das man eine Etage unter mir nimmt«[5]; »Diese Sendungen erreichten jemanden, der 14 Stunden lang nur *geröchelt* hatte«[6]; »Zwei Tage hindurch konnte ich wegen der *Heftigkeit meiner Anfälle* nichts und niemanden an mich heranlassen. Die Bewegung, einen Brief in die Hand zu nehmen und ihn zu öffnen, wäre über meine Kräfte gegangen, die ich samt und sonders darauf konzentrieren mußte, nicht völlig zu *ersticken*«[7]; »Seit zwei Tagen befinde ich mich in einem unbeschreiblichen Zustand des *Erstickens*«[8]; »Ein ununterbrochener Status asthmaticus«[9]; »Mitten in einem *furchtbaren* Asthmaanfall«[10]; »Seit zwei Tagen habe ich regelrechte *Asthma- und Erstickungs-Konvulsionen*, während derer mir Schreiben ebenso unmöglich gewesen wäre wie Sprechen«[11]; »Ein dreißig Stunden andauernder Anfall, währenddessen mir jegliche Bewegung (aber auch jede Reglosigkeit), jedweder Gedanke versagt waren, ein so *starker* Anfall, daß nichts dagegen ankam«[12]; »Ich erwache fast *sterbend*«[13]; »Ich bin so gut wie im Sterben«[14]; »Ich war gerade erst in ganz extremer und gräßlicher Weise am Sterben ... In der *Agonie*, in der ich mich befand«[15]. Selbst wenn man zugesteht, daß in diesen Äußerungen der Wunsch mitschwingen mag, sich Zudringliche fernzuhalten oder aber Mitleid zu erregen, so sprechen doch die Worte für sich selbst.

Einerseits beherrscht Prousts Asthma sein Leben, andererseits wird es in den Dienst seines Schaffens gestellt. Für diejenigen, die gerne annehmen möchten, er hätte sich mit seinem Werk einen angenehmen Zeitvertreib verschafft, stellt er klar, wieviel ihm die schöpferische Tätigkeit an Leiden abverlangt, vor allem »eine Todesangst, die schlimmer als alles ist«[16].

Denn Proust wird tatsächlich – mit einundfünfzig Jahren – an seinem Asthma sterben. Und welchen Tod! In von Fieber begleitetem akutem Atemversagen, wo also zu der Bronchienobstruktion noch eine Lungenentzündung hinzukommt.

In seiner Besessenheit, um jeden Preis durchzuhalten, um seine letzten Niederschriften zu Ende führen und korrigieren zu können, ist er unwirsch zu dem bedauernswerten Dr. Bize, dem seine Behandlung obliegt; im nachhinein packt ihn die Reue, und er läßt dem Arzt einen Korb Blumen senden. Nachdem jemand die Unvorsichtigkeit begangen hat, ihm gegenüber zu erwähnen, welch günstige Auswirkungen Fasten auf die dem Schreiben förderliche freie Entfaltung des Geistes haben kann, entsinnt er sich, daß ihm die Fastenkuren seiner Mutter gutgetan hatten, und weigert sich hartnäckig, etwas zu essen. Er nimmt nun nur noch Kaffee und Milch zu sich, vor seinem Tode trinkt er trotz seiner fiebrigen Lungenentzündung nur noch eisgekühltes Bier, das Odilon aus dem *Ritz* holt. Dr. Bize, der nicht mehr weiß, wie er sich durchsetzen soll, bittet Robert Proust, einzugreifen. Robert beschließt, Marcel zwangsweise in eine Klinik einzuweisen, stößt jedoch auf heftigsten Widerstand: »Laß mich in Ruhe!« brüllt Marcel wutentbrannt, »ich werde mein Zimmer nicht verlassen.«[17] Er schärft seiner Dienerin ein: »Céleste, Sie müssen mir versprechen, niemanden mehr hereinzulassen, weder einen Arzt noch eine Pflegerin noch meine Familie. Jeder, der meine Arbeit stören könnte, muß fernbleiben.« Mit dem Ersticken kämpfend, ruft er gegen drei Uhr morgens Céleste, um ihr, bevor er stirbt, »die Änderungen, die am Tode Bergottes vorzunehmen sind«, zu diktieren, »jetzt, wo ich fast auf demselben Punkt angelangt bin«[18].

Nach dieser ausführlichen Vorbemerkung zum Asthma Prousts läßt sich nun der Hintergrund schildern, den dieses Symptom für sein Leben abgab. Mit neun Jahren hat Marcel zum ersten Mal »einen furchtbaren Erstickungsanfall, dem er beinahe erlegen wäre«[19] in Gegenwart seines äußerst erschrockenen Vaters, als er im Sommer 1880 von einem langen Spaziergang im Bois de Boulogne zurückkehrt. Nach diesem dramatischen Vorfall wird Marcel nie wieder ein Kind wie andere sein.

Sein Asthma hat eine ausgeprägte allergische Komponente, sowohl auf Hausstaub als auch auf Pollen (von Bäumen und Gräsern), was ihn vor allem im Frühjahr beeinträchtigt. Er wird sein Asthma zeitlebens behalten, aber es wird im Verlaufe seines Lebens fluktuieren. So bekommt er anfangs nur dann Anfälle, wenn er sich aufs Land – nach Illiers – oder in die Anlagen am Carré Marigny begibt. In den Jahren 1885–1905 ist dann eine erstaunliche Besserung zu verzeichnen, wo sein Leben so gut wie ohne Anfall verläuft. Von 1905 (dem Todesjahr seiner Mutter) an zeichnet sich dann allerdings die Entwicklung zu einem Asthma mit ständigen Atembeschwerden ab, wie wir es aus seinen letzten Jahren kennen. Wie wir sehen werden, fällt dies zeitlich mit dem Beginn seines intensiven literarischen Schaffens zusammen.

Am Anfang versucht er verzweifelt, gesund zu werden. In seiner extremen Ängstlichkeit sucht er zu seiner Beruhigung zahlreiche Ärzte auf, darunter die berühmtesten »Koryphäen« von Paris: Brissaud, der als Asthmaspezialist gilt, weil er »*L'Hygiène des asthmatiques*«, eine »Hygienelehre für Asthmatiker« verfaßt hat (worin er das »Ungeziefer« im Darm als wichtige Ursache für Asthma anführt!); den renommierten Internisten Professor Dieulafoy, der unter anderem dafür bekannt war, im richtigen Moment »einzutreffen, um den Todeskampf oder den Tod festzustellen«[20], und der auch darin sehr geschickt war, den Umschlag mit dem Honorar für die Konsultation »mit der Behendigkeit eines Trickkünstlers« verschwinden zu lassen und so zu tun, als habe er es nicht gesehen, so daß man sich fragte, ob man ihm es denn wirklich gegeben habe; Professor Robin, dessen offenkundig verschrobene Rezepte sowohl die psychologischen Eigenheiten seiner Patienten berücksichtigten als auch die angemessene Art von Atemgymnastik einbezogen. So berichtet Léon Daudet, er habe einer alten Dame verordnet, »Spinat Blatt für Blatt zu essen und dabei nackt auf einem Bein um einen Tisch von zwei Meter Umfang herumzuhüpfen«[21]. Später wird Proust den Kardiologen Vaquez konsultieren, weil ihn das (auf den übermäßigen Kaffeekonsum zurückzuführende) Herzklopfen beunruhigt und eine Herzkrankheit befürchten läßt; den Neurologen Babinski, den er inständig bittet, ihn zu operieren, denn wegen des Adrenalin-Mißbrauchs, den er betreibt, leidet er unter pulsierenden Kopfschmerzen und glaubt, einen Gehirntumor zu haben.

Dieser Professor Babinski, ein Freund der Familie, besucht Marcel kurz vor seinem Tode, und das vor allem, um seinem Kollegen, Professor Robert Proust, gefällig zu sein, denn beim Verlassen des Krankenzimmers erklärt er, es gäbe hier »nichts mehr zu tun«.

Man schlägt Proust zahlreiche Behandlungsmethoden vor. Aber er verordnet sich selbst im Übermaß verrückte Mischungen von Drogen aller Art. Sein Vater, Professor Proust, muß Monat für Monat enorme Rechnungen (über mehrere hundert Francs) für Medikamente gegen Asthma, Schlaflosigkeit, Rheumatismus und Verdauungsbeschwerden begleichen[22].

Gegen die Asthmaanfälle nimmt er Amylnitrit-Perlen, Trousseau-Pillen, Iodide, Belladonna, Eukalyptus sowie Adrenalin, das er durch einen Zerstäuber – die berühmte Gummibirne – inhaliert. Seine Räuchermittel, die mit ihren Dämpfen und Gerüchen die Dunkelheit seines leeren Zimmers erfüllen, tragen zur seltsamen Atmosphäre dieses Raumes bei. Sie erschrecken Céleste Albaret, die sich »in die düsteren Bergwerke ihres Geburtsorts Auxillac (in der Lozère) zurückversetzt« glaubt, als sie zum ersten Mal dieses Zimmer betritt[23]. Die Freunde Prousts werden in bezug auf diese besondere Atmosphäre vorgewarnt: »Ich fürchte, daß der Rauch der Pulver, die ich verbrenne, sich bei diesem schwülen Wetter erst gegen neun Uhr abends auflöst, und daß Sie gegen sieben Uhr noch eine solche Luft vorfinden, daß Sie nicht atmen können und Ihnen die Augen brennen.«[24]

Seine Vorliebe gilt dem Coffein, das er in allen Formen übermäßig zu sich nimmt: als Pulverbriefchen, Tabletten, Trank, Essenz und in Form von vielen Tassen Kaffee, den er sehr stark trinkt: »Gegen meine Erstickungsanfälle habe ich

siebzehn Tassen Kaffee getrunken«.[25] Diese Exzesse rechtfertigt er durch ihre therapeutische Wirkung (»Ich warte auf den
furchtbaren Anfall, der unmittelbar dann einsetzen wird, wenn
die Wirkung des Coffeins nachläßt«[26]); es ist ihm jedoch vor
allem um ein Stimulans für seine schriftstellerische Tätigkeit zu
tun, denn reines Coffein weitet die Bronchien nur in geringem
Maße. Er trinkt seinen Kaffee mit Milch und sehr heiß – mit
Hilfe eines ganzen Arsenals von Thermosflaschen und später
elektrischen Wärmplatten.

Daher kann er keinen Schlaf finden, wenn einmal seine
Schlafenszeit gekommen ist: »Wenn man wie ich seit über
14 Tagen nicht schlafen konnte und halb verrückt ist«[27], oder:
»Seit über 60 Stunden habe ich nicht – ich möchte nicht sagen
schlafen, sondern nicht abschalten können.«[28]

Im Morgengrauen muß er schließlich zu Beruhigungs- und
Schlafmitteln greifen, wie etwa Baldrian und Barbituraten
(Trional und Veronal), die er in ungeheuerlichen Dosierungen
einnimmt (»trotz 3 Gramm Veronal täglich«[29]), im Vergleich zu
denen sich unsere heutzutage verabreichten Arzneimittel wie
homöopathisch ausnehmen. Es ließe sich ausführlicher auf
seine Beobachtungen über Träume, Alpträume, den Schlaf und
die Schlafqualität, je nachdem, welches Hypnotikum man benutzt hat, eingehen. So beobachtet er, daß die verschiedenen
Arten des Schlafs – seien sie nun natürlich oder durch diverse
Schlafmittel herbeigeführt – »tausendmal zahlreicher« sind »als
die Varianten, die man als Gärtner bei Rosen oder Nelken
züchten könnte«[30]. Unter dieser Vielfalt an »Blumen« gibt es
die »köstlichen Träume«, während andere »Alpträumen äh-
neln«.

Aber aus diesen willentlich herbeigeführten Betäubungen
erwachsen vor allem seltene Blüten des Schlafs, verschiedene
»Arten des Schlafes«, »die ganz anders sind, je nachdem sie aus
dem Stechapfel, aus indischem Hanf oder verschiedenartigen
Ätherextrakten hervorgehen, ob es sich um einen Belladonna-
schlaf oder einen durch Opium oder Baldrian erzeugten handelt, Blumen, die geschlossen bleiben bis zu dem Tage, da das
ihnen vorbestimmte Unbekannte sie berührt, sie zum Aufblü-

hen bringt und auf lange Stunden hin die Düfte der gerade ihnen eigenen Träume in einem davon wunderbar überwältigten Wesen aufsteigen läßt.«[31]

Und im Zusammenhang mit der letzten Krankheit Bergottes – schon deswegen interessant, weil er diesen Text zum Zeitpunkt seines eigenen Todes überarbeitete – spricht er von der »deliziösen Erwartung des Unbekannten« beim Ausprobieren eines neuen Betäubungsmittels: »Das Herz schlägt wie bei einem ersten Stelldichein. Zu welchen noch unerlebten Arten des Schlafes, der Träume führt uns dies jüngst erfundene Mittel hin? Jetzt ist es in uns, es übernimmt die Lenkung unseres gedanklichen Lebens. Auf welche Weise werden wir einschlafen? Und wenn wir dann so weit sind – auf welchen seltsamen Wegen, auf welche Gipfel, in welche unerforschten Abgründe wird der allmächtige Meister uns dirigieren? . . . ins Unbehagen . . .? In die Seligkeit? In den Tod? Bergottes Tod trat am Tage nach jenem ein, an dem er sich einem dieser allzumächtigen Freunde (Freunde? Feinde?) anvertraut hatte.«[32]

Im selben Text steht denn auch, daß »er schon seit langem an dieser Krankheit litt«, daß die Ärzte ihm ihre Medikamente verabreicht hatten, daß er sich schließlich nicht mehr an sie wandte und daß er mit Erfolg, »aber auch im Übermaß« sämtliche Betäubungsmittel ausprobiert hatte, wobei jedes laut Prospekt als ungiftiger als die anderen angepriesen wurde. Proust waren daher zweifellos die schweren und äußerst unangenehmen Nebenwirkungen vertraut, die durch eine kräftige Dosis der damaligen primitiven Schlafmittel hervorgerufen werden konnten, und er hat wahrscheinlich selbst sehr Schlimmes durchgemacht, da er den Tod Bergottes auf etwas zurückzuführen scheint, das wir heutzutage als »Überdosis« bezeichnen würden. Denn das heftige Unwohlsein, das Bergotte befällt und dem er schließlich erliegt und dem »Schwindelgefühle« vorausgehen, während er die »Ansicht von Delft« von Vermeer betrachtet (um derentwillen er einzig und allein ausgegangen war und die Holland-Ausstellung besucht hatte), weist sehr wohl die Merkmale einer Art von Vagusausfall auf, wie er durch diese Medikamente hervorgerufen werden kann. Man kann sich fragen, bis zu welchem Grade die »nicht genügend gargekochten Kartoffeln«, die ihm nicht bekommen, nicht als Metapher für die Vergiftung durch diese Drogen stehen.

Durch diese Schlafmittel wird Proust das Erwachen ebenso schwer wie das Einschlafen. Er wacht spät am Tag, mit Übelkeit, Schwindelgefühlen, Schläfrigkeit und sonstigen Nebenwirkungen der Barbiturate auf: »Durch das Veronal leide ich zur Zeit dermaßen an Gedächtnisschwund.«[33]

So trinkt er noch mehr Kaffee und bekommt davon Herzklopfen, Zittern, Lach- oder Weinkrämpfe. Die alkoholischen Getränke (wie Champagner, Cognac, Starkbier), denen er ab und an gerne zuspricht, bringen in Verbindung mit den Barbituraten unangenehme Begleiterscheinungen mit sich.

Die in diesen Medikamenten enthaltenen Gifte machen ihm denn auch auf längere Sicht sehr zu schaffen: »Seit einem Jahr habe ich zeitweise sehr große Schwierigkeiten, so daß ich mich beim Sprechen kaum verständlich machen kann und, noch ehe meine Bücher erschienen sind, einen gänzlichen Verfall befürchten muß, wie meine arme Mama, die in vollständiger Aphasie* starb.«[34] In einem Restaurant mußte er »das Wort Contrexeville* über zehnmal wiederholen«, ehe man ihn endlich versteht. Das geht nach mehreren »Koffein- und Adrenalintagen« wieder vorüber. »Mein Bruder sagt ›Intoxikation‹! Eine schöne Art, Kranke zu beruhigen.«[35]

Daß er sich in Dunkelheit zurückzieht und inmitten von Räucherdämpfen lebt und arbeitet, wirkt sich schließlich auch auf seine Augen aus. »Ich habe große Mühe beim Lesen«, »ich verliere das Augenlicht«, »ich leide sehr an den Augen«, heißt es immer wieder in seinen Briefen. Er verabsäumt jedoch, deswegen einen Arzt zu Rate zu ziehen und sich behandeln zu lassen, und rechtfertigt sich damit, daß er ja nur nachts aus dem Haus geht, »wenn alle Ärzte schlafen«.

Entgegen den Befürchtungen von Madame Proust scheint er mit Morphium- und Opiumpräparaten keinen Mißbrauch ge-

* Störung des Sprachzentrums – Anm. d. Übs.
** ein stilles Mineralwasser – Anm. d. Übs.

trieben zu haben. Er hat sich allerdings wegen seines Asthmas dieser Präparate bedient und mit einer gewissen Genugtuung festgestellt, daß sie unwirksam waren, was ihn davor bewahrte, süchtig zu werden.

»Asthma mit Arzneimittelsucht« ist jedenfalls die Bezeichnung der Mediziner für ein Asthma, das nach solchen Behandlungen wie bei Proust in einem fortgeschrittenen Stadium angelangt ist. Damit ist ein schweres Asthma gemeint, das immer weniger auf Medikamente anspricht und den Asthmatiker daher zu einer Behandlungseskalation verleitet. Denn nicht nur die eigentlichen Rauschgifte wirken suchterzeugend, ebenso leicht kann man auch durch andere Mittel in Abhängigkeit geraten. Alle diese Drogen haben jedoch zerstörerische Auswirkungen. Eine Anfälligkeit der Atemwege, bei der man schutzlos dem geringsten dazukommenden Infekt preisgegeben ist, beschwört eine tödliche Gefahr herauf. So wurde Proust die Lungenentzündung, die er 1922 bekam, zum Verhängnis.

Das Asthma Prousts ist also weder Koketterie noch das Alibi eines Schriftstellers, der sich von der Welt zurückziehen möchte.

Da das Asthma bei ihm mit einer so einmaligen und unverwechselbaren Art des Schreibens einhergeht, haben sich viele gefragt, inwiefern sich Bezüge zwischen seinem Symptom und seiner Schreibweise herstellen lassen.

Zunächst einmal ist eine solche These, wonach solche Beziehungen tatsächlich bestanden haben, durchaus vertretbar.

Wie könnte ein Gebrechen, das im Leben eines Schriftstellers so breiten Raum einnimmt und über Stunden und Monate so allgegenwärtig ist, daß es sich hemmend und beeinträchtigend auf sein ganzes Dasein auswirkt, keinen Einfluß auf den Stoff, den er wählt, und die Art, in der er schreibt, ausüben? Kann man zeitweise unter Atemnot leiden und Angst haben, ersticken zu müssen, und sonst zu anderen Zeiten (»zwischen den Dienststunden«, wie man bei Beamten sagen würde) dahinleben, als sei nichts gewesen? Es wäre zweifellos voreilig, jegliche Beziehung zwischen Proust, seinem Asthma und seinem Schriftstellertum abstreiten zu wollen.

Aber es lohnt sich doch, diese Beziehung zur Diskussion zu stellen, um sie eingehender zu ergründen. Sie wurde natürlich schon verschiedentlich erörtert, und die – diese These meistens befürwortenden – Schlußfolgerungen, zu denen man dabei gelangt ist, haben sich womöglich etwas zu leicht von einem gewissen Drang nach Kausalität leiten lassen.

In seiner 1945 verfaßten medizinischen Doktorarbeit »*L'influence de l'asthme sur l'œuvre de Marcel Proust*«, wozu Henri Mondor das Vorwort schrieb[36], hat Georges Rivane solide Arbeit geleistet. Allerdings gehen seine Begeisterung und seine Überzeugung oft mit ihm durch, so daß er sich die Beweise für seine Argumentation spart und auch Medizin, Intuition und literarische Gesichtspunkte vermengt. Damit hat er natürlich die Kritiker auf den Plan gerufen. Will man jegliches Mißverständnis im Hinblick auf eine Beziehung zwischen dem Asthma und dem Werk Prousts ausschalten, muß man also bei dieser Beziehung die jeweiligen Einflüsse auf den Stoff seines Werks, auf den Stil und schließlich auf den Aussagegehalt auseinanderhalten.

Untersuchen wir zuerst, inwiefern sich die Tatsache, daß Proust an allergischem Asthma litt, auf die Stoffwahl in seinem Werk auswirken konnte.

Wie jeder Patient mit atopischem Asthma litt Proust im Grunde an übermäßiger Erregbarkeit. Er ist einer der Überempfindsamen, der die Außenwelt in exzessiver Weise wahrnimmt, der *die Welt* und auch *sich selbst* überscharf *verspürt*. In der selben Weise, wie ein Medium die unsichtbare Ausstrahlung von Gegenständen wahrnimmt und aus ihnen eine Botschaft heraushört.

Aus der Vielzahl und Fülle seiner Gesundheits- und Krankheitsempfindungen bestätigt sich, was er selbst über die bedeutende Rolle der Sensibilität in seinem Werk betont: »Mein Buch ist in keiner Weise aus dem Verstand heraus entstanden; auch die allerkleinsten Bestandteile hat mir meine Sensibilität geliefert, ich habe diese Elemente zunächst im Grunde meiner selbst wahrgenommen, ohne sie zu verstehen, wobei es mir ebensoviel Mühe bereitete, sie zu etwas dem Verstande Zugänglichen umzuwandeln, wie wenn sie dem Verstandesdenken ebenso fremd gewesen wären wie – wie soll ich sagen? – ein musikalisches Motiv.«[37]

Seine hochgradige Sensibilität zeigt sich zunächst im immuno-allergischen Bereich, wo sie (im Sinne von Gesundheit/Krankheit) pathologischen Charakter annimmt, da er auf zahlreiche Allergene überempfindlich ist. Aber im Laufe der Zeit reagiert er mehr und mehr auf Einflüsse, die nicht allergischer Natur sind, d. h. auf Reize, die lediglich irritierender bzw. rein sensorischer Natur sind und von ihm als Aggressionen empfunden werden. So haben z. B. seine Bronchien zunehmend eine unspezifische Überreaktivität entwickelt. Das bedeutet, daß sein Asthma, welches anfangs durch Kontakte mit allergisierenden Substanzen verursacht wird, später durch das Einatmen ganz beliebiger Gerüche ausgelöst wird (Spargelgeruch oder auch Rosenduft – wobei die bei den Insekten so beliebten Rosenpollen nicht allergisierend zu sein scheinen).

Und noch später braucht dann nicht einmal mehr ein Aggressor in Form eines Allergens oder eines sensorischen Reizes aufzutreten, um bei ihm Asthma auszulösen. Der bloße Gedanke, eine gefürchtete Substanz einatmen zu müssen, genügt schon, um einen Anfall heraufzubeschwören, wie bei denjenigen Asthmatikern, bei denen es beim Anblick eines Kunstblumenstraußes oder einer Hausfrau, die in einem Film ein Staubtuch ausschüttelt, zum Anfall kommt.

Man versteht nun, in welchem Grad Proust alles in seiner Umgebung bedrohlich erscheint. Vor jeglicher Unternehmung ist das Risiko, das dabei für die Atemwege entsteht, abzuwägen: »Könntest Du mir sagen, ob der Rauch der Eisenbahn, selbst in geringem Maße, die Luft beeinträchtigen kann, die man in diesem Teil des Boulevard Malesherbes einatmet?«[38] In dieser Hinsicht kommt seine persönliche Geographie einem Baedeker für die Atemwege gleich, wobei die Orte in zwei Kategorien eingeteilt werden: »Habe dort einen Asthmaanfall gehabt« oder »Habe dort keinen Asthmaanfall gehabt«[39]. Und das Unbekannte stellt für den Kranken, »der verreisen mußte, der in einem unbekannten Hotel die Nacht verbringt und dort von einem Anfall aufgeweckt wird...«[40], eine ernste Bedrohung dar.

Da er in ständiger Angst vor einem Asthmaanfall lebt, muß bei ihm alles geeicht werden, d.h. vor dem Atem-Detektor bestehen. Dieses Atem-Kriterium ist zum Prüfstein oder Eichmaß für die Außenwelt geworden, so daß sich ein Philosoph zu der Bemerkung veranlaßt sieht: »Man könnte sagen, das Universum Prousts sei dazu gemacht, durch die Atmung wahrgenommen zu werden.«[41]

Die Angst vor der Umwelt verfolgt ihn bis zur Besessenheit. Wie jeder Asthmatiker setzt er sich wie besessen mit einer der Haupteigenschaften des Asthmas auseinander: daß nämlich die Anfälle meistens *ohne ersichtlichen Grund* erfolgen. Wenn nun jedoch diese Ursache ausfindig gemacht werden könnte, dann bräuchte man sie nur noch auszuschalten. So setzt denn also ein ständiges und besessenes Forschen nach den asthma-auslösenden Faktoren ein. Da diese jedoch zahlreich und eng mit der psychischen Befindlichkeit verquickt sind, so daß sie deren Schwankungen mit ausgesetzt sind, wird Prousts Alltag zum permanenten Recherchieren. Und soweit er sich keine Gewißheit verschaffen kann, läßt er sich von Phantasmen leiten und stellt sich seinen persönlichen Katalog der Elemente auf, die er für gefährlich hält.

Bald sind es keine Befürchtungen mehr, die ihn heimsuchen, sondern es werden regelrechte Phobien daraus. Er entwickelt mehrere gleichzeitig. Eine Staubphobie (»Die Staubsäule, die von ganz allein über dem Klavier steht«); eine Kältephobie (mitten im Sommer läßt er Feuer machen, trägt zwei Flanellunterhosen und -trikots übereinander und läßt seinen Gabardinemantel mit einem Futter aus wattierter Baumwolle versehen). »Unter fünf Wolldecken und dazu noch drei Daunendecken schlotterte ich vor Kälte, während ich auf der Haut die von Ihnen verachteten Stoffe des Doktor Rasurel trage, die mit drei Schichten Pyrenäenwolle bedeckt sind...« Er fürchtet auch starke Gerüche und wirft den Blumenstrauß, den ihm eine hartnäckige amerikanische Verehrerin ein ganzes Jahr lang Tag für Tag bringt, zum Fenster des Vorzimmers hinaus, oder aber er weigert sich, irgendeine herausgeputzte Dame mit zu aggressivem Parfum zu empfangen, und läßt sie fortschicken. Wie jeder Phobiker übertreibt er maßlos: »Lieber Freund, ich bitte Sie, werde ich Ihnen viel Unannehmlichkeiten bereiten, wenn ich Sie bitte, das Taschentuch aus Ihrem Jackett zu nehmen? Sie wissen, daß ich Parfum nicht ertragen kann ... Céleste, nehmen Sie Monsieurs Taschentuch und legen Sie es in ein anderes Zimmer ... Lieber Freund, das letzte Mal, als Sie die Güte gehabt hatten, mich aufzusuchen – (denn krank wie ich bin, besucht mich niemand mehr) –, sah ich mich gezwungen, den Sessel, in dem Sie gesessen hatten und der ganz von Parfum imprägniert geblieben war, drei Tage draußen im Hof lüften zu lassen.«[42]

Um Gerüche zu unterbinden, verbietet er gegen Ende seines Lebens, daß in seiner Wohnung gekocht wird, und läßt sich sein Essen aus dem Restaurant *Edouard VII* kommen. Aus den selben Gründen darf bei ihm auch kein Gas benutzt werden, weder zur Heizung noch zur Beleuchtung. Wegen ihres Schwefelgeruchs verbietet er die Streichhölzer, und eine Kerze (Céleste kauft die Kerzen in 5-Kilo-Kisten) bleibt Tag und Nacht angezündet, um die Räucherpulver zu verbrennen.

Schließlich verabscheut er auch den *Lärm* und greift zu extravaganten Maßnahmen, um Lärm zu vermeiden. So schenkt er z. B. den anderen Mietern, die im selben Haus wohnen, Filzschuhe oder mietet im Hotel mehrere leere Zimmer neben seinen dazu. Sein Zimmer, welches man mit dem eines Tetanikers verglichen hat, eines Kranken, der beim geringsten Lärm von schrecklichen Muskelstarrkrämpfen heimgesucht wird, läßt er später schalldicht absichern. Der Vergleich mit dem Tetanus (Übererregbarkeit der Muskulatur) ist passend, denn der Asthmatiker leidet an der selben Kontraktion, nur daß sich bei ihm die glatten Bronchialmuskeln statt der gestreiften Skelettmuskeln zusammenziehen.

Zusammenfassend läßt sich also sagen, daß Proust übersensibel auf Umweltreize reagiert und daß ihn die Umwelt in Form von Allergenen oder sensorischen Reizen angreift. Seine sehr starken und vielfältigen Empfindungen überkommen und lähmen ihn – ohne ihm Einhalt zu gewähren und auch dann, wenn er sich selbst Einhalt gebietet und reglos verharrend mit aller Tätigkeit innehält –, ehe sie ihn die Wege der Vergangenheit aufspüren lassen. Sein Werk (»*Auf der Suche nach der verlorenen Zeit*«), dieser »aus Empfindungen bestehende Kuchen«[43], ist besonders reich an solchen Heraufbeschwörungen sensorieller Erinnerungen, ob sich dies nun auf *Gehörtes* bezieht (das Geräusch der Wagenräder auf dem Hofpflaster), auf *Geschmackserinnerungen* (die berühmte Madeleine), oder aber vor allem auf *Geruchsempfindungen* und *respiratorische Empfindungen, die Erinnerung an eine bestimmte Reaktion der Atemwege* (Flieder- oder Geranienduft, der durch das Lachen Albertines ins Gedächtnis zurückgerufen wird; der Duft des Weißdorns). Diese Episode um den Weißdorn in Tansonville gehört in die Anthologie der Proustschen Suche, die erst in der *Wiedergefundenen Zeit* endet: »Aber ich mochte mich noch so lange vor dem Weißdorn aufhalten, ihn riechen* ...«[44] In dieser Hinsicht entspricht Prousts »*Suche*« auch einer »Suche« im medizinischem Bereich, einer Untersuchung innerhalb der klinischen Psychologie.

Aber diese Empfindungen rufen auch noch andere wach, und dabei stellen sich auch ganz ungewollte Reminiszenzen ein.

Eine unerwartete Empfindung, die einen in der Gegenwart befällt, löst genau den selben Eindruck aus wie eine andere, früher erfolgte, und wenn sich diese beiden Empfindungen überlagern und miteinander verschmelzen, taucht Vergangenes in einer Schärfe, Stärke und Gegenwärtigkeit wieder aus der Versenkung auf, wie es ein bewußt gewolltes Erinnern keineswegs zutage fördern könnte. Diese Vergangenheit wird nicht mehr nur ins Gedächtnis zurückgerufen, sondern in der Gegenwart nochmals durchlebt. Vor ihm haben Rousseau, »Chateaubriand, Nerval und Baudelaire auf gleichartige Erfahrun-

---

* ganz wörtlich heißt es an dieser Stelle: »à respirer« – den Duft des Weißdorns atmen – Anm. d. Übs.

gen zurückgegriffen«. Proust erkennt dieses Erbe an, hat es jedoch zu einem ganz persönlichen Zug weiterentwickelt[45]. Das, wofür sich nun im Sprachgebrauch die Bezeichnung »*mémoire affective*«[46] eingebürgert hat, geht tatsächlich auf ihn zurück, denn nirgendwo kann dieses affektive Gedächtnis so viel Raum für sich beanspruchen wie in seinem Werk. Und daß dieser Urheber der mémoire affective Asthmatiker war, ist zweifellos nicht auf einen Zufall, sondern auf seine übergroße Sensibilität zurückzuführen. Das regt dazu an, auf die Ähnlichkeiten zwischen diesem affektiven Gedächtnis Prousts und dem immunologischen Gedächtnis, das für die allergische Reaktion verantwortlich ist, hinzuweisen[47].

Bis zu welchem Punkt ist dieser Vergleich legitim?

Soviel ist offenkundig: Beide Erscheinungen haben sowohl im physisch-psychischen als auch im immunologischen Bereich die selbe Hypersensibilität zum Ausgangspunkt. Beide verlaufen in gleicher Weise in drei Abschnitten: erstens: ein Kontakt, der sich sensibilisierend auswirkt, zweitens: eine Latenzperiode, in der sich dieser Eindruck ins Gedächtnis einprägt, drittens: Wiedererkennen bei einem späteren Kontakt. Sie bringen beide bestimmte intrazelluläre Mechanismen ins Spiel: im ersten Fall limbische (gesäumte) Nervenzellen, im zweiten Fall Lymphozyten. Das »Wiedererkennen« ermöglicht in beiden Fällen, bis auf die »Kenntnis« des ursprünglich sensibilisierenden Faktors (allergischer oder sensorischer Art) zurückzugehen, der bis dahin unerkannt geblieben war. Schließlich läßt sich auch eine chronologische Beziehung zwischen diesen beiden Gedächtnisanalysen herstellen, wenn man sich den Zeitpunkt ihrer Veröffentlichung vergegenwärtigt: Den Begriff »Allergie« prägt von Pirquet 1906 im Zuge seiner Arbeiten; kurz darauf beginnt Proust mit der Abfassung der »*Verlorenen Zeit*«. Lassen sich physiologische und biochemische Mechanismen beschreiben, die beiden gemeinsam wären? Der in jedem Fall schwierige wissenschaftliche Nachweis steht noch aus. Immerhin wurde eine gewisse biologische Verwandtschaft, die auf einem gemeinsamen Zwischenglied, dem RNS, beruht, ins Feld geführt[48].

Die Psychoneuroimmunologie[49], eine neue Disziplin, die derzeit in den USA starke Verbreitung findet, wird wahrscheinlich in den kommenden Jahren dazu beitragen, diese Verwandtschaftsthese abzustützen.

Und schließlich läßt sich in diesem Zusammenhang präzisieren: Proust ist sich deutlich dessen bewußt, daß es zwei Arten von Erinnerung gibt, einmal an schon länger Zurückliegendes und dann an kürzlich Erlebtes (und lediglich dieses zweite Erinnerungsvermögen kann durch bestimmte Narkotika getrübt werden)[50]; daß diese beiden Arten von Erinnerung unabhängig voneinander sind, wurde kürzlich durch die Tatsache bestätigt, daß ihre Übermittlung über unterschiedliche »Schaltstellen« erfolgt.

Um aber nun die Erörterung einer Übereinstimmung der beiden Gedächtnisarten, des affektiven und des immunologischen Gedächtnisses, abschließen zu können, ist noch die wichtige Tatsache festzuhalten, daß sich affektive und immunologische Erinnerungen bei Proust ganz verschieden auswirken.

Das immunologische Gedächtnis, welches das Asthma auslöst, liefert ihm unversehens neuerliche Beweise für die Aggressivität seiner Umwelt und ruft daher immer wieder eine schmerzliche Urerfahrung wach, indem es ihn an den Bruch erinnert, der zwischen ihm und dieser Umwelt stattgefunden hat.

Im Gegensatz dazu liefert ihm das affektive Gedächtnis eine von ihm beherrschte Welt, die ihm wunderbarerweise nichts mehr anhaben kann und in leuchtenden Farben wiedererstehet. Und man versteht nun, weshalb Proust diese Art von Erinnerung so wesentlich erscheinen mußte. Die Außenwelt hat nichts Furchteinflößendes mehr, weil es gar kein »Außen« mehr gibt. Es gibt nur noch ein »Innen«. Das Weiß oder Rosa der »transsubstantialisierten« Weiß- und Rotdornhecken, das (wie im Quartett und Septett Vinteuils) zu musikalischen Bildern geworden ist oder aber in Ausdrucksformen der Malerei oder Literatur (Elstir sowie der Erzähler) erscheint, stellt die Farbe verinnerlichter Blüten dar, die in immunologischer Hinsicht keinerlei Allergen mehr aufweisen.

Diese divergierenden Wirkungsweisen werden wir wiederfinden, wenn wir uns den Zusammenhängen zwischen dem Asthma und dem Stil Prousts zuwenden. Aber seine Hypersensibilität – sei sie nun spezifisch oder nicht – und das dadurch bedingte affektive Gedächtnis kommen Proust noch in anderer Weise zugute, und das ist zweifellos die wertvollste Gabe, die ihm damit verliehen wird.

Dem Titel nach handelt es sich bei der »*Suche*« um die Suche nach der verlorenen Zeit. Aber nur um vergangene Ereignisse wiederzubeleben, nimmt Proust diese furchterregende, besessene, alles andere ausschließende und todbringende Mühsal nicht auf sich. Bloß dafür »dopt« er sich nicht mit immer mehr Kaffee und Medikamenten, bis hin zu Dosen, die tödlich sein könnten – wie jemand, der ein Rätsel zu entschlüsseln sucht und sich beeilt, weil er mehr oder weniger bewußt spürt, daß er vom Tode bedroht ist und sein Werk rasch zu Ende führen muß. Ihm geht es im Gegenteil darum, darzutun, daß die Vergangenheit noch lebendig, also gegenwärtig ist, mit anderen Worten, daß die Wirklichkeit zeitlos (oder unsterblich) ist. Das ermöglicht es ihm, sich aus der Herrschaftsordnung von Zeit und Tod zu befreien.

Wie könnte er die Realität des Todes aus den Augen verlieren, wenn ihm der Tod durch seine Erstickungsanfälle beim Schreiben ohne Unterlaß gegenwärtig ist?

Aber mit seinem »Sieg über die sterbliche Zeit« triumphiert er über den Tod. Seinen Kummer, sein Leiden, sogar den Tod selbst (»diesen Fall von den Höhen ›des Gerüsts der Zeit‹ herab«!) benutzt er, um den Sieg der Unsterblichkeit zu sichern. Hier sei einer seiner schönsten Sätze zitiert, der diesem Gedanken besonders beredten Ausdruck gibt: »Ich aber behaupte, das grausame Gesetz der Kunst besteht darin, daß die Wesen sterben und daß wir selbst sterben und dabei alle Leiden bis auf den Grund ausschöpfen, damit das Gras nicht des Vergessens, sondern des ewigen Lebens sprießt, der derbe, harte Rasen fruchtbarer Werke, auf dem künftige Generationen heiter, ohne Sorge um die, die darunter schlafen, ihr ›Frühstück im Freien‹ abhalten werden.«[51]

Proust, der sich auf die Suche nach der verlorenen Zeit begibt, spürt nach Gilbert Durand[52] nicht die Ewigkeit auf, »sondern die Unsterblichkeit, das heißt eine Zeit, deren Funktion ... im wesentlichen der Sieg über Altersschwäche, Dahinsiechen und Tod ist«. Wie er beobachtet, »besteht« nämlich »alle Lebenskunst darin, ... *unser Leben auf diese Weise fröhlich mit Gottheiten zu bevölkern*«, Gottheiten, die es uns nach einem langen »Verfeinerungsprozeß«, der sich ganz langsam vollziehen muß, schließlich gestatten, die Unsterblichkeit zu erreichen.

Eine mythische Zeit also, wo sich alles in Fülle darbietet und von der die für Proust so wesentliche Reminiszenz zeugt. Dank des Romanciers und seiner Reminiszenzen besteht das Gewesene nach wie vor in dieser Zeit, die keinen Tod kennt. Und das, was ist, ist von ewiger Dauer, da eine vergangene Empfindung »sich über mehrere Epochen zugleich ausbreitet«[53].

Proust schreibt sich also in die Unsterblichkeit dieser mythischen Zeit, dieser Genesis, »die sich nur *wiederholen* kann, weil sie ja niemals endet«[54], ein. Und er spricht es selbst im Zusammenhang mit dem Tode Bergottes aus, daß der Gedanke, er »sei nicht für alle Zeiten gestorben, demnach nicht völlig unglaubhaft ist«[55/56].

Letztlich ist das Asthma Prousts die Folge und gleichzeitig auch die Ursache eines bestimmten Verhältnisses zur Welt. Seine Übererregbarkeit bildet eine der Grundlagen für die Themen, die er behandelt, denn seine Hypersensibilität als allergiegeplagter Asthmatiker ist zum Teil für seine Ästhetik verantwortlich. Über diese »sensorielle« Dimension nähert sich Proust dem Impressionismus an – für welchen »die Realität lediglich aus unseren Sinneswahrnehmungen und Gefühlsregungen besteht« und der sich zum Zeitpunkt der »*Recherche*« voll entfaltet hatte.

Die Überempfindlichkeit Prousts hat daher viel zu seinem Werk beigetragen. Aber man sollte nicht in den Irrtum verfallen, daraus abzuleiten, er habe sich ihrer nur dazu bedient, um eine Art Autobiographie zu verfassen. Sein Werk läßt sich nämlich »weder durch die zeitlosen Eingebungen eines Dichters noch durch irgendein autistisches Wiederkäuen erklären. Es ist Zeit, sich von diesen Vorurteilen aus den dreißiger Jahren freizumachen und diesem Werk seine wahren Dimensionen zuzuerkennen.«[57]

Da Proust (im Gegensatz zu den drei anderen »Großen«) kein Tagebuch oder Heft mit regelmäßigen Eintragungen geführt hat, stützen sich die Forschungen über ihn vor allem auf das Zeugnis von Zeitgenossen, seine Korrespondenz und – nur allzuoft – sein Werk. Dabei hat man es sich zur Gewohnheit gemacht, die »*Recherche*« als »leicht retouchierte Memoiren«[58] anzusehen. Das ist ein verhängnisvoller Irrtum, denn »Proust hat nicht sein Leben erzählt...«. Die »*Recherche*« beschreibt in symbolischer Weise ein metaphysisches Abenteuer, wobei weder das Thema noch der Ablauf von ihm erfunden sind. Daher ließe sich auch mutmaßen, daß die Verwendung dieser fingierten persönlichen Form eine grundlegende Gewißheit verdecken soll. Denn »Marcel Proust erzählt nicht seine Geschichte, richtet es aber gleichzeitig so ein, glauben zu machen, es handle sich um seine Geschichte, und geht andererseits sogar so weit, sich über Leser zu empören, die vermeint haben, er gäbe ihnen seine Existenz preis«[59]. Wenn Proust die Ökonomie des vorher existierenden Romans revolutioniert hat – »und wenn diese Revolution keine Nachahmer finden konnte, dann deshalb, weil dieser gesamte Charakter einer Autobiographie illusorisch ist und sein genialer Einfall nicht in handwerklicher Perfektion liegt, welche sich leicht weitervererben ließe. Seine Erfindung bestand darin, das, was bisher abstrakten Traktaten vorbehalten gewesen war, in Romanform zu übertragen.«[60] Man muß daher Vorsicht walten lassen, wenn man dem Werk Prousts Hinweise auf sein Leben entnehmen will. So scheint zum Beispiel die berühmte Episode mit dem Gutenachtkuß ein beliebtes literarisches Motiv seiner Epoche zu sein, das er aufgreift, um eine Theorie Schopenhauers über die freien und die angstgeprägten Affekte unter Beweis zu stellen[61].

Die selben Vorbehalte gelten auch für seine schriftlichen Äußerungen, die sich auf Medizinisches beziehen. Natürlich gibt er in bezug auf sein Asthma und seine sonstigen Gesundheitsprobleme seine eigenen Erfahrungen, persönlich Erlebtes wieder, hier handelt es sich um ihn selbst. Aber man darf nicht vergessen, daß sich bei ihm, sobald er auf Medizin zu sprechen kommt, das selbst Erlebte, das (in seinem Ärztemilieu) Gehörte und das, was er sich (aufgrund seiner persönlichen Recherchen) angeeignet hat, überlagern und schwer auseinanderzuhalten sind. Sowohl über Asthma als auch über Homosexualität hat er viel gelesen, vor allem Janet und Binet. Er konnte es durch Beharrlichkeit bei seiner Mutter durchsetzen, daß er ein Studium aufnehmen durfte, welches auf eine »licence« in Philosophie abzielte – das interessierte ihn bei weitem mehr als das in den drei vorhergehenden Jahren (1890–93) von seiner Familie aufgezwungene Jurastudium. Außerdem konsultierte er häufig, wie wir gesehen haben, die »Koryphäen« von Paris, Medizinerkollegen seines Vaters, und die Arbeiten der Schule Charcots, bei dem sich Freud aufgehalten hatte, waren ihm bekannt. Die Physiologie, Chirurgie und Therapeutik haben also Proust eine Vielzahl von Elementen für sein literarisches Schaffen geliefert, und im »Instrumentenarsenal für die ›*Recherche*‹« stellt die Medizin zweifellos eine unersetzliche Inspirationsquelle dar[62]. Die Geschichte mit der Schwangerschaft von Tante Leonies Küchenmädchen bietet ein ausgezeichnetes Beispiel für seine Kenntnisse auf medizinischem Gebiet.

Unter den drei Elementen, die das Verhältnis zwischen Prousts Schreiben und seinem Asthma geprägt haben, handelt es sich beim zweiten um eine eventuelle Beeinflussung seines Stils durch sein Symptom.

Am gnadenlosesten machte Etiemble die These Rivanes herunter, die er folgendermaßen ironisch verreißt: »Alles, was in Proust ist, ist proustisch (und vor allem dieses ungewollte Erinnern, und vor allem diese Unregelmäßigkeiten des Herzens, und vor allem diese Überfülle von »aber«) und erklärt sich letzten Endes durch sein Asthma, oder besser gesagt durch ein Anaphylaxie*-Phänomen, an dem dieser Schriftsteller ein-

* Überempfindlichkeit – Anm. d. Übs.

deutig litt. Diese asthmatischen »aber« verleihen der Erzählung das Abgehackte, genau das Abgehackte der abgehackten Existenz, die Asthmatiker führen; asthmatisch ist also selbstverständlich auch das Unregelmäßige des Herzschlages; asthmatisch die schubweisen Anwandlungen ungewollten Erinnerns, wo sich dann immer Weißdornduft verbreitet; asthmatisch also der Stil Marcel Prousts.«[63]

Diese Kritik ist zu sehr Karikatur, um noch gerecht sein zu können. Eines seiner Gegenargumente bezieht Etiemble daher, daß er Gelegenheit hatte, mehrere Entwicklungsstadien der »*Jeunes Filles en fleurs*« zu studieren, bei denen die Schrift nicht das Erscheinungsbild aufweist, wie es Rivane sah, und wo Proust während der Abfassung unter Asthma litt. Eine sehr intensive Analyse vieler Proustscher Sätze hat für ihn schließlich nichts erwiesen, was er mit anormaler Atmung in Verbindung bringen könnte. »Anstelle einer Beeinträchtigung durch das Asthma sehe ich also auf diesen Korrekturfahnen ... ein harmonisches, fließendes Schriftbild, die Schrift eines Mannes, der von Natur aus schnell schreibt ...«.

Etiemble hat sowohl recht als auch unrecht, will mir scheinen. Man kann sich natürlich fragen, wer hier die größte Autorität hat, ein Grammatiker, der nichts über Asthma weiß, oder ein Asthmologe, der keine speziellen grammatischen Studien betrieben hat. Aber da ich Hunderten von Asthmatikern zugehört habe, glaube ich doch mit einigem Recht behaupten zu können, von ihrer Sprache etwas zu verstehen.

Was den Stil anbelangt, so hat Etiemble natürlich recht, wenn er einer rein stilistisch orientierten Untersuchung die Befähigung abspricht, aus einem funktionellen Symptom wie der Dyspnoe Anhaltspunkte zu gewinnen.

Schließlich kann man Stiluntersuchungen auch nicht mehr entnehmen, als was sie aufzeigen können. Derartige Untersuchungen, die durchaus ernst gemeint waren, glaubten zum Beispiel nachweisen zu können, daß der Stil Prousts typisch jüdisch sei! Wem soll man nun glauben, den Stilisten, den Rabbinern oder den Medizinern? Streichungen, Überschreibungen einzelner Wörter, Änderungen oder Anlageblätter zu den Korrekturabzügen findet man bei allen Schriftstellern, und es scheint, als werde Proust in dieser Beziehung von Balzac überflügelt.

Der Stil eines großen und so wenig impulsiv schreibenden Dichters wie Proust ließe sich daher nicht einfach wie ein projektiver Test in der Art eines Rorschachtests heranziehen.

Aber Etiemble verläßt den Boden der Realität, wenn er den Proustschen Stil in der Art eines Insektenkundlers untersuchen will und das Asthma mit Hilfe logischer Analyse darin aufspüren möchte, das sich auf diese Weise natürlich nicht erfassen läßt. Er spricht ausschließlich über grammatikalische Bindeglieder, subordinierende Konjunktionen mit anschließenden Nebensätzen usw. Und diese Verfahrensweise verleitet ihn dann wohl zu der Schlußfolgerung: »Im Bericht des Erzählers finde ich nirgendwo Anzeichen von Atembeschwerden.« Das läßt mich an den großen Claude Bernard denken, der erklärte, niemals habe er unter seinem Skalpell die Seele vorgefunden. Aber dieses Instrument tötet sie bei der Operation! Das ist etwa so, wie wenn man zur Erklärung eines Bildes die arithmetische Summe aus den dominierenden Farben bildete und dazu addierte, wie dick diese aufgetragen und wie sie verteilt sind. Ein solches Verfahren ginge am Wesentlichen vorbei.

Proust selbst fordert uns auf, sein Werk nicht unter dem Mikroskop zu analysieren, da er sich »im Gegenteil eines Teleskops bedient« hat. Wenn man sich also über eine wortwörtliche Lektüre hinausbegeben will, lassen sich aus seinem Stil einige brauchbare Hinweise herausfiltern. Ohne daß die sinnlose Debatte, ob es einen spezifisch »asthmatischen« Satzbau gibt, wieder aufgegriffen werden soll, läßt sich beispielsweise feststellen, daß der Satz bei Proust – im Gegensatz zu Claudel – seinen Atem verhält, wenn ich so sagen darf.

Nachdem das Verb jeweils an den Anfang solcher langen Sätze »im Bergotte-Stil«[64] gestellt ist, läßt das Objekt manchmal über mehrere Zeilen voller Relativ- und Adverbialsätze auf sich warten. Der Geist, von dem diese Sätze getragen sind, ihr Atem, vollführt eine fallende Bewegung; in der letzten Signifikantengruppe kondensiert sich die nach ihrem Sinngehalt su-

chende Signifikation, und gleichzeitig kommt die Ausatmungs-
bewegung nun endlich zum Abschluß. Hier sei ein Beispiel
angeführt:

> »Quand je pense maintenant que mon amie était venue, à
> notre retour de Balbec, habiter Paris sous le même toit que
> moi, qu'elle avait renoncé à l'idée d'aller faire une croisière,
> qu'elle avait sa chambre à vingt pas de la mienne, au bout du
> couloir, dans le cabinet à tapisseries de mon père, et que
> chaque soir, fort tard, avant de me quitter, elle glissait dans
> ma bouche sa langue, comme un pain quotidien, comme un
> aliment nourrissant et ayant le caractère presque sacré de
> toute chair à qui les souffrances que nous avons endurées à
> cause d'elle ont fini par conférer une sorte de douceur mo-
> rale, ce que j'évoque aussitôt par comparaison, ce n'est pas la
> nuit que le capitaine de Borodino me permit de passer au
> quartier, par une faveur qui ne guérissait en somme qu'un
> malaise éphémère, mais celle où mon père envoya maman
> dormir dans le lit à côté du mien.«[65]

»Wenn ich mir jetzt vorstelle, daß meine Freundin seit unserer Rückkehr von Baalbek nach Paris unter dem gleichen
Dach mit mir lebte, daß sie den Gedanken an eine Seereise
aufgegeben hatte und nur zwanzig Schritte von mir entfernt
am Ende des Korridors das Arbeitszimmer meines Vaters
mit den Wandbespannungen als das ihre bewohnte, jeden
Abend sehr spät, bevor sie mich verließ, noch ihre Zunge in
meinen Mund schob wie das tägliche Brot, eine stärkende
Nahrung mit dem fast geweihten Charakter alles Leiblichen,
dem durch Leiden, die wir um seinetwillen erdulden, letztlich eine Art von seelischer Süße zugesetzt wird, so fällt mir
zum Vergleich nicht jene Nacht ein, die Hauptmann Boro-
dino mir in der Kaserne zu verbringen gestattet hatte – eine
Vergünstigung, die einem alles in allem nur vorübergehen-
den Unbehagen abhalf –, sondern die, in der mein Vater
Mama geheißen hatte, in dem schmalen Bett neben dem
meinen zu schlafen.«

Man hat hier also eine lange, fortwährend ansteigende Satzmelodie, und so lange wie sie andauert, häuft (und staut) sich der Sinn und stockt der Atem (quand je pense que ... qu'elle avait renoncé ... qu'elle avait sa chambre ... a pu ... comme ... comme ... nourrissant et ayant ...) (wenn ich bedenke ... daß sie verzichtet hatte ... daß sie ihr Zimmer hatte ... konnte ... wie ... wie ... Nahrung und in der Art ...), wobei sich die adverbialen Bestimmungen und Vergleiche verdoppeln; dann fällt die Satzmelodie zum Hauptsatz ab, bis zu diesem letzten, feinen Vergleich und der Szene, wo die Mutter als Pietà von Combray ihr trauriges Kind tröstet.

Julien Gracq (der mir mitteilte, er selbst leide nicht an Asthma) meint zum Atem im Proustschen Satz: »Der Haupthandlungsstrang im Buch übt als ›Zentralmasse‹ eine allmächtige Schwerkraft aus, die unerbittlich alles überrennt und niederwalzt, was von ihr wegstrebt, einschließlich der Einbildungskraft des Lesers, die durch den erstickenden und kompakten Dschungel einer überreichenden Prosa keine Luft bekommt (!) und keiner Bewegung mächtig ist, so daß sie sich niemals über den Bann dieser Prosa hinausschwingen und frei mit ihr spielen kann.«[66]

Wenn der Proustsche Satz in dieser Weise den Atem anhält, dann deshalb, weil er so viel wie möglich mit einbeziehen und leicht nachvollziehbare Bezüge und Übergänge – metaphorischer oder metonymischer Art – zwischen Außen- und Innenwelt herstellen will.

Prousts Asthmaanfälle, die ihn am Atmen und damit an der unmittelbaren Teilnahme am wirklichen Leben hindern, stellen für ihn die Erfahrung – oder den Beweis – dar, daß es ihm unmöglich ist, eine Kommunikation zwischen seinem Inneren und dem Draußen, zwischen seinem Ich und der Welt herzustellen. Als Asthmatiker träumt er davon, bequem und ungehindert in der Außenwelt verkehren zu können, euphorische und harmonische Beziehungen zu ihr zu haben, und definiert sein dichterisches Schaffen als das einzige Mittel, zwischen sich und der Welt wieder ein Verhältnis herzustellen, wo das Universum sich nicht mehr außerhalb, sondern in seinem Inneren befindet, wiedererschaffen ist, beinahe, als habe er es eingeatmet.

Durch das geschriebene Werk wird der äußere Rahmen (*le contenant**), in dem ich enthalten bin, zum Inhalt (*le contenu*), den ich erfassen kann, *die Welt ist in mir*, ich kann ihr Ausdruck verleihen, sie durch meine Atembewegung an mich ziehen, sie einatmen und auch wieder ausatmen, kurz – sie atmen. Der Transsubstantiationsgedanke*, der für Proust sehr wichtig ist, wie wir noch ausführen werden, erhält nun eine doppelte Bedeutung für ihn. Als Asthmatiker »verweigert« er das Ausatmen, d.h. er weigert sich, mit der Welt, die in Form der durchpassierenden subtilen Substanz Luft von außen her in uns eindringt, zu kommunizieren. Aber beim künstlerischen Schaffen läßt sich die Transsubstantiation beherrschen, die Welt wird zur geistigen Materie, die man in ein Buch einsperren kann. So wie sich für einen Asthmatiker ein Ort durch die Qualität der Luft charakterisiert, die man dort einatmet (und er somit eine Geographie der Gerüche erstellt), so erschließt sich die Wahrheit eines Lebens, einer Episode oder einer Figur aus der Qualität der Worte, die der Dichter aus diesem Stoff herauszukristallisieren vermochte, und durch diese Worte ist der Stoff zu einer subtilen Materie umgewandelt, die dem Buch nach Belieben entnommen werden kann.

Ganz gleich, wieweit man nun Rivanes These gelten lassen will – sie muß auf jeden Fall genau umgekehrt formuliert werden. Wenn irgend das Asthma Prousts in seinem Stil zum Ausdruck kommt, dann schreibt Proust nämlich absolut »antiasthmatisch«. Und zwar insofern, als er sich in sein Werk hineinflüchtet, um sich eine Gegenwelt zu der Welt aufzubauen, in der er lebt, die ihm jedoch unzugänglich bleibt. So schafft er sich eine Welt, die ihm zusagt und wo er glücklich ist, eine Welt ohne Asthma, ohne Distanz und ohne Trennung.

* dasselbe Wortspiel wiederholt sich in Anm. 113
* Umwandlung (von Brot und Wein in Leib und Blut Christi)

Die dritte Frage zum Asthma Prousts harrt noch einer Antwort. Wie hat er sein Asthma gesehen, und was hat es für ihn bedeutet?

Das ist nicht leicht zu beantworten, aber er selbst liefert uns immerhin gewisse Anhaltspunkte. Diese lassen den Schluß zu, daß es sich bei seinem Asthma um ein *Symptom* handelt, da er den Symptomcharakter bestimmter Krankheiten erkannte: »Es gibt Leiden, von denen man lieber nicht Heilung suchen sollte, denn sie allein bewahren uns vor noch Schlimmeren.«[67]

Proust ist sich auch bewußt, daß das Symptom opportun und sogar notwendig ist, da er vermerkt, daß dieses manchmal wiederkehrt und in anderer Form auftritt, wenn man von dem ursprünglichen Symptom geheilt ist: »war Swanns Liebe bei jenem Stadium angelangt, wo der Arzt oder bei bestimmten Leiden selbst der kühnste Chirurg sich fragt, ob es noch vernünftig oder möglich sei, den Kranken von seiner Sucht oder seinem Leiden ernstlich befreien zu wollen.«[68] »... wie diese Diathesen (Krankheitsbereitschaft*), wo das Rheuma nur dann ein ganz klein wenig nachläßt, um epilepsieähnlichen Migräneanfällen zu weichen.«[69]

Professor Albert Robin sagt es ihm übrigens in aller Deutlichkeit: »Ich könnte Sie vielleicht von Ihrem Asthma befreien, aber ich möchte es lieber nicht; angesichts der Formen, die das Asthma bei Ihnen angenomen hat, wirkt es in Ihrem Fall wie ein Ventil und erspart Ihnen andere Krankheiten.«[70]

Proust wird sich also allmählich an den Gedanken gewöhnen, daß er mit seinem Asthma wie mit einem aufgezwungenen »Mieter«, den man belauert, leben muß:

> »Um eine furchtbare neue Bekanntschaft handelt es sich dabei, weniger wegen der Leiden, die sie mit sich bringt, als wegen der seltsamen Neuheit der endgültigen Beschränkung, die sie dem Leben auferlegt. Wir sehen uns in diesem Fall nicht erst im Moment des Todes sterben, sondern Monate, manchmal Jahre vorher, das heißt, seitdem er in so

* Anm. d. Übs.

niederträchtiger Weise in uns Einzug gehalten hat. Die Kranke macht die Bekanntschaft des Fremden, den sie in ihrem Hirn auf und ab gehen hört. Gewiß kennt sie ihn vom Sehen nicht, aber aus den Geräuschen, die sie ihn machen hört, leitet sie seine Gewohnheiten ab. Ist er ein Übeltäter? Eines Morgens hört sie ihn nicht mehr. Er ist fort. Ach, daß es doch für alle Zeiten wäre! Am Abend ist er wieder da.«[71]

Asthma als Symptom. Aber wofür?

Es scheint nicht der Begründung zu entbehren, wenn man sagt, daß hier einem Leiden Ausdruck verliehen wird. Proust ist übersensibel und ist sich dessen vollkommen bewußt. Wie er darlegt, ist er es in einem solchen Grade, daß niemand ermessen kann, was er durchlitten hat. Aber um seine Schmerzüberempfindlichkeit und außerordentliche Sensibilität zu bezeichnen, findet er nichts Besseres als das lächerlich unzureichende und disproportionierte Wort »Nervosität«:

»Sie gehören der großartigen und beklagenswerten Familie an, die das Salz der Erde ist. Alles, was wir an Großem kennen, ist von Nervösen geschaffen. Sie und keine anderen n begründet und Meisterwerke hervorgebracht. Niemals wird die Welt genügend wissen, was sie ihnen verdankt, noch vor allem, was sie gelitten haben, um es ihr zu schenken. Wir genießen kunstvolle Musik, schöne Bilder, tausend erlesene Köstlichkeiten, aber wir wissen nicht, was sie ihre Schöpfer an Schlaflosigkeit, an Tränen, an krampfhaftem Lachen, an Nesselfieber, Asthma, Epilepsie gekostet haben, oder an Todesangst, die schlimmer als alles ist und die Sie vielleicht kennen, Madame – hier wendete er sich lächelnd meiner Großmutter zu . . .«[72]

Es ist klar ersichtlich, daß alle die Beschwerden, die Proust den »Nervösen« zuschreibt, seine eigenen sind, wenn man von der Epilepsie absieht.

Die »Neurose«, der er alle diese Symptome zuordnet, ist für ihn »eine Meisterfälscherin«: »Es gibt keine Krankheit, die sie

nicht zu kopieren versteht. Sie ahmt täuschend den Blähungs-
zustand der Dyspepsie, die Übelkeit der Schwangerschaft, die
Arhythmie des kranken Herzens, die Fieberneigung der Tuberkulose nach. Wie aber sollte sie, da sie sogar den Arzt irrezu-
führen vermag, nicht den Kranken täuschen?«[73]

Und wenn er von den »ersten Höhlen« des Schlafes spricht,
»in denen die ›Autosuggestionen‹ hexengleich das Höllenge-
bräu eingebildeter Krankheiten oder eines plötzlichen Anwachsens einer nervösen Erkrankung herstellen und auf die
Stunde warten, in der diese Anfälle während der Unbewußtheit
des Schlafes so heftig ausbrechen werden, daß sie ihm ein Ende
bereiten«, spielt er zweifellos auf seine eigenen Erfahrungen
mit nächtlichen Asthmaanfällen an[74].

Diese Worte sprechen für die vielzitierte Nähe zwischen
Proust und Freud. Der Wunsch erscheint ihm übrigens ebenso
obskur, unbewußt und »(mysteriös wie das ist, zum Beispiel
für jemanden, der zeit seines Lebens unter Asthmaanfällen
gelitten hatte, der Einfluß einer Stadt, die nach außen hin allen
anderen zu gleichen scheint, und wo er zum ersten Mal frei
atmen kann)«[75].

Die unvermeidliche Alternative der Psychosomatik, d.h. die
falsche und sinnlose Frage »organische oder psychische Krankheit?« war ihm vertraut. Ebenso seine Eitelkeit, denn er äußert
sich im Zusammenhang mit der Tante Léonie, die wehklagend
seit mehreren Jahren ihr Zimmer hütet und deren Tod »zugleich diejenigen triumphieren ließ, die behauptet hatten, ihre
Diät würde sie noch umbringen, und nicht weniger diejenigen,
die stets die Meinung vertreten hatten, sie leide keineswegs an
einer eingebildeten, sondern sehr wohl an einer organischen
Krankheit, was auch die Skeptiker einmal einsehen müßten,
wenn sie ihr eines Tages doch erläge ...«[76], ironisch zu diesem
Thema.

Aber er ist hellsichtig und spürt sehr wohl, daß sich hinter
diesem tief empfundenen Unbehagen und Unwohlsein ein Leiden verbirgt, das sich weder aussprechen noch unterdrücken
läßt. Und es ist ganz und gar illusorisch, in dieser Hinsicht die
Hoffnung zu hegen, sein Körper werde irgendwie »Verständnis

zeigen«. »Ganz gleich welcher Art von Wegelagerer wir auch auf einer Straße begegnen, vielleicht gelingt es uns, ihm sein eigenes Interesse nahezubringen, wenn schon nicht unser Unglück; aber unseren Körper um Mitleid zu heischen ist wie zu einem Polypen zu reden, für den unsere Worte nicht mehr Sinn haben können als das Geräusch des Wassers ...«[77]

Dieses Leiden gälte es also zu enträtseln, »wie diese Beschwerden, die sich der Arzt von seinem Patienten schildern läßt und mit Hilfe derer er eine tiefere, dem Kranken unbekannte Ursache aufspürt ...«[78]

Und er hat einen Vorwurf voll grausamer Ironie für das häufige Verhaltensmuster des Arztes, den der Patient voller Erwartung aufsucht, um nämlich etwas über den Sinn der Erkrankung zu erfahren, der ihm verborgen ist, er möchte die Bedeutung des Symptoms verstehen. Aber der Patient wird in seiner Erwartung enttäuscht wie jener »Neurotiker, der dem Arzt einen tiefsinnigen Ausspruch über sein Leiden entlocken möchte, während der jedoch von diesem und jenem spricht und höchstens sagt: ›Aber so ziehen Sie sich doch wieder an, ich bitte Sie, Sie erkälten sich ja‹ oder ›guten Appetit und gute Reise‹«[79].

Zwar erweist er den Ärzten große Höflichkeit und Freundlichkeit, aber da er so häufig mit ihnen zu tun gehabt hat, schätzt er sie eigentlich nicht viel höher ein, als Molière dies tat, und verschont sie in seinen Äußerungen nicht mit grausamem Spott. »Anstelle eines Leidens, das die Ärzte mit Medikamenten kurieren (jedenfalls wird versichert, daß das gelegentlich schon vorgekommen ist), erzeugen sie zehn andere bei Gesunden, indem sie ihnen diesen Krankheitserreger einimpfen, der tausendmal virulenter ist als alle Mikroben: die Vorstellung, man sei krank. Eine derartige Überzeugung ... erweist sich besonders bei Nervösen als äußerst wirkungsvoll. Sagen Sie denen, ein Fenster in ihrem Rücken, das in Wirklichkeit geschlossen ist, stehe offen, und schon beginnen sie zu niesen.«[80]

Zum unverhältnismäßigen und übertriebenen Aufwand therapeutischer Mittel und den dadurch angerichteten verheerenden Folgen äußert er im Zusammenhang mit dem Tode Bergottes folgenden von Rachsucht erfüllten Satz: »Die natürlichen Krankheiten heilen aus, aber niemals die Krankheiten, welche die Medizin hervorbringt.«[81]

Was ist also das Leiden, das symptomatisch in Prousts Asthma zum Ausdruck kommt, wie er sich sehr wohl bewußt ist, und dessen Bedeutung er unbedingt auf den Grund gehen will?

Wenn man sich vergegenwärtigt, daß das Thema der Trennung sein ganzes Werk durchzieht, fällt einem sofort seine Angst ein, von seiner Mutter getrennt zu sein.

Die Beziehung zwischen Marcel und seiner Mutter wurde oft herangezogen, um den extrem gluckenhaft-beschützerischen Charakter dieser Mutter zu betonen. Der Briefwechsel der beiden, der aus neunundvierzig Briefen besteht, die bis zum Tode Madame Prousts geschrieben wurden, d. h. zwischen 1887 und 1905, also zwischen Marcels sechzehntem und vierunddreißigsten Lebensjahr, gibt einen Einblick in dieses Verhältnis[82].

Madame Proust ist intelligent, hochkultiviert und äußerst sensibel. Ihre Schwangerschaft mit Marcel fällt in die ersten Wochen der Belagerung von Paris, sie macht Entbehrungen, Kälte und Hungersnot durch, durchlebt diese ihre erste Schwangerschaft in Angst und muß schließlich gegen Ende der Schwangerschaft die Schrecken der Kommune und die Massaker der »semaine sanglante« (Blutige Woche) mitansehen. Sie widmet sich daher um so intensiver Marcel, der schmächtig und kränklich zur Welt kommt und durch seine schwache Gesundheit und emotionalen Probleme benachteiligt ist, wohingegen ihr zweiter Sohn ganz normal aufwächst. Marcel wird vergöttert und übermäßig verwöhnt und behütet. Sie regt ihn zum Schreiben an, hilft ihm mit ihren Übersetzungen englischer und deutscher Texte und trägt ihm aus dem Leben gegriffene Szenen, Porträts und Dialoge zu, die ihn wahrscheinlich mit inspiriert haben.

Marcel schreibt ihr sehr oft, manchmal unmittelbar nachdem sie auseinandergegangen sind, und beginnt seine Briefe stets mit »Ma chère petite maman« (»Meine liebe kleine Mama«) und schließt mit »Mille tendres baisers« (»Tausend zärtliche Küsse«). Diese Briefe enthalten Informationen materieller Art und erstatten Bericht über seine Unternehmungen sowie seine Krankheit und die Behandlungen. Gefühlsäußerungen nehmen den breitesten Raum ein, und die häufigen Klagen über seinen Gesundheitszustand erregen das Mitleid seiner Mutter.

Madame Proust beginnt ihre Briefe stets mit »Mon Chéri«. Sie gibt sich liebevoll und zärtlich und nennt ihn gern »crétin, mon loup, mon petit serin« (»Dummerchen, mein Wölfchen, mein Gimpelchen«). Marcel appelliert nicht vergebens an ihr Mitleid: »Sie (die Blätter – Deine Briefe) sind sehr zart, aber auch sehr traurig, mein armer Wolf. Der Gedanke an die Traurigkeit, die Du empfunden hast, macht mich krank.«[83]

Aber Marcel ist von dem Gedanken besessen, er könne die Zuneigung dieser Mutter verlieren, und überempfindlich wie er ist, reagiert er heftig, wenn er bei ihr etwas wie Kälte zu spüren glaubt. Sie verteidigt sich energisch gegen derartige Vorwürfe: »Wirklich, ich bin *empört*! daß Du zu sagen *wagst*, ich läse Deine Briefe nicht, wo ich sie doch wieder und wieder lese, jedes Eckchen abknabbere und sie abends noch einmal abtaste, ob nicht noch etwas Leckeres übriggeblieben ist, das ich noch nicht ausgekostet habe.«[84]

Eines schönen Tages ist ihr jedoch entweder die Lebensweise ihres Sohnes leid, oder aber sie fühlt sich durch ihr Verhalten ihm gegenüber schuldig – sie beschließt jedenfalls, die so enge Bindung etwas zu lockern, und gibt den Bediensteten Anweisung, nicht mehr auf Marcels Launen einzugehen ...

Er schreibt ihr sofort, überhäuft sie in seinem Brief mit Vorwürfen (»Ich finde Dich unbegreiflich«) und wirft ihr vor, mit voller Absicht Arbeiter engagiert zu haben, die den ganzen Tag über Lärm machten, wo er doch sein Trional genommen hatte, um schlafen zu können. »Durch Deine Schuld geriet ich in einen so nervösen Zustand, daß ... Sie ist schuld, daß er sich mit einem sehr guten Freund überworfen hat. Bertrand de Fénélon und Georges de Lauris haben ihn nämlich besucht; es ist Dezember, und die Besucher haben in dem ungeheizten Raum weder Mantel noch Hut abgelegt. Marie, der Marcel befiehlt, Feuer zu machen, antwortet: »Ich traue mich nicht. Madame würde mich entlassen.« Daraufhin macht Fénélon dummerweise auch noch »eine sehr unangenehme Bemerkung«. Das ist zuviel. Marcel ergreift die Gelegenheit, um seiner Mutter zu zeigen, wie sehr sie ihn aufgebracht hat, stürzt sich auf seinen Freund, greift ihn mit Fausthieben an, bemächtigt sich seines neuen Hutes und trampelt darauf herum. Und als ob seine Mutter noch zweifeln könnte, wie heftig sein Zorn war, legt er dem Brief einen Hutfetzen* bei, »damit Du siehst, daß es stimmt«[85].

Dieses kindische Betragen ist wirklich das Verhalten eines Kindes, das sich gegen das geringste Anzeichen, seine Mutter könnte sich entfernen, zur Wehr setzt.

Denn seine Mutter muß es wissen, daß er leidet, und er zitiert: »Der Trost der Märtyrer besteht darin, daß Gott, für den sie leiden, ihre Wunden sieht.«[86] Es folgen verschiedene andere Vorwürfe, aber er bringt schließlich alles zur Sprache, was er auf dem Herzen hat: »Die Wahrheit ist, daß Du, sobald ich mich wohlbefinde, alles zerstörst, bis es mir abermals schlecht geht, weil das Leben, das mir Besserung verschafft, Dich aufreizt.« In diesem Stil fährt Marcel fort und führt aus, es sei nicht das erste Mal, daß sie so handle, und wenn es, wie er befürchtet, erneut zu einem Anfall käme, dann wäre sie wieder freundlich zu ihm. Es ist schon betrüblich, »daß ich nicht gleichzeitig Deine Zuneigung und meine Gesundheit haben kann«[87].

Das eigentliche Ziel ist Intimität, Kommunion, Verschmelzung, kurz die Rückkehr *in utero*, in den Mutterschoß: »meine Freude, Dich mir näher zu fühlen und zu denken, daß wir, die wir immer ein Herz und eine Seele sind, bald wieder auch ein und dieselbe Person sein werden.«[88]

Für ihn ist die Vereinigung mit seiner Mutter unbedingt das Wesentliche, und sei es auch um den Preis seines Asthmas (das heißt also, sie geht ihm über alles), denn er schreibt ihr schließlich: »Denn lieber will ich Anfälle haben und Dir gefallen, als

* des anschließend auch noch zerfetzten Hutes – Anm. d. Übs.

Dir mißfallen und keine haben.«[89] Hier hat er es ausgesprochen: Warum nicht das Asthma? (Und damit akzeptiert er das Risiko, womöglich daran zu sterben.) – Es lebe das Asthma, wenn Du mich nur liebst!

Es scheint, als habe sich Proust niemals seiner Mutter gegenüber über seine Homosexualität[90] ausgesprochen, im Gegensatz zu André Gide, der sich fast exhibitionistisch gebärdet. Im übrigen war das Verhältnis, das Proust und Gide zu ihren Müttern hatten, grundverschieden; der letztere schaffte es, von seiner Mutter Abstand zu gewinnen, so schwer ihn das auch ankommen mochte, wozu der erstere nie imstande war. Ich bin nicht der Ansicht, daß man überdies, wie dies getan wurde, noch des weiteren auf dem Unterschied zwischen der jüdischen Mutter Prousts mit dem Ruf einer »castratrice« (kastrierenden Frau) – was sie gar nicht war – und der rigiden und oppressiven protestantischen Mutter Gides herumreiten sollte.

Das exzessive Verhältnis Marcels zu seiner Mutter wird durch den Vater nicht gestört, der sowohl physisch abwesend ist, da ihn zahlreiche Aufgaben von seiner Familie wegrufen, als auch und vor allem psychisch. Soweit er in den Briefen genannt wird, geschieht das mit zärtlicher Ehrerbietung, aber immer in konventioneller Form. Da ihm als Hygiene-Professor Theorie und Methode sehr viel bedeuteten, war Professor Proust weniger als jeder andere imstande, das Verhalten seines Sohnes, dessen psychische Entwicklung und schließlich seine Krankheit, was schon weniger rigide Geister aus dem Konzept gebracht hätte, zu verstehen und zuzulassen. Hygienevorschriften machten so ziemlich seine ganze Therapie aus[91], was bei Marcel kaum Erfolge zeitigen konnte. Der Gesundheitszustand seines Sohnes war ihm zwar nicht gleichgültig, aber er gab doch bald den Kampf auf und verzichtete auch darauf, die Oberregie bei der Behandlung zu führen, da er sich sowohl als Arzt als auch als Vater seine Ohnmacht eingestehen mußte. Am Ende ist er schließlich ratlos, abgestumpft und vor allem überdrüssig und läßt es bei einigen Vorhaltungen bewenden.

Sicher ist in der so antihygienischen Lebensweise des Sohnes auch Auflehnung gegen seinen Vater, den Hygieniker, enthalten. Gewisse Züge des Professors Cottard spiegeln wahrscheinlich in hämischer Weise Professor Proust wider, dem Marcel zweifellos einiges übelnahm. So duldete der Vater nicht, daß die deutsche Kultur der Mutter und Großmutter in Marcels Bildung einflossen; er hatte die Mitgift geheiratet, stand jedoch Mme. Proust ziemlich fern. Vielleicht hatte er gegen Ende seines Lebens ein festes Verhältnis mit einer anderen Frau.

Der Tod seiner Mutter am 26. September 1905 nimmt Marcel furchtbar mit und wird sein Leben in eine folgenschwere Krise stürzen. Die Jahre 1906 und 1907 sind der Trauerarbeit gewidmet, aber die wird nicht zu bewältigen sein. Und hier kommt mir eine seiner Metaphern in den Sinn, die stärkste, die er in seinem Werk gebraucht, was den Kontext meiner Untersuchung anbelangt: »Man hätte sagen können, ein Teil meiner Brust sei von einem geschickten Anatomen herausgeschnitten, entfernt und durch einen ebenso großen Teil immateriellen Leidens, durch ein Äquivalent an Sehnsucht und Liebe ersetzt worden. Und es nutzt nichts, daß die Nähte gut gemacht wurden. Man lebt ziemlich schlecht, *wenn die Trauer um einen Menschen die Stelle der Eingeweide* einnimmt (...)«[92]*

Das ist eine wesentliche Aussage über seine Trauer um die Mutter, Trauer, über die er nicht hinwegkommt und die sich in seiner Brust, in den Bronchien festgesetzt hat. Das erinnert, wenn hier der theologische Vergleich erlaubt ist, an die Transsubstantiation und das, was sie im Kontext dieses Proustschen Satzes bedeutet, d.h. der Atmungsapparat ist hier zu etwas geworden, das das Organ und dessen Funktion weit übersteigt, nämlich zum Sitz der Trauerarbeit um die Mutter. Das ist eine Fähigkeit, die dem Menschen verliehen ist, der sich hier über die Natur hinwegsetzt und so viel mehr Mensch ist als der Homo Biologicus Perfectus, von dem unsere Epoche träumt[93].

Den Ausdruck »Transsubstantiation« gebraucht Proust übri-

* Hier wird eine möglichst wortwörtliche Übersetzung versucht – in der dt. Ausgabe lautet die Stelle: »... lebt man doch mit großem Unbehagen in seiner Haut, nachdem das Verlangen nach einem fernen Wesen einen Platz in unserem Innern eingenommen hat.« Hervorhebungen von Prof. Michel. Anm. d. Übs.

gens selbst, um Lucien Daudet für einen Satz zu danken, den dieser über ihn sagte. Dieser Satz sei so schön »wie die zwei oder drei wunderbaren Sätze, die ich im Französischen kenne«. Durch diesen Satz hat sich für ihn »das höchste Wunder vollzogen, die Transsubstantiation der irrationalen Eigenschaften der Materie und des Lebens in menschliche Worte«[94].

Zu dem Schmerz über den Verlust der Mutter kommt noch, daß er von heftigen und hartnäckigen Gewissensbissen heimgesucht wird, seiner Mutter durch seine Krankheit und sein Benehmen ständig Mühe und Sorge (»inquiète tendresse«) bereitet zu haben. Als er 1907 seine unterbrochene Mitarbeit beim *Figaro* wiederaufnimmt, geschieht dies, um einen Artikel über einen jungen Mann zu schreiben, Henri Van Blarenbergue, mit dem er seit 1906 korrespondiert hatte und der nun zum Muttermörder geworden war. Dieser Artikel gestattet es Proust, sich ganz seinen Gewissensbissen hinzugeben, sich mit Henri Van Blarenbergue zu identifizieren und Bezüge zwischen ihnen beiden und Ödipus herzustellen.

Aus der Tiefe dieser Trauer, die ihn so stark angreift, taucht Proust nur langsam wieder auf, doch er ist danach völlig verwandelt. Er ändert seine Lebensführung radikal. Aus dem mondänen und oberflächlichen Marcel Proust wird ein Eremit, der sich von nun an auf sein Zimmer zurückzieht. Am 27. Dezember 1906 bezieht er eine »sehr häßliche« Wohnung am Boulevard Haussmann Nr. 102, die alle Gefahren, Lärm, Staub und Pollen von Bäumen, gleichzeitig bietet. Aber »das ist die einzige (Wohnung), die ich finden konnte, die Maman kannte«*.

Er bringt dort alle seine Tage zu – im Bett, da er so friert, seinen Pelzmantel noch über die Decken gelegt, bekleidet mit Wollmoltontrikots, einer langen Unterhose und Wollsocken, eine Wärmflasche an den Füßen. An die Tür ist ein vierfach gefaltetes Bettuch gespannt, um den von ihm so gefürchteten Luftzug zu vermeiden.

---

* vgl. seinen Brief an Mme. Geneviève Straus vom 10.10. 1906, Briefe z. Leben S. 245 (Anm. d. Übs.)

»Mein Leben hat sich ziemlich verändert«, teilt er Louis de Robert mit. »Ich habe alle verloren, die ich geliebt habe, meine Gesundheit ist für immer ruiniert, und ich bin nun schon seit rund zehn Jahren bettlägrig, kann ungefähr ein paar Stunden im Monat aufstehen, ... öffne nie ein Fenster oder einen Fensterladen, esse nichts.«[95]

Als ob dieses Zimmer nicht schon weltabgeschieden genug wäre, als ob die Wände noch zu viel Lärm durchließen, läßt er es 1910 durch Auskleidung der Wände mit Korkplatten schalldicht machen und kündigt Reynaldo an: »es wird in Kork sein, ganz wie ein kleiner Flaschenkorken«. Eingeschlossen in diesem Korkzimmer erlebt er von nun an beim Schreiben, was er nicht mehr in der Wirklichkeit erleben kann.

Mit hermetisch verriegelten Fensterläden, zugezogenen Vorhängen, korküberzogenen Wänden und in einem durch das verbrannte Räucherwerk erzeugten Rauchschleier verschwimmend ist dieses Zimmer der abgeschlossene Raum, wo er die Zeitspanne, die ihm noch zu leben bleibt, zubringen wird. Es ist von der Außenwelt abgeschnitten, von der außer den vereinzelten Besuchen seiner engsten Freunde nur die Musik aus der Oper zu ihm dringt. Durch das »Theatrophon«*, bei dem er abonniert ist, kann er Konzerte hören, wobei er »ständig« »*Pelléas et Mélisande« von Debussy* verlangt, ein Werk, das er eben erst entdeckt hat.

Dieses Zimmer verläßt er immer seltener, nur noch einige Male geht er nachts aus, und schreibt während der ganzen Zeit, die ihm das Asthma und der durch Barbiturate herbeigeführte Schlaf lassen, an seinem Werk.

Die Zelle, die sich zur Abfassung der »*Recherche*« eignet, ist also ganz von der Welt abgekapselt, stellt seine Arche Noah dar. »Als ich ganz klein war«, bemerkt er, »meinte ich, niemand in der biblischen Geschichte sei bedauernswerter als Noah, weil

* Apparat, der Opern- und Konzertübertragungen über eine kombinierte Telephon- und Mikrophonanlage ermöglichte. Vgl. Briefe zum Werk, S. 231, Anm. 5 u. Briefe zum Leben, S. 347, Anm. 2. (Anm. d. Übs.)

ihn die Sintflut in der Arche gefangenhielt ...«, und später: »Ich mußte in der Arche bleiben. Ich begriff jetzt, daß Noah die Welt von nirgendwo besser sehen konnte als von der Arche aus, obwohl die Arche geschlossen war und es auf Erden Nacht war.«[96]

Er vergleicht sich mit dem tauben Beethoven, der seine Musik nicht genießen kann: »Auf meine Art mache ich auch Pastoralsymphonien.«[97] Man hat ihn schließlich auch mit Michelangelo verglichen, der die Decke der Sixtinischen Kapelle auf dem Rücken liegend bemalt hat, wie er so im Bett liegend schreibt[98]. Ich weiß nicht, ob man an diesem Bild festhalten soll, aber es scheint mir eine emotionelle Wahrheit zu enthalten. Die zweite Veränderung, die auf den Tod seiner Mutter hin erfolgt, betrifft seine Kreativität.

Auch wenn der Stoff für die »Recherche« seit langem zusammengetragen war, beginnt er erst nach 1909 mit der eigentlichen Abfassung. Von 1905 bis 1907 hat er nicht mehr gearbeitet: »Ich habe die Ära der Übersetzungen, bei denen mir Maman eine so große Hilfe war, abgeschlossen. Was die Übersetzungen meiner selbst anbelangt, so fehlt mir dazu jetzt der Mut.«[99]

Anfangs ist die Niederschrift langwierig und mühsam. Denn nach 1905 verschlimmert sich sein Asthma fortwährend: »Jetzt bin ich fast tagtäglich in einem so furchtbaren Zustand, solch schreckliche Tage waren früher nur der Preis für eine außergewöhnliche Anstrengung.« Nach zwei Aufenthalten in der Klinik des Asthma-Spezialisten Dr. Solier in Billancourt-Boulogne-sur-Seine ist er zu der Überzeugung gelangt, daß er nicht mehr geheilt werden kann. Daher wird er die lange geplante Behandlung bei Dr. Widmer in Calmont zur Wiederherstellung eines Tag-Nacht-Rhythmus, der die heißersehnte Florenzreise ermöglichen sollte, niemals antreten.

Im Sommer, den er in Cabourg verbringt, ist er soweit gesund, um in dem von Agostinelli chauffierten Auto Ausflüge zur Besichtigung der kunstgeschichtlich interessanten Städte und der mittelalterlichen Kunstschätze zu unternehmen: »Die reine Luft zusammen mit dem unheilvollen Koffein verstattete es mir, jeden Tag im geschlossenen Automobil auszufahren.« Dieser Bericht ist in einem dem *Figaro* überlassenen Artikel, »Impressions de route en automobile« wiedergegeben. Aber er braucht bloß auf dem Rückweg nach Paris in einem feuchten kleinen Tal haltzumachen, »wo man schon von weitem den Dunst sah und Kühle vermutete«, um einen schlimmen Asthmaanfall zu erleiden. Er hat siebzehn Tassen Kaffee trinken müssen, um Madame de Clermont-Tonnerre besuchen zu können, die ihn dann auf den Stufen der Kathedrale von Evreux am Arm führen muß, so »unsicher« ist er »durch das Koffein auf den Beinen«.

Zum Asthma kommen noch zahlreiche andere Symptome, die ihn in seinem Schaffen behindern: »Niemals habe ich ein solches Leben gehabt, wo ich alle 48 Stunden einmal esse, niemals vor drei Uhr morgens, etc., etc. Und wenn ich eine Zeile, einen Buchstaben schreiben möchte: über mehrere Tage Kopfweh.«[100] »... ich habe noch absolut nichts tun können und beginne zu verzweifeln ... ich schlafe nicht mehr, esse nicht mehr, arbeite nicht mehr«, schreibt er im Februar 1911.

Sein Allgemeinzustand verschlechtert sich und ist schließlich gänzlich verändert.

Während Marcel Plantevignes ihn 1908 folgendermaßen beschrieb: »sein elfenbeinfarbenes Gesicht à la Greco unter diesem dicken blauschwarzen Haarschopf, der sich in einem Bart wie bei einem spanischen Christus fortsetzte«, erscheint Proust 1911 zur alljährlich stattfindenden Soirée des *Intransigeant im Carlton* so: »Sein Hals versinkt in seinem Mantel, mit seinem blutleeren Gesicht und dem schwarzen Bart wie bei einem im Grabe liegenden armenischen Christus macht er Angst.«[101]

Es ist bedeutsam, daß Prousts Bild im Zusammenhang mit seinem Leiden wie ein Christusbild gesehen wird – sei es nun ein spanisches oder ein armenisches Christusbild.

Das hängt damit zusammen, daß er nun nur noch von der Passion beseelt ist, sein Werk vor seinem nahenden Tod zu Ende zu führen. An René Blum, den er bittet, für ihn beim Verleger Grasset ein gutes Wort einzulegen, schreibt er: »Meine besten Gedanken habe ich daran (an dieses Werk) gewendet; nun verlangt es nach einer Gruft, die vollendet sein muß, bevor ich meine eigene ausfülle.«*

Er muß jedoch noch einen schwierigen und anstrengenden Kampf bestehen, ehe der erste Teil des Werks, »*Du côté de chez Swann*«, am 14. November 1913 erscheinen kann. Diese lange Wartezeit, in der er psychisch furchtbar leidet, hat ihn erschöpft. »Ich bin derartig abgemagert, daß Du mich nicht mehr wiedererkennen würdest«, schreibt er an Maurice Duplay; und an Albert Nahmias: »Ich bin so abgemagert, daß ich befürchten muß, es könnte mich ganz umbringen, wenn ich das Haus länger verlasse!«[102]

Mutlosigkeit drückt ihn nieder: »Ich bin zum ersten Mal ganz entmutigt, bei so ständig andauernden Anfällen kann man nicht leben.« Das geht schließlich so weit, daß er den Tod herbeisehnt: »Ich, der ich die Krankheit so gut ertragen konnte, der über nichts zu klagen fand, ich habe erfahren, was das ist, jedes Mal, wenn ich in ein Taxi stieg, zu hoffen, daß der herannahende Autobus mich überfahren würde.«[103] An dieser Stelle ist anzumerken und zu betonen, wie sehr die körperliche Behinderung durch das Asthma und seine erzwungene Weltabgeschiedenheit, anstatt Proust auf sich selbst zurückzuwerfen und abzukapseln, ganz im Gegenteil bewirken, daß er sich zu großer Güte anderen gegenüber öffnet, was eine Art von Revanche seinem Unglück gegenüber darstellt. Und so wie sich bei ihm Leiden und Kreativität gegenseitig bedingen, so gehen bei ihm auch (physische und zunehmend materielle) Armut mit Großmut (emotionaler sowie materieller Art) einher.

Unter allen möglichen Umständen erweist er sich jedenfalls als aufmerksamer und großzügiger Freund, der die Schicksalsschläge, die andere treffen, mitempfindet und sich auch soweit engagiert, daß er seine Hilfe anbietet. Er überschüttet seine Freunde mit Geschenken und Aufmerksamkeiten aller Art und schrieb viele seiner Briefe, um Freunden jemanden zu empfeh-

* zwischen dem 15. und 22. Februar 1913, in: Briefe zum Werk, S. 252f. (Anm. d. Übs.).

len, und in denen er sich bei jedem mit Herzlichkeit und Zuneigung nach den Neuigkeiten und Sorgen erkundigt.

So schreibt er an Gide, der ihm einen großen Kummer anvertraut hat: »Ich, der so unfähig ist, ... das kleinste Übel von sich abzuwenden, (habe) schon so manches Mal die Kraft in mir verspüren dürfen, den anderen Glück zu verschaffen, ... ich habe Kranke geheilt, während ich mein eigenes Leiden nur schlimmer machen konnte.«[104] Und er fährt fort: »Trotz meiner Krankheit, die mich zum Invaliden macht, bin ich bereit, sofort aufzubrechen, einen Zug zu nehmen und dorthin zu fahren, wo Sie möchten, wenn mein Eingreifen etwas an den Dingen zu ändern vermag, die Ihnen Kummer bereiten.« Im gleichen Sinne äußert er sich auch Louis de Robert gegenüber: »Ich behandle mich selbst wider allen gesunden Menschenverstand, andererseits kann ich die Kranken nicht mehr zählen, die ich geheilt habe.« Sein Bestreben, andere glücklich zu machen, ist so stark, daß »Sie bloß einen Ton zu sagen brauchen, ... ich werde gehen, wohin Sie wollen, ich werde alles, was Sie nur wünschen, für Sie tun ...«*

Anläßlich des Todes von Madame de Caillavet besteht er darauf, daß die Blumen, die er schicken läßt, direkt in den Sarg zu ihr gelegt werden, und beschließt, »sich mit Drogen vollzupumpen«, denn er möchte unbedingt an der Beisetzung teilnehmen. Mit seinen Bediensteten schließlich, die zu Ende seines Lebens Tag für Tag um ihn sind, läßt er es nie an großer Liebenswürdigkeit fehlen.

So schlimm es auch um seine Gesundheit bestellt sein mag, es läßt sich nicht übersehen, daß der Zeitraum, in dem er literarisch produktiv wird und die »*Recherche*« verfaßt, mit dem Zeitraum zusammenfällt, in dem sich sein Asthma fortwährend verschlimmert und schließlich zum Tode führt. Und das bezieht sich nicht nur chronologisch aufeinander. Das Asthma und die dadurch gerechtfertigte Zurückgezogenheit erscheinen wie Katalysatoren für sein Werk. Wenn die Ärzte seinem Leiden gegenüber machtlos bleiben, so bringt er es doch zustande,

---

* Briefe zum Leben, S. 401 (Anm. d. Übs.)

es »sich mit voller Absicht dienstbar zu machen«. Er ist der »perfekte Regisseur« seiner Symptome, seiner »compagnes chéries« (»geliebten Gefährtinnen«)[105].

Er ist sich in voller Schärfe bewußt, daß die Krankheit gleichzeitig Beherrscherin wie auch Dienerin seines Schaffens ist.

Seinen Freund Louis de Robert, der wie er selbst an einer chronischen Krankheit leidet und soeben »*Le Roman du malade*« veröffentlicht hat, fragt er in einem langen Brief: »Kann man ein Leben unglücklich nennen, das es gestattet, ›ein so schönes Buch‹ zu schreiben? Wie sehr muß man doch eine solche Krankheit ›ohne Zorn annehmen‹, die sich als ›inspirierte Mitarbeiterin‹ erweist!«

Ein Jahr vor seinem Tode gibt er schließlich folgende Replik auf die Sentenz Valérys (»Ein Künstler wiegt tausend Jahrhunderte auf«): Ein Künstler ist kein beliebig langer Zeitraum »im Verhältnis zu irgendeinem Kranken, einem Baudelaire oder besser noch einem Dostojewski, die in dreißig Jahren zwischen ihren Epilepsie- und sonstigen Anfällen all das schaffen, wovon ein Aufgebot von tausend nur gesunden Künstlern lediglich einen Absatz zustande gebracht hätten«[106].

Ist seine fieberhafte und »bis in die Eingeweide gehende« Suche von nun an nicht eine jenseits aller konkreten Zeit stattfindende Suche nach dem Sinn, dem Sinn des Lebens und seines Leidens? Das Asthma ermöglicht es Proust, ausgehend von *seiner* Wahrheit, seinem erbärmlichen Krankendasein, von der Wahrheit der *Condition humaine* (des menschlichen Wesens) zu sprechen, die er oft »der Kraft der Gleichgültigkeit einer blühenden Gesundheit« gegenüberstellt. Wenn seine Romane sich mit der »condition humaine« befassen, so ist sich Proust doch deutlich bewußt, daß er von nun an nur noch »Literatur erzeugt, die sich damit begnügt, ›die Dinge zu beschreiben‹, und die davon nur einen Umriß der Linien und der Oberfläche wiedergibt ...«. Diese Literatur wird zwar realistisch genannt, ist aber »am weitesten von der Realität entfernt«; eben diese Literatur »macht uns am meisten arm und traurig, denn sie schneidet jede Kommunikation unseres gegenwärtigen Ichs mit der Vergangenheit brüsk ab, deren Existenz sich noch in den Dingen bewahrt hatte, und andererseits auch mit der Zukunft, wo sie uns dazu anregen werden, diese Essenz aufs neue zu empfinden und zu genießen«[107].

Um den Weg zu beschreiben, den er nun einschlagen wird, gebraucht er Worte der Analyse aus dem Unbewußten: »Um ein letztes Wort zum sogenannten Analyse-Roman zu sagen: meines Erachtens darf das keineswegs ein rein intellektueller Roman sein. Es geht darum, eine Wirklichkeit aus dem Unbewußten heraufzuholen, um sie dem Bereich des Intellekts zuzuführen, aber dabei muß man darauf bedacht sein, sie lebendig zu erhalten, nicht zu verstümmeln und ihr so wenig wie möglich von ihrer Substanz zu nehmen, denn sie würde wohl zerstört, wenn man sie ausschließlich vom Intellekt her durchleuchtete, will mir scheinen.«[108]

In diesem Vorhaben, das offensichtlich verwirklicht wurde, dessen Verwirklichung sich jedoch immer wieder dem Zugriff zu entziehen schien, nämlich die Zeit zu verleugnen, um das Sein, den Sinn wiederzufinden, den Sinn des Leidens und des Daseins überhaupt, ist womöglich die Essenz der »*Recherche*« zu sehen.

Proust hat begriffen, daß die Wirklichkeit, das eigentlich Wichtige von dem, was wir zu beherrschen glauben, uns völlig unzugänglich bleibt. Wir können uns ihm in seiner Diskontinuität lediglich annähern: »Eine Stunde ist mehr als nur eine Stunde, sie ist ein Gefäß voller Düfte, Geräusche, Ideen und Stimmungen.«[109] »... die unbedeutendste Geste, die wir gemacht haben, war mit dem Abglanz von Dingen behaftet, die von der Logik her nichts damit zu tun hatten und die der Intellekt, der wegen des vernünftigen Gedankengangs nichts mit ihnen anfangen konnte, davon abgetrennt hatte ...«[110]

Jenseits der Wirklichkeit suchen. Dieses Motiv des *Unzugänglichen* stellt im Werke Prousts eine Dominante dar. Ob es nun die Form des Verlassenwerdens, der Einsamkeit, der Trennung vom Liebesobjekt annimmt, ob es sich um Albertine, Gilberte oder die Herzogin von Guermantes handelt, es ist allgegenwärtig. Albertine ist keine wirkliche Frau, sie ist eine

Metapher für die Frau und noch tieferreichend für das Verlangen.

Im übrigen ist nicht Albertine unzugänglich, sondern der Andere als Wesen. So daß keine Liebe befriedigt werden kann. Man kann bloß »an die undurchdringliche Hülle eines Wesens« rühren, »das sich im Innern ins Unendliche verliert«[111].

Wie könnten die anderen zugänglich sein, wenn das Ich seiner selbst nicht gewiß ist?[112] Der Erzähler, der sich den anderen nachbildet, sich anpaßt und angepaßt wird, ist »irgendwer«. »Wenn der Held keine Identität besitzt, weil er mehrere haben kann – und sie im äußersten Fall alle annehmen kann –, so hat das ›Ich-Subjekt‹ deshalb keine, weil es jedwede Identifizierung ablehnt.«

Diese mangelnde Identität kommt beim Asthmatiker ziemlich oft vor. Es ist daher nicht erstaunlich, daß wir sie bei Proust antreffen. Zweifellos, weil er von seiner Mutter nicht in anderer Weise als ein besonderer Mensch gewollt wurde, weil er seiner Autonomie beraubt, d.h. nicht als Träger eines Herzenswunsches betrachtet wurde. Das trifft für die Entstehung jedes »psychosomatischen« Symptoms zu. Es trifft in besonderem Maße auf Proust zu, für den vielleicht auch die sonstigen Umstände ungünstig waren. Hierzu gehört das Scheitern seiner ersten – sehr starken und sehr reinen – Liebe zu Marie de Bernardaky, was auch sein erster Versuch war, jemand anderen als seine Mutter zu lieben und wiedergeliebt zu werden, um dem unmöglichen Inzest zu entrinnen.

Die Mutter, »contenant qui est plus que le contenu« (»ein Enthaltendes/Gefäß, das mehr ist als das Enthaltene«), beschützte ihren Sohn zweifellos, hielt ihn aber auch von sich abhängig. »Leben, in Richtung auf ›das wahre Leben‹ voranschreiten, setzt also voraus, daß man das Gefäß zerbricht und den Inhalt absorbiert, um ihn dann wieder von sich zu geben ...«[113]

Die mangelnde Identität Marcels get also mit seiner leidenschaftlichen Suche nach dieser Identität einher und folglich nach einem Unterschied, da das eine das andere bedingt. Dies ist noch eines der vielen Mißverständnisse um Proust. Seine

Biographen waren stets darum bemüht, die Proustschen Figuren zu identifizieren. Warum soll man im Werk von jemandem, der leidenschaftlich darauf aus war, sich abzuheben, so sehr nach Identität suchen? »Diese Arbeit des Künstlers, der unter der Materie, unter der Erfahrung, unter den Worten etwas anderes zu entdecken sucht, arbeitet genau entgegengesetzt zu dem, was jede Minute ... die Eigenliebe, die Leidenschaft, die Intelligenz und auch die Gewohnheit in uns bewerkstelligen ...«[114]

Sind uns Proust und sein Asthma eigentlich wirklich so vertraut, wie man uns glauben macht? Weil im Katalog keine Anekdote fehlt, haben uns seine Biographen oft diesen Eindruck vermittelt. Aber da täuscht man sich sehr.

Seine so reiche wie auch komplexe Persönlichkeit, seine Intelligenz und seine umfassende Bildung tragen ziemlich paradoxerweise dazu bei, daß er uns einigermaßen fern bleibt.

Schon aus diesem Grund, aber auch vor allem wegen seiner menschlichen Qualitäten erschien er mir mit am faszinierendsten und ergreifendsten unter den Schriftstellern, mit denen ich mich beschäftigt habe.

Denn hier erreicht er eine wesentliche Dimension. Sein Werk als solches wäre nicht so interessant, wenn es nicht durch seine Erfahrung als Mensch verbürgt wäre. Die reine Stilübung kann ihre Anhänger nicht lange halten. Sein Werk rührt uns an, weil sich auf den ergreifendsten Seiten ein die ganze Existenz erfassendes Zittern verspüren läßt, das den Menschen hinter seiner Abschirmung verrät, und weil es etwas Menschliches übermittelt.

Zweiter Teil

Unterbrechung:
Ein Atmender
und ein Erstickender

Nachdem wir die Dyspnoe dieser Schlecht-Atmenden miterlitten haben, müssen wir nun unbedingt etwas Luft schöpfen.

Dazu verschafft uns Claudel Gelegenheit, jemand, der wunderbar zu atmen vermochte, ein Exeget des Odems und der verschiedenen Atemweisen.

Aber nach dieser Atempause muß mit Mallarmé, welchem aus zweierlei Gründen ein ganz besonderer Platz in meinen Ausführungen zukommt, ein großer Bruch nachvollzogen werden. Die Natur seines Atemsymptoms wie auch die Ursache seines verfrühten Todes erscheinen uns nach wie vor recht rätselhaft. Aber dieser Tod scheint sich als solcher wie in die logische Verlängerung eines außergewöhnlichen Werkes einzufügen, das in der französischen Literatur einen endgültigen Bruch markiert.

Ein Atmender und ein Erstickender: die erdgebundene Kraft des Schülers und die »schwache Gesundheit« des Meisters.

3. Paul Claudel:
Die beglückende Erfahrung
des Atemgelehrten von hohen Graden

»Nichts wollte mir schöner erscheinen als die menschliche Stimme; das habe
ich auf dem Papier darzustellen versucht, indem ich die beiden Atemweisen
sichtbar machen wollte, das Atmen der Brust und die Eingebung des
Geistes.«[1]

»Die beiden Atemweisen«: Die Formulierung faßt zusammen,
welche Bedeutung Claudel in unserer Betrachtung zukommt.

Er verspürte keinerlei Atembeschwerden und scheint statt
dessen über eine gewaltige Atemkapazität verfügt zu haben,
wie ich aus seiner robusten Gesundheit schließe und auch aus
dem großartigen Oberkörper, den er auf seinem Porträt von
1912 wölbt, das ihn als französischen Generalkonsul in Frankfurt zeigt.

Es hätte mich wahrhaftig interessiert, seine Lungenfunktion
aufgezeichnet zu sehen, aber diese Größe wird nun leider unbekannt bleiben.

Einer seiner schönsten Texte, der zu den aufschlußreichsten
über das Thema Atem zählt, ist jener, in dem er die Atmung
mit dem Phänomen der Flut in der Zuidersee vergleicht, der
Atmung ganz Hollands[2].

In zwei Sätzen, der eine lang, aber rhythmisch stark gegliedert, und der andere kurz, läßt er den Leser das allmähliche
Anschwellen der Zuidersee mitempfinden, indem er sich aussagekräftiger Worte und wiederholter Fragen (»wenn«) bedient,
die nach und nach die Spannung ansteigen lassen, um die
Höhengrade einer Sturmflut zu erreichen.

Derjenige, der den Text *rezitieren* will (so wie man mit aller
Dichtung verfahren sollte), muß selbst sein Atemniveau ständig weiter heraufsetzen, bis die *maximale* Einatmungskapazität
erreicht ist.

Aber man erzielt dieses Resultat, denn zur selben Zeit, wenn die Wasserfluten auf ihrem höchsten Stand anlangen, erreicht der Leser seine maximale Einatmungskapazität, und der Satz endet auf seinem emotionalen Höhepunkt, mit dem großartigen Epitaph des Großadmirals Ruyter: *Imensi tremor Oceani.*

Dies ist, so will mir scheinen, genau der »Anti-Proust«-Satztyp, *der atmende Satz,* der Satz, dessen Atem auf den Leser übergeht und dessen ganzer Sinn sich nur durch die Atmung erschließt.

Unmittelbar nach diesem Höhepunkt der Einatmung und der Erregung läßt der folgende Satz, ein *Ausatmungs-Satz,* die Spannung abklingen und leitet das Absinken der Fluten ein: »... und ebenso kann es ein andermal geschehen, daß die Seele, für einen Augenblick von diesem Angreifer bei der Gurgel gepackt...«

»Man sollte es aufgeben, die Niederlande verstehen zu wollen,« fügt Claudel hinzu, »wenn man nicht fühlt, wie man selbst einbezogen ist in diese Art kosmischen Rhythmus wie eine Brust, die sich abwechselnd hebt und senkt.«

»Holland ist ein atmender Körper, und diese unermeßliche Tasche der Zuidersee mitten darin, was wäre sie anderes als eine Art Lunge?«

Mir scheint, Claudel hätte keinen so durchatmeten Text schreiben können, wenn er nicht seine eigene Atemfreiheit *auf sehr sinnliche Weise* verspürt hätte. Und vielleicht ist er aufgrund dieser Atemfreiheit *der geniale Exeget des Odems* geworden.

Warum und auf welche Weise ist er auf dieses Thema gestoßen, das ihn nicht mehr losläßt?

Von seinem Meister Mallarmé hat er vor allem die ständig wiederkehrende berühmte Frage »Was will das besagen?« aufgegriffen. Und diese Frage stellt er sich in bezug auf die traditionelle Dichtung, in die »keinerlei Luft hineingelangt«.

Warum, so fragt er sich, haben die Gedichte »die atemtechnischen Möglichkeiten durch eine genaue Anzahl von Versfüßen oder Silben derartig festgelegt?«[5] Durch diese Gepflogenheit ist der französische Vers »eine unbewegliche und tote Materie« geworden und das dichterische Schaffen, das von logischen

Gesichtspunkten ausgeht, zu einem »reinen Denkspiel, wie die Algebra«[4].

Dazu ist es gekommen, weil man den Leser in einen »Zustand von Leichtigkeit und Glück« bringen, ihn »in einen harmonischen Zustand«[5] versetzen wollte. Aber damit riskierte man offensichtlich Monotonie, und – so bemerkt Claudel – man erreicht es eher, den Leser in Schlaf als in Hypnose zu versetzen!

Wie kann man hier nun Abhilfe schaffen und den französischen Vers wieder zum Leben erwecken? Schon 1890 begann Claudel, sich mit der Beziehung zwischen Atem und dichterischem Schaffen zu beschäftigen. Er stellt fest, daß der Odem am Anfang aller Dichtung steht. Denn der Odem bringt als erstes den Vers hervor: »*Vers* nenne ich den spürbaren Atemhauch.«[6] Die Beziehung, die er zwischen Odem und Wort erahnt, bringt er zusammenfassend auf eine ausgezeichnete Formel: »Nichts wollte mir schöner erscheinen als die menschliche Stimme; das habe ich auf dem Papier darzustellen versucht, indem ich die beiden Atemweisen sichtbar machen wollte, das Atmen der Brust und die Eingebung des Geistes. ... Der Vers dient dazu , die unerklärliche Beziehung zwischen der stummen Eingebung und dem ausgesprochenen Wort darzustellen.«

Aus dieser Formulierung geht seine Überzeugung klar hervor, daß das Wort, zur Schrift geworden, aus zwei eng miteinander verknüpften Atemweisen hervorgeht, der Atmung an sich und der Sprache im inneren Wesen eines Menschen. Der dichterische Ausdruck ist der Odem eines Dichters, physiologisch und geistig, die Sprache seines Körpers und die Sprache seiner Seele.

So entwickelt Claudel schließlich den folgenden Leitgedanken über die Atmung, worin die Beziehung, die er zwischen Mensch, Kosmos und schöpferischer Tätigkeit herstellt, zum Ausdruck kommt:

»Ich erfand diesen Vers ohne Reim und Versmaß,
Und im Geheimen meines Herzens definierte ich

Diese Doppel- und Austauschfunktion,
Durch welche der Mensch das Leben in sich einsaugt
Und im erhabenen Akt des Ausatmens
Ein vernehmliches Wort zurückerstattet.«[7]

Damit ist das Hauptthema angeschnitten: Der Mensch atmet
das Leben in sich ein und bedient sich dessen beim Ausatmen,
um sein Wort von sich zu geben. Aus der eingeatmeten Luft
heraus erfindet er demnach ein Gedicht, einen Gesang, aber
auch ein Musikstück, ein Gemälde usw. Man versteht, wieso
die Ausatmung in Claudels Konzeption einen »*erhabenen Akt*«
darstellt.

Seine beiden Theorien, die über die *Atmung* und die über
den *Unterschied* (zwischen Dominante und Reim), kennzeichnen
seiner Meinung nach die Versform, die er erfunden hat, und
»dienen auch als Grundlage« für seine Philosophie[8].

Die Dichtung, deren Rhythmus vom Atem bestimmt wird,
stellt in seinen Augen eine wesentliche Funktion des Menschen
dar. Im Gegensatz zu Valéry, der ihr nur einen mittelmäßigen
Platz einräumt, ist es die *Inspiration* (Einatmung), die in Claudels Augen den Dichter ausmacht. Dieses Wort wendet er
übrigens stets in seiner zweifachen Bedeutung als Atemfunk-
tion und als schöpferische Kraft an, als etwas, das die selbe
Bewegkraft bezeichnet, das Ergebnis eines unwiderstehlichen
und ununterdrückbaren inneren Dranges, der sich des Dichters
bemächtigt; eine »vernehmliche Explosion«[9]. Dem »vernehmlichen Wort« wird nun eine »Explosion« substituiert. Dieser
neue und glückliche Ausdruck erscheint in der ersten der *Fünf
großen Oden* (verfaßt von 1900 bis 1904) und ist den Musen
gewidmet, die er im Louvre, vereint auf dem Fresko, das einen
römischen Sarkophag schmückt, betrachtet hat.

Terpsichore[10] setzt er in die Mitte der neun Musen. Der
»Atem«, der sie »schwellt«, hat sie aufgerichtet, bewegt, von
ihrer Inspiration voll. Und so wie sie verfällt plötzlich auch der
Dichter »in eine Trance«, der er nicht widerstehen kann. Durch
seinen inneren Atemhauch angeregt, fühlt er sein ganzes Wesen
emporgetragen, heftig wie durch eine Explosion:

»Da plötzlich, wenn der neue Dichter, ganz erfüllt
von der vernehmlichen Explosion,
der dunkle Ruf des ganzen Lebens,
durch die Nabelschnur mit der Urbewegung verknüpft,
sich öffnet, die Bahn wird frei,
der Zaun wird gesprengt,
sein eigner Atem,
der die schneidenden Kiefer verletzt,
der zitternde Novene mit einem Schrei!«[11]

Man bemerkt hier natürlich die Gewalt des ergehenden Rufs,
der sich Bahn bricht und alle Barrieren bis hin zum Schrei
sprengt. Ob es sich nun um Worte, Sätze oder auch Schreie
handelt – die Explosion ist deutlich zu vernehmen, da ein Ruf
ergangen ist.

Dieser sehr bedeutsame Text scheint mir jenem nahezuste-
hen, in welchem Claudel ebenfalls das Ununterdrückbare des
Odems beschwört und diesen Gedanken der *Atemexplosion* in
Bezug auf die *Erkenntnis der Zeit* aufgreift, in einer Form, die,
wenngleich sie dichterisch bleibt, doch mehr auf die Atemphysiologie eingeht. Hier wird eine bewußte Atembewegung
wirklich wunderbar beschrieben: »Und ich vermöchte nicht
lange das Wölben meines Brustkorbs zurückzuhalten. Plötzlich
ersticke ich, die Wand des Zwerchfells spannt sich, ich ziehe die
Luft ein durch die Nasenlöcher und, nachdem ich mich selbst
damit verbunden habe, strömt aus mir heraus mein Atem,
tönend oder nicht, als Wort oder nicht, als seelischer Hauch
und Beschlag auf dem Spiegel. Und wie die Flamme aufspringt
unter dem Windhauch, so bricht bei jeder Atmung das Leben
des Körpers und der Seele aus, der wesenhafte Vers, der Satz
oder die Tat. Das ist der Rhythmus in uns, durch den wir uns
verbrennen, der Anker unseres Hämmerchens.«[12]

»Der Geist« ist *Animus*, im Gegensatz zu *Anima*, dem Beschlag auf dem Spiegel. *Anima* bezeichnet an sich den Lebensodem, aber es ist üblich, diesem Wort einen konkreten Sinn zu
verleihen, indem man das Bild vom Beschlag heranzieht, den
die ausgeatmete Luft auf einem Spiegel hinterläßt, und der

fehlt, wenn man den Spiegel vor den Mund eines Toten hält. *Reddere Animam*, seine Seele aushauchen – wie ist »dieser Ausdruck doch pathetisch«, betont Claudel[13].

Wie die Atmung, die seine Triebkraft ist, stellt das dichterische Schaffen einen heftigen Durchbruch, eine Explosion dar. Die dichterische Inspiration leitet sich also aus den selben Gesetzen her wie die Atemphysiologie. Unter den fünf Typen metrischer Rhythmen, die das griechische Theater begründeten, hegte Claudel daher eine besondere Vorliebe für den Jambus. Er sah nämlich sehr richtig, daß dieser Rhythmus bei den Tragikern, insbesondere bei Aischylos, dem Dramenvers zugrunde lag.

Warum? Weil, so beobachtet Claudel, er sich sehr genau nach dem Atemrhythmus modulieren läßt. Seine Aneinanderreihung von Kürzen und Längen (und auch von starker und schwacher Intonation, hoch und tief) entspricht einem Atemzyklus mit seinen beiden Zeitabschnitten kurz und lang.

Dieses alternierende Prinzip, dieser zweigegliederte Rhythmus in Atmung und Dichtung ist für Claudel seither ein wesentliches Element, aus welchem er »den fundamentalen Jambus«[14] ableitet.

Und damit sind wir am Ausgangspunkt einer Betrachtung angelangt, die mit ihren literarischen (prosodischen Regeln), metaphysischen und theologischen Implikationen einen der Grundpfeiler des Claudelschen Werkes bildet. Denn im Universum vollzieht sich alles nach einem Rhythmus, und so wie die Systolen und Diastolen der Herztätigkeit sind auch die Funktionen des Menschen in der Mehrzahl rhythmisch. Man denkt, fühlt und lebt nicht in ununterbrochener Gleichförmigkeit, fügt Claudel hinzu. Wenn Sie einem Redner während seiner Rede zuhören, stellen Sie sehr wohl fest, daß die Notwendigkeit, neu Atem zu schöpfen, seinen Redefluß von Zeit zu Zeit unterbricht. Claudel schließt auf einen universalen zweigegliederten Rhythmus, der der Atmung nachgebildet ist: »Hat das Denken nicht den selben Rhythmus wie der Atem? ... Atem, das heißt ... dieser Wechsel von Einnehmen und Hergeben, Ausweitung und Aushauchen, Intensität (intensive Anspannung) und Entspannung, Aufschwellen und Einsinken, Vision und Bewußtsein, Begreifen und umfassendes Verstehen, Kommunion mit Gott und Kommunion mit dem Nichts im eigenen Inneren . . .«[15]

Aus dem Atem leitet sich auch der Unterschied zwischen Poesie und Prosa her; Claudel hat auch dieses Thema behandelt. Die verschiedenen Atemzeiten sind in der Prosa innerhalb eines Absatzes gegliedert, und die Satzzeichen ermöglichen ein Atemholen. In der Dichtung sind es die Auslassungen, die weißen Stellen auf dem Papier, die »isolieren, jeden Atemstoß zu einer unabhängigen Einheit machen . . .«[16] und es gestatten, die Verse an die grundlegende menschliche Physiologie anzulehnen: »Im Wesentlichen und zuallererst macht das den Vers aus, das Urelement der Sprache, das den Wörtern selbst vorangeht: ein Gedanke, der durch Aussparungen ringsum isoliert wird.«[17]

Damit ist hinreichend belegt, welch wichtigen Platz das Schweigen gleichzeitig als Mittel und als Zweck im Werk Claudels innehat. In seiner Betrachtung über den französischen Vers erkennt er »die dichterische Auslassung, atemtechnische und gefühlsmäßige Notwendigkeit«[18] als wesentliches Element an. Er bediente sich dieser »Auslassung«, »um den Vers, der abgestanden riecht, durchzulüften«[19] und ihn dem Leben selbst nachzubilden, denn er wird ihm freien Lauf lassen, indem er sich gleichzeitig mit dem Atemrhythmus und dem Gedankengang sowie mit den Gefühlswallungen vereint.

Für ihn, wie für Mallarmé, wird die Dichtung also nicht eine Bezwingung des Wortes sein, sondern ein Bejahen des Schweigens. Der Abgrund ist nicht mehr der Höllenschlund des Nichts, wohin sich Mallarmé durch die von ihm gestellte Frage verlor.

Im Gegenteil, die Auslassung läßt den Dichter zu Atem kommen und begründet eine atmende, also natürliche Dichtung. Deshalb war Claudel stets von diesem Thema fasziniert. Und es ist kein Zufall, wenn Gaëtan Picon sein Vorwort zur Ausgabe der *Prosawerke* »Die Rede über Anima« betitelt hat[20]. Mit beredten Worten begründet er eine Unterscheidung zwischen Prosa und Poesie »vom Atem her«: »Bei dem selben Wort ist die Poesie das heftigere, verzweifeltere Stadium, die gespanntere Saite: jedes Mal wird hier die ganze Kraft der Lungen eingesetzt, und man muß abwarten, bis diese Kraft sich wieder erneuert hat. Bei jedem Vers atmet der Dichter aus, und er muß von neuem geboren werden: Sein Atem muß ihm aus diesem Ozean des Schweigens von neuem zuströmen, in welchem sich sein Verslein schließlich verloren hatte.«

Diese Hin- und Herbewegung des Odems, Atemluft zuführend – inspirierend, und das Ausgeatmete, Geäußerte, findet sich überall bei Claudel wieder.

Der Gedanke der wesentlichen Prosodie, des zweigegliederten Rhythmus, des Lebens, der Beziehung zu Gott, »was sich in diesem Dasein durch die Atmung, den Herzschlag, die Höhen und Tiefen, Längen und Kürzen, den jeder Sprache zugrundeliegenden Jambus äußert«[21], ist überall gegenwärtig.

Und dieses Thema wird immer beibehalten, obwohl das Werk Claudels sehr reich und vielgestaltig ist, da er Dichter, Prosaschriftsteller und Dramatiker war. Wie Vergil und Dante akzeptierte er für sein gesamtes Werk »das Gesetz der in zahlreiche Einatmungs- und Ausatmungseinheiten aufgeteilten Sprache«[22]. Ist das nicht unser aller Los, die wir die Ewigkeit des Kosmos atmen, daß wir nur in bestimmten Abfolgen ausatmen können, so daß »jedesmal zwischen Einatmung und Ausatmung für den Dichter die selbe gefahrvolle Vorgeschichte neu anhebt«[23]?

Claudel geht mit seiner Betrachtung weit über die Dichtung und das Kreative hinaus. Denn der Zweier-Rhythmus der Atmung gilt auch für die *Beziehung des Menschen zum Kosmos*. Und die grundlegende Zweiheit wohnt sehr wohl der Wechselbeziehung zwischen dem Menschen und seiner Umwelt inne.

Denn beim Atmen zehrt sich der Mensch auf.

Indem er die kommunikative Funktion zwischen Mensch und Welt entwickelt, die durch die Atmung geleistet wird, bezeichnet Claudel diese als das Gleichgewicht zwischen den Bedürfnissen des Individuums und den Anforderungen der Außenwelt[24]. So erinnert er auf dichterische Weise an eine physiologische Realität. Diese lebenswichtige Funktion bewirkt nämlich auch eine ständige Schädigung des Menschen, da der Atemstoffwechsel sehr wohl auf eine Verbrennung des Gewebes hinausläuft: »Die Wirkung dieses Feuers...« Der Sauerstoff, dieses edle Element, das der Mensch dem Kosmos entnimmt, dient ihm auch dazu, sich zu verzehren.

Demnach überlebt der Mensch, indem er an seiner Zerstörung arbeitet. Er funktioniert, aber wie eine Sanduhr, indem er seine Substanz aufbraucht. Seit er von dem Mund des Schöpfers getrennt ist, der ihm seinen ersten Atem eingehaucht hat, bleibt der Mensch in ständiger Verbindung und Auseinandersetzung »mit diesem selben Meer von Bewegungen, in das er eintaucht, er saugt dessen Impulse bis in die äußersten Glieder seines Körpers auf, und nachdem er seine Luftvorräte ergänzt hat, entäußert er sich des zerstörten, verbrauchten Teils seines Selbst.«[25]

Über den Kosmos hinaus ist schließlich das Kommen und Gehen der Atembewegung auch die Bewegung des Menschen zu Gott hin, denn »das Lebewesen ist hohl; wie eine Flasche legt es Zeugnis von dem Odem ab, der es geformt hat und der es bei jedem seiner Atemzüge neu mit Odem erfüllt«.

Aber da der selbe Odem allen Wesen gemeinsam das Leben einhaucht, setzt sich die individuelle Atmung im »Atem unseres Planeten« fort, wodurch sich unser »Atembereich« ausweitet. Beim Erscheinen von »*Vents*« betont Claudel in seinem Brief an Saint-John Perse die wichtige Rolle der Winde in »dieser majestätischen Atemtätigkeit unserer Welt«[26].

Der Atemapparat hat für Claudel eine derartige Bedeutung, daß er ihm *sensorische* Fähigkeiten zuschreibt, die in der Art einer Gehirnwindung eine Erinnerung im Gedächtnis festhalten können. Zum Beispiel die Erinnerung an Düfte:

»Ah, ich sage euch, das ist nicht etwa die Rose,
sondern ihr Duft!
Eine eingeatmete Sekunde, die ewig ist.«[27]

Die Erinnerung an Formen und Farben:

»Ich habe
diese Landschaft
eingeatmet,
und jetzt
halte ich
den Atem an,
um sie zu zeichnen.«[28]

Die Dämpfe schließlich: Wenn ihr mich »diesen roten Baum tief einatmen« laßt, schreibt Claudel an anderer Stelle, »dann brauche ich mich heute abend bloß in die Nase zu zwicken und mir leicht an die Kehle zu schlagen, um einen baumartigen zinnoberroten Dunst« vor mir auftauchen zu sehen[29].

In den herrlichen »Hundert Sätzen für Fächer« tragen die Worte, kurz, »leicht, luftig und lautlos wie ein Atemhauch...«[30] zu dem allgemeinen Eindruck einer atmenden Dichtung bei. Einer der Hauptgedanken dabei, so erläutert Claudel, ist die Kürze jedes einzelnen Gedichts, »ein Satz nur, das, was ein Atemzug, ein Hauch oder ein Fächeln an Ton, Sinn und Wort vertragen können«[31]. Der Odem kommt hier oft vor, in einer graphischen Anordnung, die versucht, ihm räumlich seine »vertikale Konzentration« zu geben und dabei der horizontalen Banalität des Satzes zu entkommen, wo dieser Odem verlorenginge:

»Fächer
Des Wortes
des
Dichters
es bleibt nur der
O
dem.«[32]

Bevor wir dieses Thema des Atems bei Claudel abschließen, müssen wir auf den persönlichen Atem dieses Atemgelehrten von hohen Graden eingehen. Wenn er auch zweifellos einen einzigartigen Sinn für den Atem hatte, so erscheint seine

Sprechweise, so wie sie uns in Aufzeichnungen erhalten ist, nicht sonderlich atmend.

Hier seien zwei in diesem Zusammenhang bedeutsame Zeugnisse wiedergegeben. Das erste stammt von Gide, der unter dem Datum vom 1. Dezember 1905 in seinem Tagebuch notiert (Claudel ist damals siebenunddreißig Jahre alt): »Er erscheint mir wie ein Zyklon, der sich festgefahren hat. Wenn er spricht, könnte man meinen, etwas in ihm entfeßle sich, er gibt barsche Behauptungen von sich und behält einen feindlichen Ton bei, auch wenn man ihm beistimmt.« Das zweite Zeugnis stammt von Jean Guitton, der es 1953 seinem Tagebuch anvertraut (Claudel ist damals fünfundachtzig Jahre alt): »Er spricht, ohne jemals innezuhalten. Manchmal hört er nicht gut, er sagt ›wie das?‹ Obwohl er so viel über den Odem, den Rhythmus, die Atmung gesagt hat, hat seine eigene Stimme weder Rhythmus noch Kadenz. Seine Stimme kennt keine Modulationen. Seine Stimme scheint sich nicht aus dem Universum zu speisen. Der Zuleitungskanal, der ihn mit der Welt verbindet, muß irgendwo verengt sein. So wie Bergson ein bißchen keuchte, spricht Claudel durch die Nase. Bergson hegte sich selbst gegenüber und in bezug auf seine Unschuld ein tiefes Mißtrauen. Claudel ist seiner selbst absolut sicher. Er versucht, keinen seiner Fehler zutage treten zu lassen.«

»Worauf es ankommt, ist das Atmen.« So schließt Claudel seine Huldigung an Victor Hugo, dessen »Blasebalg« er mit dem jungen Adler vergleicht, der in eine menschliche Brust gesperrt ist und dessen »Bacchanale« »enormen Staub, schmutzige Wäsche, verdorrte Blätter und altes Papier« aufwirbelt. »Machen wir das Fenster auf! Es tut gut zu atmen.«[33]

4. Der rätselhafte Tod
Stéphane Mallarmés:
Verstummen im Werk und Kehlkopfspasmus

»Als ich den Vers so weit in allen seinen Tiefen ergründet
und ausgehöhlt hatte,
haben sich zwei Abgründe vor mir aufgetan, die mich zur
Verzweiflung bringen. Der eine ist das Nichts . . .,
die andere Leere, die ich angetroffen habe, ist die in
meiner Brust. Es geht mir wirklich nicht gut, und ich
kann nicht lange atmen . . .«[1]
Seine »Kunst hat genau die Struktur des Selbstmords«[2].
»Mallarmé ist daran gestorben, daß er nicht mehr sprechen konnte,
er ist stumm gestorben . . .«[3]

Vergebens würde man im Werk Mallarmés nach einer Nennung des Odems suchen. Gerade, daß er in »*L'Après-midi d'un
faune*« ein bißchen versucht, den Atem der Flöte wiederzugeben, welche die »Nymphen« »verewigen«[4] soll.

Diesen Atem, der ihm fehlt, findet er im Gedicht, das gleichsam zur imaginären Atmung wird. Mit Hilfe der Dichtung
kann er sich also über eine gewisse Zeit hinweg über die metaphysische Einsamkeit hinwegretten, seine Angst vor der Vernichtung bannen – durch das Schreiben, den Ausdruck in Worten. Sei dies im »*Tombeau de Théophile Gautier*« oder im »*Sonnet
du Cygne*«, das Gedicht bewahrt vor dem Nichts. Mallarmé hat
begriffen, daß der Schrei[5] oft die einzige Sprache ist, die dem
Dichter bleibt, ein verzweifelter Anruf angesichts eines stummen Kosmos[6]. Einzig und allein der Schrei bewahrt vor dem
ewigen Schweigen, von dem Pascal spricht, und erlaubt es, das
Nicht-Ausdrückbare in Worte zu fassen: »Denn nichts ist charakteristischer für die moderne Dichtung seit Rimbaud und
Mallarmé als der Kampf . . . zwischen dem Sagbaren und dem
Unsagbaren, der Sprache und den beiden Grenzen, an die sie
ständig stößt, dem Schweigen . . . und dem Schrei.«[7]

Allerdings kündigen schon vor ihm Baudelaire, Nerval oder Rimbaud die Veränderung an[8]. Aber es war doch in der Hauptsache das Verdienst Mallarmés, sich zuallererst zu fragen: »Was soll das heißen?« Seine Frage bezieht sich natürlich zunächst auf den Gegenstand (objet) des Dichtens. Denn er ist sich bewußt, daß es in jedem von uns etwas Okkultes, »Verborgenes mit verschlossenem und verstecktem Signifikanten« gibt. Und was ihn interessiert, ist, auf dieses Gebiet vorzudringen, es zu erforschen und ihm in seinem dichterischen Schaffen Ausdruck zu verleihen.

Mallarmé hinterfragt auch die poetische *Form*, die mit Flaubert eine Art Vervollkommnung erreicht hatte. Die Literatur war immer mehr zu einem Kleinod geworden, was allerdings beträchtliche Anstrengungen kostete[9]. Nach Flaubert läßt sich diese Entwicklung nicht weiterführen, so setzt sich Mallarmé von nun an zum Ziel, die traditionelle Schreibweise zu exorzieren, indem er sie zerlegt und sie all dessen entkleidet, was sie an Gepflogenheiten und konventionellen Formeln aufweist. Aber das ist Mord an der Sprache: »Das ganze Bestreben Mallarmés zielte auf eine Zerstörung der Sprache ab, und die Literatur wäre in gewisser Weise nichts als deren Leichnam.«[10]

Und wohin kann wohl die Zerstörung der Sprache führen, wenn nicht zum Schweigen[11]?

Es wäre jedoch verfehlt, das Schweigen, in das Mallarmé zu Ende seines Lebens verfällt, auf Unvermögen, Mangel an Ausdruckskraft zurückzuführen. Eher herrschte ein überquellender Schaffensdrang bis zum Exzeß. Aber der Dichter schraubt seine Ansprüche immer höher und empfindet immer stärkeren Widerwillen, sich die Worte abzuringen.

In seiner Dichtung zeichnet sich daher eine zunehmende Verknappung ab. Bei seinen letzten Gedichten (insbesondere »*Un coup de dés*«) ist das Schriftbild dergestalt, daß die Worte rar werden und sich inmitten breiter Leerzonen angeordnet finden. Dies ist ein Charakteristikum der meisten poetischen Texte unserer Zeit, wo die Verknappung der Worte mit ausgedehnten Leerzonen abwechselt, so daß man schließlich zur »durchlöcherten Poesie« gelangt, wie es Henri Michaux so gut formuliert hat. Als ob es immer schwieriger würde, etwas zu sagen. Hier ist also die Art, wie Roland Barthes das Werk Mallarmés einstuft, durchaus gerechtfertigt: »Schreibweise und Schweigen«[12]. Mallarmé, eine Art »Hamlet der Schreibweise«, ist also der bedeutende Autor in diesem »flüchtigen Moment der Geschichte, in dem die Sprache der Literatur sich nur hält, um noch reiner die Notwendigkeit ihres Sterbens zu besingen«.

Aber Schweigen ist auch gleichbedeutend mit Tod. Denn derjenige, der sich nach und nach seines Wortes entledigt, hat zu existieren aufgehört. Und das literarische Schaffen Mallarmés endet denn auch mit seinem verfrühten Tod[13].

Seine »Kunst weist genau die Struktur des Selbstmords auf«. »Mallarmé ist daran gestorben, daß er nicht mehr sprechen konnte, er ist stumm gestorben . . .«

Verstummen in seinem Werk, aber auch Verstummen, Versagen seiner Stimmbänder. Sein Werk »geht in Selbstmord über. Der Stimmritzenspasmus, an dem Mallarmé starb, ist vielleicht nur der psychosomatische Ausdruck dieses Sachverhalts.«[14]

Das »vielleicht« ist überflüssig. Es geht aus allem hervor, daß ihm sein Leben unerträglich geworden war. »Ich bin ein Verzweifelter«, vertraut er einem Freund an[15]. Zwei Monate vor seinem Tod schreibt er im Juni 1898 an Mauclair: »Die Jahre, was mir an Wenigem davon überhaupt bleiben mag . . .«[16] Von 1862 bis 1869 durchlebt er immer wieder Krisen mit schweren Depressionen, wovon ein Dauerzustand schmerzlicher Melancholie mit völliger Handlungsunfähigkeit, negativem Denken und Hypochondrie zurückbleibt.

Dieser depressive Zustand war zumindest teilweise eine Reaktion. Denn sein ganzes Leben war Leiden. Schon als Kind wird er von Schicksalsschlägen heimgesucht: Als er sechs ist, stirbt seine Mutter, als er dreizehn ist, seine Schwester. Als Gymnasiast und dann als Lehrer ist er unglücklich (die Schüler bringen ihm keinen Respekt entgegen und die Eltern kein Verständnis), aber auch als Dichter, denn abgesehen von seinen Getreuen erfährt er Würdigung hauptsächlich a posteriori. Sein Sohn Anatole stirbt mit acht Jahren am 6. Oktober 1879 an einer »Herz-Hypertrophie«, deren langsamen und unerbittlichen Fortschritt er mitansehen mußte. Mit Villiers de l'Isle-Adam verliert er schließlich einen seiner engsten Freunde.

Schon viel geringfügigere Ursachen als diese könnten jemanden depressiv machen. Aber Mallarmé, »Zeuge oder Märtyrer des Vollkommenheitsgedankens«[17], trug zudem bestimmt ein selbstzerstörerisches Element in sich. Die bei ihm im Übermaß vorhandene funktionelle Symptomatik zeugt davon: Unwohlsein aller Art, Ängste, Absencen*, Wechsel zwischen übermäßigem Schlafbedürfnis und Schlaflosigkeit, rheumatische Erscheinungen, Muskelschmerzen. Seine ambivalente Einstellung zum Schreiben zeugt ebenfalls davon, denn mit seinem Schaffensdrang geht gleichzeitig eine extrem starke Hemmung einher. Sie ist so gewaltig, daß sie ihn daran zu hindern vermag, seine Feder zu halten: »Ich habe sehr beunruhigende Symptome verspürt, die durch die bloße Tätigkeit des Schreibens hervorgerufen wurden, und die Hysterie war drauf und dran, meine Sprache wirr zu machen.« Eine mit Schmerzen empfundene Hemmung, die so stark ist, daß sie sogar noch anhält, wenn ein anderer nach seinem Diktat schreibt: »Der Eindruck, eine Feder wird durch meinen Willen in Gang gesetzt, auch wenn eine andere Hand sie führt, bringt mir mein Herzklopfen zurück.«[18]

Aber wie war sein Atemsystem genau beschaffen?

Ich habe beharrlich nach Informationen zu diesem Thema gesucht. Mein Kollege Mondor, dessen *Diagnostics urgents* der Baucherkrankungen (1928) noch heute von den Studenten sehr geschätzt werden und der immerhin fünfzehn Arbeiten über Mallarmé verfaßt hat, äußert sich eigenartigerweise nur sehr spärlich zu diesem Punkt.

Obwohl der Terminus nicht ganz präzis ist, kann man bei Mallarmé von einer »*Anfälligkeit der Atemwege*« sprechen. Er muß nämlich seine Unterrichtstätigkeit zu wiederholten Malen wegen einer »congestion pulmonaire« (»Stauungslunge«) un-

* kurzzeitiger Bewußtseinsverlust

terbrechen, vor allem im Alter von achtundzwanzig Jahren, als er sich in Avignon befindet. Auf Anraten von Théodore Aubanel konsultiert er in Avignon selbst einen Spezialisten, Dr. Bechet, da er befürchtet, »es auf der Brust zu haben«. Dieser Arzt soll auf »nervöse Beschwerden« geschlossen haben.(?)

Im Frühjahr 1880 muß er zwei Monate lang das Bett hüten, und seine Konvaleszenz zieht sich lange hin. In einem Brief vom September (dem dritten nach einem Schweigen, das neun Monate gedauert hat) läßt er verlauten: »Ich bin nur unvollständig geheilt. Wir husten alle ...«[19] Im Dezember 1880 und im Januar 1881 »schleppt« er sich immer noch »so dahin«.

Im April 1886 schreibt er seinem Freund Cazalis: »Als ich den Vers so weit ergründet und ausgehöhlt hatte, haben sich zwei Abgründe vor mir aufgetan, die mich zur Verzweiflung bringen. Der eine ist das Nichts ...; die andere Leere, die ich angetroffen habe, ist die in meiner Brust. Es geht mir wirklich nicht gut, und ich kann nicht lange atmen« (vgl. Anm. 1). Es will mir nicht scheinen, als meine Mallarmé dies im übertragenen Sinn, obwohl er die erwähnten Atembeschwerden nicht genauer schildert.

Es ist auch bekannt, daß er viel rauchte, vor allem Zigarren, daß er kälteempfindlich war, immer fröstelte und stets einen schweren Mantel trug, so daß ihn seine Schüler schon mit fünfundvierzig Jahren den »père« Mallarmé nannten. Wenn er am Dienstagabend zu sich einlud, dann trug er, so berichten seine Gäste, dicke Pantoffeln und lehnte sich an den Ofen. Das berühmte Photo von Nadar zeigt ihn dann schreibend an seinem Tisch, in ein großes kariertes Plaid gehüllt, das vierfach zusammengefaltet über die Schultern gelegt ist.

Aber die bei Mallarmé faszinierende Frage betrifft seine *Stimme* und sein *Kehlkopfleiden*.

Im allgemeinen fand man seine Stimme eigenartig. Für Mondor hatte sie »ein seltenes und bewegendes Timbre«[20]. Sie war hoch und musikalisch, was vielleicht zum Teil die Unruhe seiner Schüler erklärt. Er ist auch zweifellos von der Stimme her anfällig, denn unter den verschiedenen Argumenten, die man anführte, um ihn zu veranlassen, lieber die Laufbahn eines Registraturbeamten einzuschlagen statt ins Lehramt zu gehen, betonen die Desmoulins, daß »das ständige Sprechenmüssen sehr anstrengend ist, es sei denn, man ist sehr robust veranlagt«, und sie spielen auf »eine sehr schwere Vorbelastung durch Fälle dieser Art« in der Familiengeschichte an.

Es ist Tatsache, daß Mallarmé oft die Stimme verlor. Aber diese Aphonie (Stimmlosigkeit) ist variabel. Denn im Februar 1890 schreibt er seiner Familie aus Belgien, wo er auf Vortragsreise ist, daß er sich kaum wiedererkennt, sich über seine kräftige Stimme wundert und sich an ihrem Klang vor seinen aufmerksamen Zuhörern freut. Er spricht zweieinhalb Stunden lang, und dem Journalisten von der »Indépendance belge« fällt seine Stimme auf, die »eines Redners, ein musikalisches Organ, das seine Wirkung nicht verfehlt . . .«, ebenso der »während der 145 Minuten der Lesung anschwellende Atem«[21]. Muß man da noch ausdrücklich erwähnen, daß er in diesem Lande sehr gut ankam, wo er auf zahlreichen Empfängen Gelegenheit erhielt, junge und hübsche Frauen kennenzulernen. Der menschenscheue Mallarmé taut auf, diese Reise erwärmt und begeistert ihn. Trotzdem zittert er in Brügge während eines neuerlichen Vortrags und fürchtet, »die Stimme könnte ihm versagen«.

Sieht man einmal von Mallarmés Stimme und Sprache ab, so ist es auch faszinierend, zu verfolgen, welch extrem hohen Symbolwert er dem Kehlkopf in seinem Denken wie auch in seinem Unbewußten einräumt.

So betont Gérard Macé in seiner ausgezeichneten Untersuchung, daß Mallarmé seinen Freund Cazalis bat, ihm unter anderen Werken auch »ein gutes kleines anatomisches Lehrbuch« zu beschaffen, als er seine Dichtung mit naturwissenschaftlichem Gedankengut anreichern wollte, und er führt in diesem Zusammenhang aus: »Ein wissenschaftliches Lehrbuch kann für mich, der ich leicht imstande bin, den Kehlkopf im Gehirn anzusiedeln, gar nicht simpel genug sein.«[22]

Der Kehlkopf scheint also für Mallarmé von morphologischen und topographischen Geheimnissen zugleich umgeben, aber auch mit vielerlei Fähigkeiten im Hinblick auf Atmung,

Sprache und Intelligenz ausgestattet zu sein. *Seinen* Kehlkopf scheint er jedenfalls als ein gleichermaßen unabdingbares wie auch verwundbares Organ empfunden zu haben. Als er von der Aphasie (Sprachstörung, Störung des Sprachzentrums) Baudelaires erfährt, empfindet er das zutiefst mit: Er fühlt sich in seinem Körper »vom endgültigen Aufschluchzen des Wahnsinns« bedroht und hat »sehr wohl Angst, dort *anzufangen,* wo unser armer und heiliger Baudelaire geendet hat«.

Und als er – etwa zu dem Zeitpunkt, als er sich intensiv der Anatomie zuwendet – erwägt, sich eingehender mit Linguistik zu befassen, dann auch in der Hoffnung, davon nebenbei noch in therapeutischer Hinsicht zu profitieren. Denn er meint: »Diese besondere Anstrengung sollte nicht ohne Einfluß auf den gesamten Sprechapparat bleiben, auf den es meine nervöse Erkrankung wohl hauptsächlich abgesehen hat.«

Am mysteriösesten an der ganzen Kehlkopfgeschichte bei Mallarmé ist der »*Kehlkopfspasmus*« (!?), dem man für gewöhnlich seinen jähen und frühen Tod mit fünfundfünfzig Jahren zuschreibt: »Der Tod Mallarmés ist geeignet, die Medizin um das bißchen ihr noch verbleibende Latein zu bringen.«[23]

Professor Henri Mondor hat uns einen sehr lyrischen, aber herzlich unmedizinischen Bericht darüber hinterlassen: »Am Nachmittag des 8. September 1898 hat Mallarmé, der seit drei Tagen etwas durch eine banal erscheinende Laryngitis (Kehlkopfentzündung) beeinträchtigt wird, plötzlich mitten in der Arbeit einen so heftigen Erstickungsanfall, daß er dringend Hilfe braucht. Er bekommt keine Luft. Seine Augen weiten sich vor Entsetzen. Er ringt verzweifelt nach Luft, sackt aber erschöpft zusammen, die Hände am Hals, um zu zeigen, wo es ihm fehlt. Die Blicke, die er seiner Frau Marie und Geneviève (nach dem Tode Anatoles seinem nunmehr einzigen Kind) zuwirft, sind zugleich so schmerzerfüllt, so liebevoll und flehentlich, daß sie völlig erschüttert sind.«[24] Dann kann die Luft plötzlich wieder durch die Glottis passieren, das Gesicht ist nicht mehr verzerrt. Er kann wieder lächeln, um Frau und Tochter zu beruhigen. Aber welcher Schock!

Daraufhin verfaßt er die berühmten Instruktionen an Frau

und Tochter: Sollte ihm etwas zustoßen, sind alle Manuskripte zu vernichten. »Verbrennt (alles) ... es gibt keine literarische Erbschaft, meine armen Kinder« usw. Aber dieses Brief-Testament beginnt, wie hier festzuhalten ist, mit einer Art Vorahnung: »Der furchtbare Erstickungsanfall von vorhin kann sich im Laufe der Nacht wiederholen und mich endgültig umbringen.«[25]

»Die Nacht (vom 8. auf den 9. September) vergeht ohne Beschwerden«, fährt Mondor fort. »Als der Morgen gekommen ist, schreibt er mit fester Hand diesen ersten Testamentsentwurf ab ..., hält aber in der vierten Zeile inne, um zum Fenster zu gehen und sich auf das Fensterbrett zu lehnen. Ist er erschöpft, besorgt, muß er Luft schnappen? ... Man kündigt ihm an, der Arzt sei eingetroffen. In dem Augenblick, wo dieser ihm in den Hals sehen will, hat Mallarmé, der demonstrieren möchte, wie es am Vortag um seine Stimme bestellt war, plötzlich wieder einen noch schrecklicheren Kehlkopfspasmus. Man legt ihn hin. Die Situation spitzt sich sofort in dramatischer Weise zu. Er bekommt keine Luft, das Gesicht läuft blau an, der Blick erlischt; der Kranke hört auf, zu klagen und zu ringen. Geneviève fleht ihren Vater an, doch zu atmen. Aber er lebt schon nicht mehr.«[26]

In einem an Francis Vielé-Griffin gerichteten Brief gibt uns Paul Valéry seine Version über dieses »so unvermittelte Ende, das doch lange genug dauerte, um sich tragisch gestalten zu können«. Aber auch das läßt uns noch immer perplex angesichts der Frage, an welcher Krankheit Mallarmé denn nun eigentlich gestorben ist:

»Hier sei sein Tod berichtet, der am Freitag, den 9. September eintrat. Seit Montag litt er an ziemlich starken Halsschmerzen, die aber keinerlei Anlaß zu ernster Besorgnis gaben: einer Mandelentzündung. Der von ihm konsultierte Arzt versicherte ihm, er werde in wenigen Tagen beschwerdefrei sein. Beim Aufstehen am Freitagmorgen ist er sehr fröhlich und voller Tatendrang. Er diktiert seiner Tochter einen (wie sie mir sagte, wunderbaren) Brief an einen Freund. Er beendet das Diktat eine Stunde, bevor er stirbt. Der Arzt kommt gegen 11 Uhr.

Er (Mallarmé) spricht von Ausgehen, da er sich für gesund befindet. Er beginnt zu scherzen ... ein Spasmus ergreift ihn, er fällt knielings auf den Arzt, umklammert diesen, wirft einen schrecklichen Blick auf Frau und Tochter – und fällt tot hin, erstickt an einem Kehlkopfspasmus. Es ist 11 Uhr 25. Dieser von seinen sonstigen Beschwerden unabhängige Spasmus ist in den Annalen der Medizin – und des Todes – ein äußerst seltener (tödlicher) Unfall.«[27]

Das ist ganz meine Meinung.

Es scheint mir nämlich nicht so, als sei dieser merkwürdige Tod der Abschluß eines schon lange bestehenden Kehlkopfleidens, das auch für die Capricen seiner Stimme verantwortlich zu machen wäre. »Eitrig-ödematöse Laryngitis, Ictus laryngis*« – das sind die Diagnosen, die mir meine HNO-Kollegen, denen ich diesen Text vorlegte, ohne sonderliche Überzeugung gegeben haben. Aber das ist schließlich im Endeffekt nicht allzu wichtig.

Faszinierend und bedeutsam ist vielmehr, daß der, über den Roland Barthes »*L'écriture et le silence*« (»Schreibweise und Schweigen«) schreibt, stumm stirbt – an seinem Kehlkopf.

Die Leidenschaft, mit der Mallarmé vorging und die ihm schließlich den Tod brachte, war vielleicht der Preis, den er für den endgültigen Bruch entrichten mußte, den er innerhalb der französischen Literatur herbeiführte und der sich später als äußerst fruchtbar erweisen sollte. Diese Leidenschaft zeugt jedenfalls von etwas, das den, der »sich in den Regionen der Sprache aufhielt, wo die Luft rar wird, mit dieser letzten Gewalt an der Gurgel packte«.

* plötzlich eintretende Kehlkopfbeschwerden – Anm. d. Übs.

Dritter Teil

Über Schwindsüchtige:
Fortleben und Ende
einer historischen Urangst

Meine Porträtgalerie von Schriftstellern, die am Odem krankten, setzt sich mit den Tuberkulosekranken fort und endet mit ihnen. Ihre Krankheit ist am Aussterben und bereitet dem Arzt heutzutage keinerlei therapeutische Schwierigkeiten mehr.

Dennoch hat sie ungeheuer gewütet, und das sogar noch unter zeitgenössischen Schriftstellern. Diese haben ihr gegenüber eine von Fall zu Fall verschiedene Haltung eingenommen, und durch die Situation, in die sie ihre Krankheit jeweils brachte, erschloß sich ein komplementärer Aspekt der Persönlichkeit, der das Bild, das wir von ihnen in Erinnerung behalten, verfeinert und abrundet.

5. André Gide erkrankt an Tuberkulose: Eine Existenzkrise

»Dort unten hatte ich das Glück, krank zu werden, sehr schwer, das muß
zugegeben werden, aber an der Krankheit, die ich bekam, starb ich nicht –
im Gegenteil – sie schwächte mich nur eine Zeitlang, und ihr ersichtlichstes
Resultat war, daß sie mich lehrte, an der Einzigartigkeit des Lebens
Geschmack zu finden.«[1]

Die Feststellung, daß mit einer entscheidenden Existenzkrise
im Leben Gides ein »Atemsymptom« einherging (und so
schwere Formen annahm, daß er beinahe daran gestorben
wäre), hat nicht genügend Beachtung gefunden und wird bei
manchen Autoren kaum erwähnt[2].

Dieses Symptom trat zu Ende einer von Langeweile erfüllten Jugend auf, als der Lebensüberdruß Gides auf einem Höhepunkt angelangt war. Und zum gleichen Zeitpunkt, als Gide
sowohl zu seiner Persönlichkeit wie auch zur Selbständigkeit
findet und sein literarisches Schaffen einsetzt, ist er spontan
davon geheilt.

Nehmen wir die Fakten unter die Lupe.

Schon in seiner Kindheit war Gide mit dem Symptom vertraut. Als seine Mutter 1881 als Witwe nach Montpellier zieht,
ist er zwölf. Er kommt auf ein Gymnasium in einem alten und
heruntergekommenen Gemäuer und paßt sich recht gut an die
veränderten Lebensumstände an, was auch daraus hervorgeht,
daß er sofort von seinen Klassenkameraden, Kindern aus protestantischen Familien, akzeptiert wird. Ein dummer Vorfall in
der Klasse verschafft ihm jedoch bald Gelegenheit, mit dem
Symptom »Bekanntschaft zu machen«.

Eines Tages soll er einen Text aufsagen, der auswendig zu
lernen war, und Gide deklamiert mit Intonation und Pathos,
wie man es ihm auf seiner alten Schule, der »Ecole Alsacienne«
in Paris, anerzogen hatte. Das war in Montpellier nicht üblich.

(»Auch wenn man den Text kannte, war nichts mehr davon wiederzuerkennen, und man wußte nicht einmal, ob man Französisch hörte!«). Auf den Vortrag Gides hin brechen großes Gelächter und Lärm aus, woran sich sogar der Lehrer beteiligt, obwohl er schließlich eine Eins gibt.

Von da an wird Gide zum Prügelknaben, und seine Klassenkameraden hören nicht mehr mit ihren brutalen Angriffen auf: »Bisweilen langte ich in einem bemitleidenswerten Zustande zu Hause an: stieren Blicks, voll von Schmutz, mit blutender Nase, klappernden Zähnen und zerrissenem Anzug. Meine arme Mutter war entsetzt.«[3]

Da kam es äußerst gelegen, daß Gide ein Krankheitssymptom entwickelt, das ihm eine willkommene Ausflucht bietet: die Windpocken.

Aber die Krankheit nimmt ihren normalen Verlauf und ist mit einem Mal ausgeheilt. Während der Konvaleszenz bringt ihn die Vorstellung, in diese Hölle zurückkehren zu müssen, auf den Einfall, noch länger im Krankenstand zu verbleiben. Dazu muß ein anderes Symptom gefunden werden. Am ersten Tag, an dem er aufstehen darf, fühlt er sich – was normal ist – ziemlich schwach und schwindlig. Nachdem er genau seinen Standort und seine Fallinie kalkuliert hat, läßt er sich nach rückwärts umfallen. Seine Angehörigen, und vor allem seine Mutter, sind sehr besorgt. »Oh! sagte ich mir, warum denn nicht nachahmen, was ich mir so deutlich vorstellen kann?« André erfindet abgehackte Bewegungen, die er in die Länge zieht und manchmal wie einen Tanz rhythmisiert: »Ich wurde sehr erfahren darin und verfügte bald über ein recht variables Repertoire: das eine wurde fast an einem Fleck gesprungen, für das andere braucht man das bißchen Platz vom Fenster bis zu meinem Bett ...«[4]

Ein Verwandter, Dr. Leenhardt, der ihn besuchen kommt, erklärt, es seien »die Nerven, nichts als die Nerven ...«. Zusammen mit zwei Kollegen untersucht er jedoch das Kind nochmals, und Gide befürchtet, die Konsultation könne mit dem Bescheid enden: »Eine tüchtige Tracht Prügel, das braucht dieses Kind, Madame!« Als er daher bemerkt, daß ihn zwei der

Ärzte aufmerksam beobachten, als er sich wieder anzieht, tut er so, als zittere er.

Aber sein Onkel Charles nimmt seine »Krankheit« ganz und gar nicht ernst. Das verdrießt Gide, und eines Tages, als er weiß, daß der Onkel dicht an ihm vorbeikommen muß, versteckt er sich und stöhnt, als sich der Onkel nähert. Der Onkel bleibt stehen, hebt sein Lorgnon und sagt einfach über seine Zeitung hinweg: »Schau an! Was machst du denn da?« Daraufhin verrenkt und windet sich Gide und gibt eine Art Schluchzen von sich: »Ich leide.« Aber der Onkel setzt sich das Lorgnon wieder auf die Nase und geht rasch in die Bibliothek weiter, als sei nichts gewesen.

Gide fehlte bestimmt etwas, aber sein Leiden wurde nicht erkannt, da sein Symptom nicht glaubwürdig erschien. Die Geschichte endet mit einer Kur in Lamalou-les-Bains in der Nähe von Montpellier.

Seine ganze Jugend hindurch, so lange, wie er auf der Suche nach sich selbst ist und seine Persönlichkeit zu entfalten sucht, leidet er am Leben.

»Es ist Tatsache, daß ich mich nur mit großer Mühe bezwang; schon in diesem Alter mußte ich großen Eifer und Beharrlichkeit dazu aufwenden, eine Anstrengung, die ich nicht lange durchhalten konnte, nach und nach zu bewältigen. Plötzlich befielen mich Mattigkeit und Beschwerden im Kopf, wie eine Art Stromausfall, die auch blieben, wenn die eigentlichen Migräneanfälle einmal abgeklungen waren, oder vielmehr an ihre Stelle traten und die tage-, wochen- und monatelang anhielten . . .«[5]

Im nachhinein ist sich Gide durchaus bewußt, daß diese Beschwerden ihm sehr gelegen kamen, aber er weiß nicht mehr genau, ob er »das ausspielte«. 1889 sucht er sehr eifrig André Walckenaer auf, der damals für die »*Nouvelle Education sentimentale*« das Vorbild abgibt, wovon Gide nur einige Fragmente abfaßt. Drei Jahre lang treffen sie sich einmal wöchentlich von zwei bis fünf; »was mir am besten den Stoff unserer Plaudereien ins Gedächtnis zurückruft, sind Proust-Texte«, wird Gide einmal über diese Gespräche schreiben. Wie zufällig hat der eine der beiden Proustleser, der bedauernswerte Walckenaer, eine schwache Gesundheit und »entkommt dem Asthma nicht, es sei denn, er ist von Zeit zu Zeit mit Ekzem bedeckt; es tat einem in der Seele weh, ihn mit seinen angespannten Gesichtszügen zu sehen und ihn keuchen und ächzen zu hören.«[6]

Gide empfindet sein Verhältnis zu seiner Mutter mehr und mehr als ein »unter den Scheffel-gestellt-Werden«. Dieses biblische Gleichnis vom Licht, das unter dem Scheffel gehalten wird und befreit werden muß, ein mythisches Bild von Wissen und Freiheit, wird ein Grundelement seiner Vorstellungswelt bilden[7]. Nicht ohne Grund liest er gerne bei Tacitus, wie Nero sich dem mütterlichen Einfluß entzogen hat!

Er nimmt eine immer kritischere Haltung ein, die ihn dahin führen wird, sich von sämtlicher Moral und Religion loszusagen.

Seine erste Selbstbefreiung vollzieht er mit vierundzwanzig Jahren (1893). Er begleitet seinen Freund Paul Laurens, der ein Reisestipendium für Algerien bekommen hat, und schifft sich im Oktober mit diesem ein. Schon in Toulon, noch ehe er überhaupt an Bord geht, »erkältet« sich Gide und spürt, daß es mit seiner Gesundheit nicht zum besten steht. Da erinnert er sich, daß ihn die Musterungskommission zwei Jahre nacheinander ausgemustert hat und im dritten Jahr dann endgültig wegen »Tuberkulose« vom Wehrdienst freigestellt hat. Ich weiß nicht, was von der damals gestellten Diagnose zu halten ist. Aber Gide hat angegeben, sein Vater sei (1880) an Darm-Tuberkulose gestorben, und man weiß, daß diese Krankheit gewöhnlich sekundär eintritt. Demnach war Gide als Kind wahrscheinlich einer massiven Ansteckung durch seinen Vater ausgesetzt und litt an den Folgeerscheinungen einer schweren Erstinfektion.

Schon ab 1889 kommt übrigens »Fieber« wiederholt in seinen Aufzeichnungen vor, im übertragenen Sinn, um zum Beispiel sein Verhältnis zu seiner Cousine zu bezeichnen. War er damit auch im unmittelbaren Wortsinn vertraut?

Wie dem auch sei, er hat Angst und fragt sich, ob er seine Reise nicht aufschieben soll, reist aber schließlich doch ab. Der

Gedanke, Afrika kennenzulernen, beflügelt ihn, und er wird in seinen Erwartungen nicht enttäuscht. Aber von Tag zu Tag spürt er deutlicher, daß sich sein Gesundheitszustand verschlechtert. Plötzlich auftretendes Fieber sowie Müdigkeit beeinträchtigen ihn stark bei seinen Erkundungen und Ausflügen.

André hat seiner Mutter nichts von seinen Gesundheitsproblemen mitgeteilt, um sie nicht zu beunruhigen. Aber es kommt ihr indirekt zu Ohren. Sie bricht nach Nordafrika auf und trifft unverhofft ein. Und da entdeckt sie gleich, daß Paul Laurens die junge »Ouled-Naïl« Mériem* bei sich auf dem Zimmer empfängt. In einer Anwandlung von Offenheit (und wohl auch von Provokation) eröffnet André seiner Mutter, auch er...

Daß er ihr seine Beziehung zu Mériem offen eingesteht, bringt Mme. Gide zur Verzweiflung: »Sie fand nichts zu sagen und konnte nur weinen, aber ihre Tränen rührten an mein Herz und machten mich traurig, mehr, als dies Vorwürfe bewirkt hätten. Sie weinte und weinte, und ich spürte eine unendliche Traurigkeit in ihr, für die es keinen Trost gab.«[8] Gide geht es sehr nahe, daß er seiner Mutter solchen Kummer bereitet. Aber er fühlt gut, daß er hier eine endgültige Trennungslinie gezogen hat: Ganz gleich, was sie empfindet und ihm vorwirft, von nun an wird er sein Leben leben, komme was wolle.

Wenn er auch ansonsten die mütterliche Vormundschaft zurückstößt, ein Tabu bleibt doch bestehen, denn der Schmerz seiner Mutter scheint dazu beigetragen zu haben, ihn auf die Homosexualität zurückzuwerfen: »So daß ich zwar die Stirn hatte, ihr die Rückkehr Mériems anzukündigen und ihr meinen Entschluß mitzuteilen, aber dann nicht den Mut hatte, mich an mein eigenes Wort zu halten... Es erschien mir, daß die Frau in meinen Armen – im Gegensatz zu Pygmalion – zu Stein würde...«[9]

Seine Gesundheit verschlechtert sich weiter. Er hat heftige

---

* vgl. Claude Martin, S. 67

Fieberanfälle und ist so erschöpft, daß ihn alles außer Atem bringt und er keine längere Tätigkeit durchhalten kann, z.B. nicht einmal mehr Klavier spielen kann. Diese Probleme werden noch dadurch verschärft, daß die Regenzeit einsetzt. Vielleicht hat er sogar Bluthusten. Vielleicht, denn er hat es zunächst Jeanne Rondeaux mitgeteilt: »Ich hoffe durchzukommen, aber ich war sehr krank. Muß ich weiter ins Detail gehen und Dir sagen, daß ich Blut gespuckt habe – aber behalte das für Dich, denn ich habe es niemandem gesagt . . . – schließlich braucht *das gar nichts zu besagen.*«[10] Er hat auch an Paul Valéry geschrieben, der ihm mit der guten Frage antwortet: »Was sagst du selbst über Deine Krankheit?«

Aber als er später auf eine »besorgte Depesche von Pierre Louÿs antwortet (1. Februar 1894), leugnet er es ab: »Ich berichtige: Ich habe keinen echten Bluthusten, ich bin keineswegs brustkrank; ich bin fast ganz sicher, daß ich keine Tuberkulose habe. Was ich habe, das ist seit drei Monaten eine Stauungslunge, die, da sie zunächst unzureichend behandelt wurde, rasch chronisch geworden war. Sonst keine Schäden . . . hoffe ich; aber ich bin nur mit großer Mühe dem Schlimmsten entkommen, und ich habe schon immer noch Angst, eines Morgens als Schwindsüchtiger aufzuwachen. Ich nehme mir geschmackloserweise heraus, über diese Dinge zu scherzen; es ist absurd, denn ich liebe das Leben leidenschaftlich.«[11]

Wollte er die anderen durch dieses Abstreiten beruhigen? Soll man im Gegenteil daraus ableiten, daß die bemerkenswerte Beschreibung des Blutsturzes bei Michel[12] (die in nichts der Krankheitsbeschreibung in der *»Kameliendame«* nachsteht) völlig aus medizinischen Lehrbüchern entnommen ist? Oder stammt sie statt dessen aus Gides eigenem Erleben, lediglich um einige semiotische Details bereichert? Das ist nicht allzu wichtig.

Was fehlte Gide denn nun eigentlich? Er nennt uns selbst die einschlägigen Symptome einer rechtsseitigen ulcero-verkästen Lungentuberkulose: Ermüdbarkeit, Fieber, Schüttelfrost, Schweißausbrüche, Schmerzen, Erstickungsanfälle und vielleicht Bluthusten. Es handelte sich also um eine Tuberkulose, die lange genug bestanden hatte, um allmählich eine schwere Laryngitis auszulösen, die sehr weit reichte (Atemnot bei der geringsten Anstrengung) und die spontan ausheilt (wenn man die Wirksamkeit der glühenden Nadeln und anderer therapeutischer Scherze praktisch gleich Null veranschlagt). Die glutvolle Mériem scheint in ganz anderer Weise ein wirkungsvolles Revulsiv-(Ableitungs-)Mittel gewesen zu sein, nimmt Jean Delay an[13].

Daß Tuberkulose auf einen Schlag geheilt sein kann, läßt sich nicht abstreiten, und Laënnec persönlich hat dies beschrieben. Um 1890 stellte dies immerhin eine Ausnahme dar, die die Regel bestätigte, daß diese Krankheit zum Tode führte.

Gide hätte also an dieser Lungenkrankheit sterben »müssen«. Aber er wird im Gegenteil davon geheilt.

Seine Heilung geht jedoch wenn auch stetig, so doch recht langsam vonstatten, und während der ganzen Rückreise durch Italien bleibt seine Gesundheit angegriffen und prekär. Wahrscheinlich trägt er auf Dauer nennenswerte Folgeerscheinungen davon, und man darf nicht vergessen, daß er im Februar 1951 an einer »Stauungs«(?)-Lunge starb.

In Neapel geht es ihm noch recht schlecht: »schwitzend in der Sonne, kälteschlotternd im Schatten, und nur auf ganz flachem Gelände imstande, ein bißchen zu laufen.«[14] In Rom leidet er an Rückenschmerzen, salvenartigen Hustenanfällen und »recht beängstigenden Erstickungsanfällen«. Da der Arzt kein Fieber feststellen kann, vermeint er, Asthma zu haben, und fragt sich, ob er am Ende nicht »mehr nervös als krank« ist! Von der Stadt wird er nur einen mittelmäßigen Eindruck im Gedächtnis behalten. Von Florenz ist er hingegen bezaubert: »Ich fühle mich *wieder in jeder Hinsicht viel besser* und gehe frohgemut auf die Straße, *aber* – und ich glaube, das ist nervös – nach zehn Minuten, paff! – wegen nichts bricht plötzlich kalter Schweiß aus, ein Erstickungsanfall überkommt mich, die Kleidung hängt als belastendes Gewicht an mir – das Weitergehen wird unmöglich – ich würde mich unter Autobusse setzen.«[15]

Derartige Zitate ließen sich viele anführen, dies würde aber zu nichts führen. Wesentlich ist, und wie wir sehen werden, geht dies aus den Angaben Gides hervor, daß er depressiv war und den Tod herbeisehnte, sich mit dem Gedanken daran abgefunden hatte und über die Krankheit auch um ein Haar den Tod gefunden hätte; vorher hatte er auch kurz den Selbstmord erwogen: »Ein solcher *Entfremdungszustand*, (an dem ich vor allem im Kreise meiner Angehörigen litt) hätte mich sehr wohl zum Selbstmord führen können ...«[16]

Die Veränderung, die sich gleichzeitig in den tiefsten Schichten seines Ichs und im Verlauf seiner Krankheit vollzieht, erfolgt während der Algerienreise. Er ist hingerissen, den Süden und die arabische Welt zu entdecken. Zum ersten Mal in seinem Leben ist er frei. Er macht seine erste sexuelle Erfahrung, entdeckt seine Homosexualität und lebt sie frei aus. »Es geht mir besser, wenn ich irgendein schönes Kind neben mir spüre, das atmet.« Der Atem des geliebten Wesens ersetzt den Atem, der ihm fehlt. So entfaltet er sich, entdeckt die Lebensfreude, und seine Krankheit beginnt zu heilen.

Seine Wiederherstellung beginnt mit und durch den Frühling, der in der Oase erwacht: »Unter den Palmen spürte man das Pulsieren einer undefinierbaren Freude. Es ging mir besser. An einem bestimmten Morgen wagte ich einen viel längeren Spaziergang; ... es schien mir, als lebte ich zum ersten Mal, sei aus dem Schattental des Todes entronnen und werde zum wahren Leben geboren ...« Und: »Ich hörte, sah, atmete wie nie zuvor ...«[17] »Doppelt durch das Klima und den Krankheitszustand begünstigt, spürte ich meine Strenge dahinschmelzen und meine gerunzelten Augenbrauen sich entspannen.«[18]

Am Ende seiner Rückreise konsultiert er in Genf den Atemwegspezialisten Dr. Andreae, der einige Thorax-Symptome festgestellt haben soll, die jedoch durch »Nervosität« (womit auf seine homosexuellen Neigungen angespielt wird) übertrieben würden. Nach seiner Rückkehr nach Frankreich wird er seine Genesung durch einen Aufenthalt im Jura vollenden. Er ist sich sehr deutlich bewußt, ganz knapp am Tode vorbeigekommen zu sein. Seine Seelenlage vergleicht er mit der Auferweckung des Lazarus: »Bei meiner Rückkehr nach Frankreich brachte ich ein Geheimnis eines Wiederauferweckten mit und machte zunächst diese Art furchtbare Angst durch, die Lazarus wohl verspürt haben muß, nachdem er dem Grabe entronnen war. ... Wie hatte ich bis dahin in dieser erstickten Luft der Salons und Zönakel atmen können, wo ein jeder mit seinen Bewegungen Modergeruch um sich verbreitete?«[19]

Der Geschmack, den er am Leben – an einem neuen Leben – findet, wächst von nun an: »In Neufchâtel verbrachte ich mit die glücklichste Zeit, an die ich mich entsinnen kann. Ich blickte wieder hoffnungsvoll ins Leben; es schien mir jetzt in ganz seltsamer Weise reicher und erfüllter, als ich es mir zunächst in der Kleinmut meiner Kindheit hatte vorstellen können.«[20]

Das Blatt hat sich nun gewendet, das Leben hat obsiegt: »Seit meiner Wiederauferstehung hatte sich ein mächtiges Verlangen meiner bemächtigt, ein übermächtiger Lebenswille.«[21]

Im nachhinein ist er sich genau darüber im klaren, daß seine Atemwegserkrankung für ihn das Symptom einer *Existenzkrise* darstellte und daß er durch diese Krise zu sich selbst gefunden hat, daß sie ihn zu einem anderen Menschen gemacht hat: »Dort unten hatte ich das Glück, krank zu werden, sehr schwer, das muß zugegeben werden , aber an der Krankheit, die ich bekam, starb ich nicht – im Gegenteil – sie schwächte mich nur eine Zeit lang, und ihr ersichtlichstes Resultat war, daß sie mich lehrte, an der Einzigartigkeit des Lebens Geschmack zu finden. Es scheint, daß ein geschwächter Organismus poröser ist, um Empfindungen in sich aufzunehmen, transparenter, feinfühliger, aufnahmebereiter. Trotz der Krankheit, wenn nicht durch sie, war ich nichts als Aufnehmen und Freude« (vgl. Anm. 1).

Er ist wirklich ein anderer geworden. Er löst sich ganz von seiner Mutter und läßt es zum Bruch kommen. Die Zeiten, in denen er ihr »Ma chère petite maman« schrieb, sind vorbei. 1895 geht er sogar soweit, seinen Erbteil von ihr zu verlangen (um ein Hotel in Biskra zu bauen!). Dies trifft die arme Frau so hart, daß sie zwei Monate darauf stirbt. Im Oktober heiratet er seine puritanische Cousine, was darauf hinausläuft, daß er 1918 zu »seiner zweiten Befreiung«[22] gelangt. Aber das ist eine andere Geschichte!

Die Erfahrung der Atemwegserkrankung von 1893 bis 1894 hat Gide in *»L'Immoraliste«* (veröffentlicht 1917) verwertet. Die meisten Angaben zu dieser Erkrankung (hier betrifft sie den jungen Wissenschaftler Michel) stimmen mit denen in *»Si le grain ne meurt«* (»Stirb und werde«) überein. Dieser Roman ist aus unserer Sicht äußerst interessant, denn es ist Zeit darüber hingegangen und Abstand gewonnen, und die Darstellung der Fakten – innerhalb eines Romans – ist im nachhinein einerseits unverhüllter, andererseits aber auch mit mehr Vorsicht zu betrachten. Beachten wir, daß Michel in bezug auf Bachir ausruft: »Ach, wie er von Gesundheit strotzte! Das eben war es, was mich so an ihn fesselte: die Gesundheit.«[23]

Aber der Roman ist vor allem deshalb von Interesse, weil dort in Filigran Gides »Interpretation« dieses Erlebnisses durchscheint. Wenn Michel (André) an Tuberkulose erkrankte, dann deshalb, weil er seine wahre sexuelle Veranlagung verdrängt hatte. Sobald er akzeptiert, sein wahres Leben zu leben, wird er gesund.

Abschließend ist zu sagen: Wie ließe es sich übersehen, daß Gide zwar dieses Atemsymptom gekannt hat, aber das Thema Atem/Odem nirgendwo in seinem Werk vorkommt? Wie Valéry hat er für die Inspiration nur Verachtung übrig, und sogar die Musik, die im Schaffen Gides eine so grundlegende Rolle spielt[24], hat für ihn nichts mit Odem zu tun. Trotzdem hat ihn sein Lebenshunger vor dem Tode bewahrt und unter denen ausgezeichnet, die wir hier von der »Atem-Problematik« betroffen gefunden haben und die gemeinhin als die »Vier Großen« der französischen Literatur des 20. Jahrhunderts bezeichnet werden: »Reden wir nicht von Claudel, ... der sein ganzes Leben hindurch unermüdlich damit beschäftigt war, die Mauern der dogmatischen Festung, in die er sich verschanzt hatte, noch stärker zu befestigen und alle Fensteröffnungen zu verschließen. Marcel Proust und Paul Valéry, die Gide näher stehen, verbarrikadieren sich ihrerseits ebenfalls ... in einer immer verzweifelteren Einsamkeit.«[25]

Dazu ist noch zu ergänzen, daß diese vier »Großen« der Generation angehören, die um 1890 zwanzig Jahre alt ist (Claudel ist 1868 geboren, Gide 1869, Valéry 1871), als die Dienstage bei Mallarmé ihre glänzendsten Höhepunkte erreichen. Wenngleich Proust mit letzterem einige Auseinandersetzungen hatte, so haben ihn doch die drei anderen zu ihren Lehrmeistern gezählt und unterhielten zu ihm sowie auch untereinander freundschaftliche Beziehungen.

Alle drei, deren Atemsymptom so ausgeprägt war, daß es in ihrem Leben sehr stark zum Tragen kam, haben überbeschützende Mütter, die sich als Kontrast zu den physisch oder psychisch abwesenden und fehlenden Vätern abheben.

Schließlich sind sie an der literarischen Bewegung zum »Egotismus«[26], einem entfernten Ableger der Romantik, beteiligt, welcher sich aus dem Verfall der althergebrachten Ideologien erklären läßt. Diesen Egotismus begründete Barrès, der schreibt: »Das Gerüst unserer Moral, unserer Religion, unseres Nationalgefühls ist samt und sonders zusammengebrochen ... und während wir abwarten, daß unsere geistigen Lehrmeister neue Gewißheiten aufstellen, müssen wir uns an das einzig Wirkliche, das Ich, halten.«

6. Albert Camus:
Der Pakt mit der Tuberkulose –
von der individuellen Erkrankung zur Seuche

»Sei still, Lunge! Saug dich mit dieser fahlen und eisigen Luft voll,
die dir zur Nahrung dient.
Schweig. Daß ich nicht dein langsames Verwesen mitanhören muß.«[1]

Das ist zumindest ein aussagekräftiger Text über die besonders geschärfte Wahrnehmung, die Camus von seinem Atemsymptom hatte.

Aber das war nicht immer so. Wenn man nachspüren will, wo der Widerhall dieses Symptoms in seinem Leben und seinem Werk zu vernehmen ist, muß man schließlich seinen ganzen Werdegang verfolgen. Denn seine Tuberkulose entwickelte sich größtenteils zu einer Zeit, als es noch keine Antibiotika gab, und er hielt nie auch nur im mindesten die unerläßlichen Ruhepausen ein, die ihn vielleicht hätten retten können. Diese niemals ausgeheilte Tuberkulose beschäftigte ihn also sein Leben lang, ein bißchen, als ob er einen stillschweigenden Pakt mit ihr getroffen hätte.

Der Ausdruck Pakt ist im übrigen nicht ganz zutreffend, wenn man dieses Wort im Sinne einer Übereinkunft oder gar eines Einverständnisses auffaßt. Richtiger wäre ein »damit leben und sich abfinden« insofern, als Camus niemals alle Möglichkeiten voll ausgeschöpft hat, die sich zu seiner Heilung geboten hätten.

Trotzdem kann bei ihm keineswegs von Passivität oder gar Unterwerfung die Rede sein. Er lehnt sich im Gegenteil heftig gegen das Symptom auf und führt einen beständigen erbitterten Kampf dagegen, indem er sich so zu verhalten sucht, als existiere es gar nicht, um auf diese Weise seiner Herr zu werden. Aus diesem erschöpfenden Kampf geht der uns vertraute Camus hervor, vor allem jedoch eine Persönlichkeit, die unendlichen Mut mit einer Sensibilität vereint, die uns ergreift, weil sie so ganz menschlich ist. Die Krankheit läßt diese Aspekte seiner Persönlichkeit noch deutlicher hervortreten.

Camus hat sein Symptom zu verschiedenen Zeiten unterschiedlich erlebt, und es scheint nicht zu weit hergeholt, innerhalb der Entwicklung der Krankheit drei verschiedene Perioden zu unterscheiden: 1. die Anfangsperiode, wo das Auftreten der Krankheit ihn zutiefst verstört und mit Todesfurcht erfüllt, dann 2. der Zeitabschnitt, wo er von Todesangst allmählich in einen zunehmend übersteigerten Optimismus übergleitet, der ihn dazu verleitet, die Krankheit, die er nicht »fühlt«, außer acht zu lassen. Trotzdem ist er ihren Zwängen unterworfen und somit zutiefst von ihr geprägt; sie macht ihn für viele neue Empfindungen »porös«. 3. Schließlich die Periode, in der die Krankheit chronisch wird und das Atemsymptom sehr, ja allzusehr gegenwärtig ist und ihn ständig behindert, so daß er immer mehr davon überzeugt ist, daß es für ihn keine Heilung mehr gibt. Das bedeutet, ein ständig von der Krankheit bedrohtes Alltagsleben führen zu müssen und dieses Leiden auf sich zu nehmen.

Ende Dezember 1930 oder im Januar 1931[2] wird seine Tuberkulose entdeckt, das heißt siebenunddreißig Jahre später als bei Gide und drei Jahre früher als bei Roland Barthes.

Diese Tuberkulose hatte sich allerdings schon seit einigen Monaten entwickelt, wie das damals häufig vorkam, und trat nur in Form eines hartnäckigen Hustens in Erscheinung, der die Familie seines Onkels beunruhigte, bei der er seine Ferien am Meer verbrachte (eines Tages war er am Strand ohnmächtig geworden).

Mit siebzehn sitzt Camus in der Philosophieklasse (der Abschlußklasse, Anm. d. Übers.) des Gymnasiums von Algier. Er entstammt einem ärmlichen Milieu und spricht zunächst aus Scham in bezug auf seine Familie von Armut, später wird er den Ausdruck Elend (»misère«) gebrauchen. Sein Vater wurde in der Marne-Schlacht schwer verletzt und starb kurz darauf, seither ist Camus »pupille de la Nation«*. Er wächst in Belcourt auf, einem armen Viertel von Algier, wo die Tuberkulose sehr stark als Gebietsseuche wütete, und wird von seiner Mutter und Großmutter erzogen.

Im Gegensatz zu einer weitverbreiteten vorgefaßten Meinung scheint er von eher schwächlicher Kunstitution zu sein, was die Entwicklung einer Tuberkulose begünstigt, dies um so mehr, als er intensiv für die Schule arbeitet und mit Leidenschaft Sport betreibt.

Im Gefolge einer »Erkältung« tritt starker Bluthusten auf: Die Großmutter Sintes verkündet aufgeregt, Albert habe »Blut gehustet«. Daraufhin entdeckt man eine rechtsseitige ulcerokäsige Lungentuberkulose. Es handelt sich um eine schwere Form, da ihn die Ärzte von vornherein als hoffnungslosen Fall ansehen. Den sehr aktiven, sportlichen und dynamischen Camus stürzt das urplötzlich in höchste Not und Verzweiflung. Er hat eine schreckliche Angst vor dem Tode und wird sich dessen mit einem Mal zutiefst bewußt: »Ich will nicht sterben«, gesteht er flehentlich seinem Onkel Gustave Acault[3].

In seinen schriftlichen Äußerungen zu diesem Thema, die er später wegen ihres zu persönlichen Tons zurückzieht, spricht er in der dritten Person von sich: »Als es am schlimmsten um ihn stand, war es ersichtlich, daß ihn der Arzt aufgegeben hatte. Er hegte keinerlei Zweifel mehr. Außerdem wurde er häufig von Todesangst heimgesucht.«[4] 1932 läßt er den Verrückten sagen: »Ich habe Angst vor dem Tod. Er macht mich blind.«[5] Und auch Meirsault, der an Pleuritis (Rippenfellentzündung) sterben wird, spricht von seiner »Todesfurcht«[6]. Seinem Freund Michel Gallimard, der angesichts seiner eigenen Tuberkulose den Mut verliert, vertraut er später ebenfalls an, »daß zweifellos wenige ihre Krankheit mit einem derartigen Abscheu und Entsetzen gesehen hätten wie er in seiner Jugend, als man ihn über die Art seiner Krankheit aufgeklärt hatte«[7].

Er wird also ins Hôpital Mustapha aufgenommen. Als

* »Zögling der Nation«

»Staatszögling« stand ihm dort kostenlose Behandlung zu. Aber er hält sich dort gerade lange genug auf, daß man in der rechten Brusthöhle einen Pneumothorax anlegen kann, denn er fleht seine Verwandten Acault an, ihn zu sich zu holen. Regelmäßige Kurzaufenthalte in diesem Krankenhaus, die im Rahmen der Behandlung für Lufteinfüllungen notwendig sind, verschaffen ihm jedoch Gelegenheit, Beobachtungen anzustellen, die er im »*Hôpital du quartier pauvre*« (Armenviertelspital) verwerten wird.

Camus entgeht dem Tode. Aber das Gefühl, vom Tod bedroht zu sein, wird ihn sein ganzes Leben lang nicht mehr loslassen und immer mehr oder minder intensiv gegenwärtig sein. Vor allem einen Teil seiner Jugend hat er in der Vorahnung eines programmierten und absehbaren Todes zugebracht. Und viele seiner Charakterzüge zeugen von dieser ständigen Todesangst.

Nachdem der erste Schock einmal überwunden ist, läßt sich seine Reaktion angesichts der Krankheit mit der Gides vergleichen, wobei man auch den Einfluß berücksichtigen sollte, den letzterer hier auf ihn ausgeübt haben kann[8].

Mit sechzehn (vor seiner Erkrankung) hatte Camus von seinem Onkel Acault, einem Metzger, der sich mehr für Literatur als für Fleisch interessierte, »*Les Nourritures terrestres*« geschenkt bekommen. Aber ob es nun die Natur der darin angesprochenen Empfindungen ist, die ihm nicht so zusagt, oder aber Gides Begeisterung für Nordafrika ihn weniger mitzureißen vermag, weil er dort lebt – er kann sich nicht für das Buch erwärmen: »Ich war dieser Schätze überdrüssig, zweifellos wünschte ich mir andere.«[9] Er gibt seinem Onkel das Buch zurück ... »Aus dieser Begegnung war nichts geworden.«[10]

Die Krankheit verschafft ihm Zeit und Gelegenheit, Gide wiederzulesen. Und jetzt schlägt mit einem Mal die Gleichgültigkeit in Faszination um: »Eines Morgens stieß ich endlich auf die ›*Traités*‹ von Gide. Zwei Tage später wußte ich ganze Passagen von ›*La Tentative amoureuse*‹ auswendig.« Aus seinen Lesenotizen geht hervor, daß er sich nicht getraut, »die ›*Nourritures*‹ wiederzulesen, um die Erinnerung an die Trunkenheit und

Ekstase, in die sie mich versetzt haben, nicht zu zerstören«. Es ist nicht allzu kühn, diesen Enthusiasmus, der ihn plötzlich von einer Lektüre zur anderen erfaßt, auf ein verändertes Bewußtsein zurückzuführen, das ihm durch das mittlerweile in Erscheinung getretene Atemsymptom zuwächst und ihm nun ermöglicht, Empfindungen mit Gide zu teilen, die er vorher nicht gekannt hatte.

Für Gide bedeutet das Tuberkulose-Symptom den Verlust des Lebenswillens. Bei Camus auf eine ähnliche Einstellung zu spekulieren, die die Krankheit begünstigt haben könnte, wäre unbegründet, da er, so scheint mir, nichts derartiges in bezug auf die Entwicklung seiner Tuberkulose geäußert hat.

Aber wie es auch – bei jedem Menschen – um die Ambivalenz zwischen Lebens- oder Todestrieb bestellt sein mag – nimmt das Krankheitssymptom so schwere Formen an, daß es an die Schwelle des Todes führt, dann kann es eine Abwehrreaktion hervorrufen, so daß alle Lebenskräfte gegen den Tod mobilisiert werden. Das war bei Gide der Fall.

Ebenso bei Camus, so scheint es: »All mein Abscheu vor dem Sterben leitet sich aus meiner Sucht zu leben her.«[11] Damit ist das Wesentliche ausgesagt: Ich verabscheue den Tod so sehr, daß mein Lebenswille stark genug ist, um mich ihm zu entziehen. Jean Grenier, der Camus zu Beginn seiner Erkrankung besonders nahestand, hat diese Einstellung im übrigen durch die Formulierung »das Ja zum Leben«[12] ausgedrückt. Mit zwanzig Jahren schrieb Camus einem seiner Briefpartner, der befürchtet hatte, er könne über der Krankheit den Mut verlieren: »Worauf es ankommt, ist, daß ich mir ein Ziel gesetzt habe, ein Werk … Sie müssen zugeben, daß diese Entschlüsse nicht gerade für Mutlosigkeit sprechen. Ein junger Mensch könnte außerdem nicht völlig aufgeben. Den Kräften zur Erneuerung, die er in sich trägt, können alle Schwäche und Müdigkeit nichts anhaben. Ich habe zu lange die Vitalität verkannt, die mir innewohnt … Ohne jegliche Selbstgefälligkeit stelle ich fest, daß ich zu Widerstand – Energie – Willen imstande bin … Mein körperlicher Zustand läßt schon zu wünschen übrig. Aber ich habe den Willen, gesund zu werden.«[13]

Daß mithin die »Kräfte zur Erneuerung« »allen Schwächen und Müdigkeiten zusammen« überlegen sind, sagt sehr viel aus. In dieser Hinsicht sind sich die Texte von Gide und Camus in verwirrender Weise vom Ausdruck her ähnlich, denn der »entfesselte Lebenswille«, der bei dem einen wieder und wieder auftaucht, findet in den »Heften« des anderen in der »wilden Leidenschaft zu leben, die den Sinn meiner Tage ausmacht«, sein Echo.

Es ist nicht allzu wichtig, zu erforschen, ob diese Gemeinsamkeit im Denken auf das beiden gemeinsame Symptom zurückzuführen ist, oder ob Gide Camus beeinflußt hat. Die Krankheit hat bei beiden dieselbe Reaktion hervorgerufen und zu denselben Konsequenzen geführt, d.h. zu einer gesteigerten »Sensibilität«, die sich günstig auf ihr künstlerisches Schaffen auswirkte.

Die Worte »hyperesthésie« (Überempfindlichkeit) und vor allem »porosité« (Porosität, Durchlässigkeit, Aufnahmebereitschaft) – natürlich für jegliche Sinneseindrücke, vor allem Farben – finden sich bei Gide, und Camus stellt 1936 seinerseits fest: »Wir sind fiebrig, aber porös.«[14]

Diese somit erworbene Porosität wird sich von nun an auf die Persönlichkeit und auf das Werk Camus' auswirken.

Vor seiner Erkrankung schien er die Begeisterung Gides für Nordafrika nicht zu teilen, dies ändert sich jedoch dann mit »Noces« (1938; deutscher Titel: »Hochzeit des Lichts«), wo er die wunderbaren Erlebnisse schildert, die ihm das Leben in Algerien in jenen Jahren bietet. Dieses Werk ist ein enthusiastischer Hymnus an das Glück und an das Leben.

In der Art, wie er dieses Glück auffaßt, unterscheidet er sich jedoch von Gide. Im Gegensatz zu diesem, bei dem die Wunscherfüllung über das Bewußtsein abläuft, ist das Glücksgefühl bei Camus instinktiv, und er empfindet »auf natürliche Weise« Befriedigung: »Wie arm sind die Menschen, die Mythen nötig haben ... Was brauche ich Dionysos zu erwähnen, um zu sagen, daß ich es liebe, die Kugeln der Mastixbäume unter meiner Nase zu zerreiben?«[15] schreibt er angesichts des herrlichen, wunderschön vor ihm liegenden Ortes Tipasa.

Hierin kommen seine Divergenzen mit Gide deutlich zum Ausdruck. »Kann ich mich soweit lächerlich machen und sagen, daß ich die Art nicht mag, in der Gide sich für den Körper exaltiert? Er fordert ihm ab, sein Begehren zu zügeln, um es dadurch noch zu steigern. Damit nähert er sich denjenigen an, die im Bordelljargon als Komplizierte oder ›cérebraux‹ (Hirnverhaftete) bezeichnet werden.«[16] Noch war die Zeit nicht gekommen, wo Gide ihn unter den jungen Schriftstellern dieser ihrer beider Generation bevorzugen sollte, wo sie einige Zeit in der Rue Vaneau zusammenwohnen würden und ihn der Tod Gides 1951 zutiefst schmerzen sollte[17].

Auf mittlere Sicht stellt das Atemsymptom für Camus den materiellen und psychischen Hintergrund dar, an dem sich sein philosophisches Denken orientiert und von dem her es sich entwickelt. Wie nimmt er dieses Symptom wahr?

Nach einigen Monaten (in denen die Krankheit fortschreitet) neigt er dazu, seine Tuberkulose zu »vergessen«, die er nicht spürt, da seine Atmung trotz eines durch den Pneumothorax zusammengedrückten Lungenflügels kaum beeinträchtigt ist. Er hält daher die für eine Heilung unerläßliche Ruhe nicht ein und übt verschiedene Gelegenheitsarbeiten aus, um sich finanziell über Wasser zu halten, außerdem hat er ein sehr aktives Vereinsleben und betreibt ein Philosophiestudium.

Die Tuberkulose, so stellt er später fest, nachdem er zeitlichen Abstand gewonnen hat, ist eine metaphysische Krankheit: »Man kann geheilt werden, man muß nur wollen.«[18] Ist nun aus diesem Aphorismus zu schließen, daß er niemals geheilt werden wollte? Seinem Freund Jean Bloch-Michel wird er später wiederholen: »Die Tuberkulose ist eine metaphysische Krankheit, denn man weiß nicht, daß man krank ist.« Aber das Symptom verleitet in seinen Augen auch zur Illusion und täuscht über den wahren Sachverhalt hinweg, da es die Gewißheit des Todes lediglich abmildert, während es in Wirklichkeit auf den Tod vorbereitet[19].

Falls Camus nach einer Bedeutung seines Symptoms gesucht

haben sollte, dann suggeriert sie ihm sein damaliger »Lehrmeister« Jean Grenier in einem Abschnitt der *»Kergueleninseln«* (in dem Buch *»Die Inseln«* enthalten, das Camus sehr liebte) ein wenig, als habe er bei der Abfassung an Camus gedacht: »Man wundert sich über die unzähligen Krankheiten und Unfälle, die uns plagen. Der Grund dafür liegt darin, daß die Menschheit, der täglichen Arbeit überdrüssig, eine elende Zuflucht in die Krankheit sucht, um ein bißchen von ihrem Seelenleben zu retten. Für einen Armen ist die Krankheit mit einer Reise gleichzusetzen, und das Leben im Krankenhaus ist für ihn fast wie ein Fürstenleben.«[20] »Das bißchen an Seele retten, das noch verblieben ist«, entsprach vielleicht nicht ganz der Wirklichkeit, die Camus damals erlebte. Aber die Tuberkulose wurde wirklich zur »Reise« für ihn, zu seinem ganz persönlichen Werdegang und Lebensweg.

Für ihn stellt sie symbolisch einen Vektor für die dem Menschen gesetzten *Grenzen* dar. Diese sind zunächst einmal natürlich physisch, denn er muß sich um seine Gesundheit sorgen. Er schränkt seine allzu beanspruchenden und breitgestreuten Aktivitäten nicht ein (persönliche Unternehmungen, Engagement fürs Theater sowie andererseits auch in der Kommunistischen Partei – aus der er sich schließlich nach ermüdenden Auseinandersetzungen zurückgezogen zu haben scheint). Er raucht viel zu viele Zigaretten, nimmt ab und spuckt immer wieder Blut (einmal im Kino in Begleitung des selbst tuberkulosekranken Max-Pol Fouchet). Dr. Legendre, zu dem ihn Charles Poncet geschickt hat, findet seinen Gesundheitszustand sehr besorgniserregend: »Er reibt sich von zwei Seiten her auf, und das kann übel für ihn ausgehen.« Bei einer Spazierfahrt auf dem Meer macht sich Poncet die günstige Gelegenheit zunutze und rät ihm, ein Sanatorium aufzusuchen (denn es war schwer, Camus auf seine Gesundheit anzusprechen). Camus sieht zwar grundsätzlich ein, daß er Erholung bräuchte, antwortet jedoch, er könne nicht aus seinem ihm menschliche Wärme bietenden Freundeskreis herausgelöst »in einer Krankenhausatmosphäre« leben. Er fährt also zur Erholung in die Alpen, geht aber nicht in ein Sanatorium.

Wenn er bis dahin seine Krankheit nicht »spürte«, so dringt sie ihm jetzt immer schärfer ins Bewußtsein, indem sie ihm Grenzen setzt. Seinem Tagebuch ist zu entnehmen, wie sehr sich das auf seine Gemütsverfassung auswirkt: »Das Fieber, das in den Schläfen pocht, das eigenartige und plötzlich von Welt und Menschen Verlassensein ... Was mich in den Alpen erwartet, ist nicht nur die Einsamkeit und der Gedanke, daß ich dort sein werde, um gesund zu werden, sondern das *Bewußtsein* meiner Krankheit.«[21]

Die Reise greift ihn sehr an. In Obersavoyen findet er bei seiner Ankunft statt des erwarteten Chalets eine fast unbewohnbare Hütte vor. Am ersten Abend kommt bei heftigen Hustenanfällen wieder Blut. Er zieht zu Freunden um, findet aber dort nicht die Abgeschiedenheit, die er zum Schreiben braucht. Bei einem Spaziergang, den er versuchsweise in den Bergen unternimmt, stellt sich heraus, daß die Alpen für ihn als Südländer nicht das Richtige sind. Abgesehen davon schränken seine Atembeschwerden jede körperliche Anstrengung ein: »Er war plötzlich gezwungen, haltzumachen und sich auf einer Bank auszuruhen.« »Das ist nichts. Das geht vorbei. Entschuldige«, sagt er zu seinem Freund Fréminville, der ihn auf dieser Reise begleitet[22].

Die Verschlimmerung seiner Atembeschwerden rückt Camus seine Krankheit viel stärker und bedrückender ins Bewußtsein. Er weiß, daß er nun endgültig auf manches so natürliche Vergnügen wie das Baden im Meer oder das Fußballspielen, welches ihm viel bedeutete, verzichten muß[23].

Aus den selben Gründen ist es auch mit den Aussichten auf eine Lehrtätigkeit vorbei. Während er sich auf den Auswahlwettbewerb für die »Agrégation« vorbereitet, lehnt eine Sonderkommission der Zentralregierung zweimal seine Teilnahme an diesem Wettbewerb wegen seiner Tuberkulose ab. Seine Enttäuschung währte sicher nicht lange, denn dieser erzwungene Verzicht auf eine »Laufbahn« verschafft ihm die unschätzbare Feiheit, sich seinem Werk zu widmen.

Später wird er über seine Krankheit sagen: »Natürlich fügte diese Krankheit zu den bereits bestehenden Fesseln neue hinzu, und zwar die härtesten. Aber letzten Endes begünstigte sie jene Freiheit des Herzens, jenes unmerkliche Abstandnehmen gegenüber den Interessen der Menschen, das mich vor jedem Ressentiment bewahrt hat ... Ich habe es rückhaltslos und ohne Gewissensbisse genossen.«[24]

Aber durch diese Grenzen, die sie dem Körper setzt, hat die Tuberkulose sicher dazu beigetragen, daß er sich der absoluten Begrenztheit alles Menschlichen bewußt wurde, und hat somit auch an der Entwicklung seines Konzepts vom Absurden ihren Anteil. Das Absurde bezeichnet das »Mißtönende«, wie ein Appell, der unbeantwortet bliebe. In eben dieser Geistesverfassung befindet sich Camus, als er Anfang 1937 seinen ersten Entwurf zum »*Caligula*« abfaßt.

Nachdem 1936 ein »heißes und wirres«, »zügellos wildes und übermäßig anstrengendes« Jahr[25] gewesen war, zieht er in das »Maison Fichu«, das auf den Anhöhen über Algier gelegen ist und das er »das Haus – vor – der Welt« tauft, um dort zu arbeiten. Von seinem Schreibtisch, der an dem großen Fenster steht, und auch von der Terrasse aus hat man einen herrlichen Blick auf die Bucht von Algier und das Umland. Er teilt sich mit netten Freundinnen in diese Villa; weitere Mitbewohner sind außerdem ein Hund, den man herrenlos aufgefunden und aufgenommen hat (und mit dem Namen »Kirk« nach Kierkegaard versieht, »der Hund der Angst«), sowie zwei Katzen, »Cali« und »Gula«[26].

Wie sollte man in dieser wohltuenden Atmosphäre nicht den Elan und den grenzenlosen Lebenshunger einer begeisterungsfähigen Jugend verspüren, sozusagen von Lebenswut erfaßt werden! Aber da ist die Krankheit, die ihre Verbote auferlegt. Und das ändert alles. Ein großer Bereich des normalerweise Möglichen bleibt Camus von nun an verwehrt. Aus dieser Zeit stammt die selbst angefertigte Karikatur mit dem tragischen Blick und dem verächtlich zum Flunsch verzogenen Mund, die er Marguerite Dobrenn mit folgendem Kommentar zusendet: »Dies hier ist Albéric, der Junge – Mann – der – glaubt – es sei eingetreten – und – der – feststellen – mußte – daß – das – nicht – eingetreten – war.«[27]

»*Caligula*« ist die Tragödie eines glücklichen Menschen, »der Fall eines Engels, der sich seine Flügel an der Sonne des Lebens verbrannt hat«[28]. In »*Le Malentendu*« wird Martha diese Empfindung wieder aufgreifen. In ihrem langen Monolog spricht sie vom Meer, sie träumt davon, am Meer zu leben, und wird es nie erreichen: »Ich bin zu weit von dem entfernt, was ich liebe, und gegen diese Entfernung gibt es kein Mittel.«

Mit seiner Liebe zum Leben, das er auslebt, wobei er doch ständig von Todesgedanken verfolgt wird, steht Camus den Griechen nahe (»Ich bin Grieche«), ebenso Ronsard, Montaigne und anderen Renaissancedichtern.

Im Januar 1942 kommt seine Tuberkulose erneut zum Ausbruch. Man kann nicht eigentlich von einem Rückfall sprechen: Da seine Tuberkulose niemals ausgeheilt war, konnte es sich nur um einen erneuten Vorstoß der Krankheit handeln. Eines Abends muß er in seiner Wohnung in der Rue d'Arzew in Algier plötzlich viel Blut husten, und es stellt sich heraus, daß die Krankheit auf die linke Lunge übergegriffen hat. Francine Camus holt schleunigst Dr. Cohen herbei, der gerade im Kino ist. Dieser Vorfall ist schwerwiegend und erzeugt große Angst, denn am folgenden Morgen sagt Camus mit schwacher Stimme: »Ich habe wirklich gemeint, es sei mit mir zu Ende.«[29]

In den folgenden Tagen gibt sich der Bluthusten wieder. Aber es muß auf der linken Seite ein Pneumothorax angelegt und regelmäßig durch Einblasen von Luft unterhalten werden. Camus fährt mit seiner Frau zur Erholung in eine Familienpension im Vivarais, die eine Tante von Francine in Le Panelier bei Chambon-sur Lignon führt, einer Hochburg des Protestantismus und später während des Zweiten Weltkrieges des Widerstands.

Als der Herbst kommt, hält er sich noch immer dort auf, wogegen Francine ihre Lehrtätigkeit in Algerien wiederaufnehmen muß.

Man kann sich seine Gemütsverfassung vorstellen – allein in diesem weltabgeschiedenen, winzigen Bergdorf, wo er in Algier an ein fröhliches und glänzendes Leben gewohnt war. Am 7. November 1942, als er neunundzwanzig wird, notiert er in sein Tagebuch: »Nicht ich verzichte auf die Menschen und auf die Dinge (ich wäre dessen nicht fähig), sondern die Dinge und die Menschen verzichten auf mich. Meine Jugend flieht mich: darin besteht das Kranksein.«[30]

In der folgenden Nacht landen die Alliierten in Nordafrika und hindern ihn somit daran, seine für den 21. gebuchte Rückreise nach Algerien anzutreten. Im nachhinein erfuhr man, daß das Schiff, auf dem er heimzureisen beabsichtigt hatte, den Vichy-Truppen in die Hände fiel und nach Marseille zurückgebracht wurde.

So sitzt er also nun den ganzen Winter in dieser unwirtlichen Gegend in der Haute Loire fest und ist während dieser Zeit in dreifacher Hinsicht vollkommen isoliert: durch die geographische Abgeschiedenheit, die Trennung von seiner Familie und schließlich durch die Krankheit.

Unter den Texten, in denen er auf sein Atemsymptom zu sprechen kommt, erscheint mir ein während dieser Zeit entstandener Text von seiner Aussage her am wichtigsten. Mit dem aufbegehrenden Schrei (»Sei still, Lunge«), den er in diesem »Land der Gleichgültigkeit« ausstößt, sagt dieser Text auch am meisten darüber aus, mit welcher Schärfe er damals das Symptom wahrnahm: »Ich verfolge diese unbewegliche Seefahrt ins Land der Gleichgültigkeit. Es bedarf der ganzen Natur und dieses weißen Friedens, den der Winter in die allzu feurigen Herzen trägt, um dieses von einer bitteren Liebe verzehrte Herz zu beschwichtigen... Sei still, Lunge! Fülle dich mit dieser fahlen, eisigen Luft, die dir zur Nahrung dient. Wahre Schweigen. Ich will nicht länger gezwungen sein, deinem langsamen Faulen zu lauschen – ich will mich endlich dem zuwenden...« (Hier bricht der Text ab.) Diese so aussagekräftigen Sätze bedürfen keiner Erläuterung.

Das Jahr 1942, das er in der Haute Loire zubringt, nimmt ihn hart her, ist jedoch für sein Werk ergiebig. In diesem Jahr wird nämlich sein philosophischer Essay *»Der Mythos von Sisyphos«* veröffentlicht. Hierin stellt er die wesentliche Frage: Da nun einmal alles absurd ist, da ich nichts vom Leben erwarte und nicht an Gott glaube, warum bringe ich mich denn nicht um? Die Antwort ließe sich nicht in einem einzigen Satz zusammenfassen. Aber man kann den folgenden Satz anführen: »Es gibt kein Schicksal, das durch Verachtung nicht überwunden werden kann.«[31] In jedem dieser Augenblicke, in denen Sisyphos in die Tiefe hinabsteigt, um dort den Felsblock zurückzuholen, den er wieder bis zum Gipfel hinaufschaffen muß, »ist er seinem Schicksal überlegen«. Camus stellt nicht das Glück in Aussicht, sondern lediglich, »daß sich der Mensch sein Schicksal zu eigen macht«[32].

Sein ganzes Leben hindurch bringt Camus der Krankheit in all ihrer Bedrohlichkeit diese Verachtung entgegen, er sucht sie in einer Art sportlicher Herausforderung zu negieren, als sei sie nicht vorhanden. Aus dieser Einstellung heraus ließ er sich sicher auch zu der wahnwitzigen Unternehmung hinreißen, unmittelbar nach Abschluß der Behandlungen, bei denen er Luft in die Pleura eingefüllt bekam, den Rückweg von Saint-Etienne bis nach Le Panelier mit dem Fahrrad zurückzulegen (sechzig Kilometer auf steilen Gebirgsstraßen bergaufwärts). Und mir scheint, dieses Bild eines Menschen voller Mut, überzeugend in seiner Kraft, aber gleichzeitig auch in seiner Gebrechlichkeit, bleibt uns unter den Bildern, die wir von ihm haben, am stärksten im Gedächtnis haften.

In Le Panelier beginnt Camus die Niederschrift von *»Le Malentendu«*, worin sich, wie er später sagen wird, »die Art von Klaustrophobie, an der ich damals litt« widerspiegelt. »Man bekommt in diesem Stück kaum Luft, das stimmt. Aber wir waren damals alle kurzatmig.«[33] Allerdings kommt der Ausdruck »le souffle court« (der kurze Atem) in seinem ganzen Werk häufig vor.

Er arbeitet auch an *»Le Peste«* (»Die Pest«), die erst 1947 erscheint, aber schon lange vorher begonnen war, was sich dadurch belegen läßt, daß er Namen aufgreift, die er in Le Panelier gehört hatte[34].

Dieser Roman zeugt vor allem davon, daß sich die innere Einstellung Camus' zu seinem Atemsymptom gewandelt hat und daß es sich nun anders auf sein Denken auswirkt. Die Hauptfigur des Romans ist ein Arzt, Dr. Rieux, und daß

Camus diese Wahl getroffen hat, ist sicher nicht ohne Belang, denn es läßt sich feststellen, daß gewisse Züge auf diesen Dr. Rieux übertragen wurden. So erklärt Dr. Rieux, als er »diesen Beruf ergriff«, habe er es »irgendwie ohne zu überlegen« getan, als einen Beruf, der so gut war wie alle anderen. Für einen Arbeitersohn wie ihn sei es schwierig gewesen, Arzt zu werden. Aber die Konfrontation mit dem Tod wird für ihn zum Stein des Anstoßes: »Und dann mußte man sterben sehen ... Und ich habe mich einfach noch immer nicht daran gewöhnt, sterben zu sehen.«[35]

Es geht auch aus zahlreichen von Camus verwendeten Ausdrücken hervor, daß er sich im Medizinerjargon bestens auskennt, vor allem im Bereich der Atemwegserkrankungen:

> »Einzig Rieux' alter Patient überwand sein Asthma vor Freude über dieses Wetter.
> ›Es brennt‹, sagte er, ›das ist gut für die Bronchien.‹
> Es brannte tatsächlich, aber nicht mehr und nicht weniger als ein Fieber.«[36]

Der alte Concierge Michel, der sich auf den Arm des Jesuitenpaters Paneloux stützen muß und nur mühsam vorantaumelt, hat glänzende Augen, einen kurzen und pfeifenden Atem und kann plötzlich auf der Straße nicht weitergehen. Camps schließlich ist an Fieber, Erkrankung der Achsellymphknoten und vor allem daran gestorben, daß er »schwach auf der Brust« war.

Aber darum geht es hier gar nicht so sehr. Wesentlich ist vielmehr, daß Camus die individuelle Krankheit den kollektiven Krankheiten, die als Seuche auftreten, gegenüberstellt. Denn er meint, es gäbe eine Antinomie zwischen derartigen Seuchen und anderen Krankheiten: »Haben Sie bemerkt«, sagte er zu mir, »daß man Krankheiten nicht kumulieren kann? – Nehmen Sie an, Sie haben eine schwere oder unheilbare Krankheit, einen schweren Krebs oder eine ordentliche Tuberkulose, dann werden Sie niemals die Pest oder Typhus bekommen, das ist unmöglich.«[37]

Diese Behauptung ist vom medizinischen Standpunkt aus

unhaltbar. Zwar ist bei solchen Krankheiten eine gewisse Immunisierung möglich, aber im allgemeinen herrscht eher Immundepression (Herabsetzung der Immunmechanismen) vor und schwächt also im Gegenteil das Terrain, das somit für intercurrente Infekte anfällig wird.

Aber lassen wir das. Für Camus war es ausschlaggebend, einer individuellen Krankheit (der Tuberkulose, an der er leidet und die ihn von der Gesellschaft absondert) eine Krankheit gegenüberzustellen, von der ein Kollektiv befallen wird (symbolisiert durch die Pestepidemie). Damit zieht er einen Vergleich zwischen dem tödlichen Pfeil, der seine Opfer eins nach dem anderen einzeln trifft, und jenem anderen, der den einzelnen innerhalb einer Gemeinschaft trifft, wo alle dem selben Los ausgesetzt sind.

Er schwingt sich also transzendierend über seine eigene Krankheit hinaus, denn zum Thema des Romans hat er nicht die Geschichte eines Schwindsüchtigen gewählt, was leicht und naheliegend gewesen wäre, sondern die einer Seuche, die eine Stadt heimsucht.

Und diese Seuche erweckt ein Solidaritätsgefühl unter allen Bewohnern der Stadt. Dr. Rieux, der meint, man brauche sich nicht zu schämen, wenn man das Glück wähle, erhält von dem Journalisten Rambert zur Antwort, man könne sich aber »schämen, allein glücklich zu sein«. Und wenn er auch früher immer gedacht habe, so fährt Rambert fort, »ich sei fremd in dieser Stadt und habe nichts zu tun mit euch. Aber jetzt, nachdem ich das alles gesehen habe, weiß ich, daß ich hierher gehöre, ob ich es will oder nicht. Diese Geschichte geht uns alle an.«[38]

Daß man sich dieser Solidarität bewußt wird, hat Camus selbst Roland Barthes gegenüber bestätigt, als Entgegnung auf dessen Interpretation von »La Peste«. Barthes hatte die Auffassung vertreten, dieser Roman begründe eine »antihistorische Moral und ein Sich-Zurückziehen in die Einsamkeit«. Im Gegenteil, betont Camus, der Roman behandelt das Trauma des »europäischen Widerstands gegen den Nazismus«. Eine lange Passage daraus, die in einer Anthologie über die französische

Résistance zitiert wurde, untermauert ebenfalls diese Interpretation und stellt gegenüber Barthes fest, daß sich von »*L'Etranger*« (»Der Fremde«) bis zu »*La Peste*« der Übergang »von einem Sich-Auflehnen eines Einzelnen (»révolte solitaire«) zur Anerkennung der Gemeinschaft«[39] abzeichnet.

Das Motiv der Trennung (dessen Bedeutung in »*La Peste*« von Roland Barthes hervorgehoben worden war) wird übrigens durch die Figur des Journalisten Rambert verkörpert, da dieser »auf seinen persönlichen Schmerz verzichtet, um sich der Allgemeinheit in ihrem Kampf anzuschließen«[40].

Auch wenn man von seiner eigenen Krankheit befreit ist, ist man demnach noch nicht vollkommen frei, solange die Seuche noch im Kollektiv umgeht: »Unsere Mitbürger waren wie jedermann, sie glaubten nicht an Heimsuchungen ... Sie glaubten sich frei, und keiner wird je frei sein, solange es die Geißeln der Menschheit gibt« (Die Pest, S. 27). Man weiß, welch prophetischen Charakter diese Sätze durch die späteren Ereignisse, den algerischen Unabhängigkeitskrieg, angenommen haben.

Aber für Camus ist nun endgültig der Schritt von einer endemischen Krankheit – an der er immerhin beinahe gestorben wäre – zu einer anderen Dimension, wo er die Dinge aus der Perspektive des Kollektivs wahrnimmt, vollzogen. Das ist der Schritt vom Individualismus zur Solidarität.

Es soll nun von den *langfristigen Auswirkungen* die Rede sein, die die Tuberkulose nach »*La Peste*« auf Camus hatte. Sie ist nicht ausgeheilt und wird es nie sein, denn sie ist chronisch geworden – das lastet nun sein ganzes Leben lang beständig auf ihm.

Mit *chronischer Tb* hatte man ein äußerst bedeutungsschweres Wort ausgesprochen. Es bezeichnete eine Lage, in der nichts und niemand Heilung gewährleisten konnte, auch wenn der Patient sich seiner Rolle entsprechend verhielt (d.h. sich die erforderliche Ruhe gönnte, was Camus nicht tat) und der Arzt seinerseits seine Rolle spielen konnte (d.h. die einzig verfügbare Behandlungsmethode so gut wie möglich durchzuführen). Man mußte sich also damit bescheiden, das Fortschreiten der

Krankheit zu verzeichnen. Und die Krankheit gewährte nur hin und wieder einmal einen Aufschub. Es hieß warten, immer nur warten, von einer Röntgenuntersuchung bis zur nächsten. Natürlich führt Camus während all dieser Zeit nicht eigentlich ein Krankendasein. Er lebt sozusagen »normal«. Aber was bringt einen auf die Dauer mehr zur Verzweiflung als ein Leben, auf dem die Krankheit ständig wie ein schwerer Druck lastet, das stets von der Todesdrohung überschattet ist?

Gegen Ende seines Aufenthalts in Le Panelier vertraut er übrigens seinem Tagebuch an – nachdem er im März 1943 das Erscheinen der ersten »pervenches«* verzeichnet und nochmals feststellt, daß die Tuberkulose nicht wehtut –: »beim schlichten Anblick eines Taschentuchs voller Blut den Tod vorausahnen, heißt, in schwindelerregender Weise in die Zeit zu stürzen – das ist der Schrecken vor dem, was auf uns zukommt.«[41]

Auf diesem Hintergrund werden persönliche Angriffe und Polemiken wie auch der »bis in die Eingeweide« verspürte und durchlittene Algerienkrieg seine Schaffenskraft und Lebensfreude stark beeinträchtigen können. Obwohl er schließlich bei einem Unfall ums Leben kommt, scheint Camus' Tod doch am Ende einer chronologischen Entwicklung zu stehen.

Aber man sollte zunächst einmal bis zum Sommer 1949, Zeitpunkt seiner langen Südamerikareise, zurückgehen. Er bereitet sich auf diese lange, anstrengende Vortragsreise vor, die ihn – allein – nach Brasilien, Argentinien und Chile führen wird. Bei der Abreise vertraut Camus, der ohnehin schon depressiv ist, einem Freund an, daß er sich wie unter einem Fluch fühle und daß es ein Fehler gewesen sei, sich auf diese Reise einzulassen[42].

Diese Gemütsverfassung erklärt sich – zumindest teilweise – aus seinem Gesundheitszustand heraus, denn der Rückfall, der erst bei seiner Rückkehr festgestellt wurde, hatte schon eine gravierende Verschlechterung bewirkt.

* Vincas, eine Art Immergrün – der Name leitet sich vom lat. pervincere = besiegen, überwinden von Krankheiten, her – Anm. d. Übs.

Während der Schiffsreise über den Atlantik notiert er in sein Tagebuch: »Zweimal hintereinander der Gedanke an Selbstmord.« Und weiter unten: »Ich spüre plötzlich ein furchtbares Brennen an den Schläfen. Ich glaube, ich verstehe jetzt, wieso man sich umbringt.« Der Philosoph des Absurden hatte sicher noch andere Gründe außer seiner Krankheit, um an Selbstmord zu denken. Aber es wäre Haarspalterei, wenn man diese diversen, eng miteinander verknüpften Motive »zergliedern« wollte. Allein die Tatsache, daß er sich niemals für längere Zeit feste Ruhepausen gönnte, obwohl dies für seine Heilung unerläßlich gewesen wäre, war schon in sich ein *selbstmörderisches* Verhalten. In Montevideo notiert er: »Muß mir zum ersten Mal in meinem Leben eingestehen, daß ich mich mitten in einem völligen psychischen Zusammenbruch befinde.«[43]

Von dieser langen Reise kehrt er völlig erschöpft zurück, durch Überanstrengung, Schlaflosigkeit, die Anforderungen, denen er gerecht werden mußte, und den Verdruß, um zwei Monate seines Lebens »gebracht« worden zu sein. Und jetzt kann man die Augen nicht mehr vor der Tatsache verschließen, daß die Beschwerden, die sich schon vor seiner Abreise geäußert hatten, nicht durch eine Grippe, sondern vielmehr durch einen *Rückfall in die Tuberkulose* hervorgerufen worden waren, was den depressiven Zustand begünstigte. Bei der Untersuchung seines Sputums findet man Koch-Bazillen, damit ist das Fortschreiten der Krankheit erwiesen.

Er schläft sehr schlecht, und seine Haut überzieht sich mit Ekzemen. Er muß zwei Monate das Bett hüten und bekommt mit als erster die neuen Medikamente Streptomycin und P.A.S. verschrieben. Aus den Eintragungen in sein Tagebuch im Oktober 1949 wird seine Gemütsverfassung deutlich: »Nach einer so langen Gewißheit der Genesung sollte dieser Rückfall mich niederdrücken. Und er drückt mich nieder. Aber da er auf eine ununterbrochene Reihe niederdrückender Vorfälle fällt, reizt er mich zum Lachen ... Auch der Wahnsinn ist Befreiung.«[44]

Zu seinen schweren Sorgen um seine Gesundheit gesellen sich die Angriffe, denen er sich als Schriftsteller ausgesetzt sieht. Er wird oft recht unbarmherzig kritisiert – das muß man als berühmter Schriftsteller in Kauf nehmen. Diese Kritik kommt aus dem Ostblock (in erster Linie der Sowjetunion), aber auch aus Frankreich. In der ersten Nummer einer neuen Zeitschrift, *Liberté d'esprit*, attackiert ein junger Journalist namens Roger Nimier die linken Schriftsteller heftig, und ganz besonders die hohen und starken Gefühle bei Camus. Und er schließt seinen polemischen Artikel folgendermaßen: »Wenn wieder ein Krieg kommt, dann wollen wir ihn weder auf den Schultern von Herrn Sartre führen noch mit den Lungen von Herrn Camus.«[45]

Dieser Hinweis auf die Lungeninsuffizienz von Camus erscheint allzu präzis, um lediglich auf Zufall zu beruhen und in völliger Unkenntnis der Fakten formuliert worden zu sein – denn eine Lungenkrankheit läßt sich schließlich nicht vom Gesicht ablesen.

Was immer auch von jemandem zu halten sein mag, der so etwas abfaßt und seine Redlichkeit noch dadurch zu bekräftigen sucht, daß er eine Berichtigung veröffentlicht, Camus ist durch diese Worte zutiefst getroffen und wird ihm nie verzeihen[46].

Während der Proben zu »*Les Justes*« (»Die Gerechten«) muß er das Bett hüten und geht nur aus dem Haus, um bei der Generalprobe dabeizusein; anschließend fährt er zur Erholung in die Nähe von Grasse. Dort kommt er wieder zu Kräften, sein Allgemeinzustand bessert sich. Aber das ängstlich-depressive Grundbefinden bleibt nach wie vor bestehen, und es genügt, daß man ihm verordnet, seinen Aufenthalt um drei Monate zu verlängern, daß er in bezug auf den Selbstmord eines Freundes schreibt: »Ich bin natürlich erschüttert, weil ich ihn sehr gern hatte, aber auch, weil mir plötzlich klar wurde, daß ich Lust hatte, das selbe zu tun wie er.« Und Maria Casarès gegenüber erklärt er, wenn er nicht damit rechnen könne, zu einem normalen Leben zurückzukehren, müsse er zu einer Entscheidung gelangen[47].

Damit meinte er, daß ihn ein zurückgezogenes Leben mit eingeschränkten Aktivitäten in keiner Weise interessierte. Und das zeugt von der Verzweiflung, die ihn angesichts der Ungewißheit über die Entwicklung seiner Krankheit und seine Heilungschancen überkam.

Nach dem Erscheinen von *»L'Homme révolté«* (»Der Mensch in der Revolte«) soll er René Char anvertraut haben: »Daß ich dieses Buch aus mir herausgestoßen habe, hinterläßt in mir eine große Leere und einen bestimmten Zustand ›schwebender‹ Depression.«

Die Kritik dieses Buches beschwört einen Sturm herauf, was sich angesichts der Verfassung, in der er sich befindet, sehr ungünstig auswirkt und Camus besser erspart geblieben wäre. »Breton und die Surrealisten eröffnen das Feuer«[48] aus verschiedenen Gründen, einer davon hängt mit dem Sinn des Wortes »révolte« zusammen. Da Camus außerdem die Unvorsichtigkeit begangen hat, streng mit Lautréamont (einem der Vorläufer des Surrealismus) und Rimbaud ins Gericht zu gehen, zieht er sich folgende Replik von Breton in *Arts* zu: »Man kann sich gar nicht genug darüber entrüsten, daß Schriftsteller, die sich der Gunst der Öffentlichkeit erfreuen, sich damit befassen, etwas herabsetzen zu wollen, das tausendmal größer ist als sie.« Darauf entspinnt sich eine Polemik[49], und da Camus die Angelegenheit zu einem Ende bringen will und sich weigert, seine Briefe in *Arts* erscheinen zu lassen, schreiben ihm seine Gegner »de l'arrogance et de l'immodestie« (Arroganz und Überheblichkeit[50]) zu.

Als (der selbst tuberkulosekranke) Francis Jeanson die Besprechung von *»L'Homme révolté«*, mit der ihn Sartre für *Les Temps modernes* beauftragt hatte, mit den Worten abschließt: »c'est d'abord un grand livre manqué« (vor allem anderen ist das ein danebengegangenes großes Buch[51]), trifft das Camus hart. Als sich schließlich auch noch Sartre in die Arena begibt und sich unmittelbar an Camus wendet, spricht er von dessen »Verletzlichkeit« und seiner »düsteren Maßlosigkeit, unter der Sie Ihre inneren Schwierigkeiten verbergen«. Das löst eine für Camus schmerzliche Polemik aus; damit endet eine Freundschaft, die ihm viel bedeutet und die er für dauerhaft gehalten hatte: etwas ist endgültig zerbrochen. Er vertraut einer Freundin an, daß er »den Geschmack am Leben verloren« habe.

Viele hätten unter derartigen Verletzungen gelitten. Wenn das bei ihm ganz besonders der Fall war, dann, so betont Roger Grenier, weil er sich »niemals einen Schutzpanzer zulegen konnte, um sich in seiner Sensibilität zu schützen. Es war leicht, ihn zu verletzen«[52]. Er war schon zu Beginn seiner Karriere oft angegriffen worden, und die Widrigkeiten, denen er sich jetzt ausgesetzt sah, wurden dadurch noch weit unangenehmer, daß sie ihn gerade in einem schwierigen Lebensabschnitt trafen.

Der Algerienkrieg mit seinen politischen und menschlichen Auswirkungen und die verschiedenen und oft einander widersprechenden Stellungnahmen, die man ihm abverlangt, nehmen Camus noch mehr mit. Man wirft ihm »Schweigen und Tatenlosigkeit« vor, obwohl er – durch eine Veröffentlichung, die fast völlig unbeachtet geblieben war[53] – das Gegenteil unter Beweis gestellt hatte.

Abgesehen davon macht sich das Atemsymptom immer deutlicher in seinem Körper bemerkbar, denn er schreibt an einen algerischen Widerstandskämpfer: »Sie werden mir bestimmt glauben, wenn ich Ihnen sage, daß mir in diesem Moment Algerien wehtut, wie anderen die Lunge wehtut.«[54]

Daraus geht hervor, in welcher seelischen Verfassung »La Chute« (»Der Fall«) (1956) abgefaßt wurde. Der lange Monolog von Clamence, dem emigrierten Rechtsanwalt, der nach Menschen sucht, denen er sich anvertrauen kann[55], enthält, so führt Camus aus, nur eine einzige Wahrheit: »den Schmerz und das, was er verspricht«[56].

Camus läßt sich letztlich zwar ebensowenig mit der Figur des Clamence wie mit der des Tarrou identifizieren. Aber in Sachen Schmerz ist er Experte geworden. Und woher nahm er gewisse Sätze, die er Clamence sagen läßt, wenn nicht aus persönlich Erlebtem? Wie kann man von Erschöpfung, Husten und vor allem von Fieber sprechen (letzteres kommt in »La Chute« sehr häufig vor), ohne damit das selbst Durchlebte zu meinen? Das Buch zeugt daher einmal davon, daß die Anspannung durch unerträgliche Schmerzen zunimmt und daß er gleichzeitig versucht, sie durch Schreiben zu bannen[57].

Am Anfang »passierte nichts, ich atmete«. Aber später »fiel mir das Leben dann nicht mehr so leicht ... Es kam mir vor, als ob ich etwas verlernte ..., das ich doch so gut konnte: ich meine, zu leben.«

Außerdem erscheinen die Feinde am Horizont: »Mir wurden alle Verletzungen gleichzeitig zugefügt, und ich verlor meine Kräfte mit einem Schlag ... So etwas kann niemand ... aushalten.« Und mit der Niederlage, die er erleidet, geht die Verschlechterung seines Gesundheitszustands einher, sie wird dadurch noch unterstrichen: »Man spielt das unsterbliche Wesen, und einige Wochen später weiß man nicht mehr, ob man sich noch bis zum morgigen Tag dahinschleppen kann.« Von der Atmung ist sehr viel die Rede: »Ich will atmen«, »um besser zu atmen«, »man atmet schlecht«. Und er entwickelt eine Art Gleichgültigkeit, wodurch sich »seine Sklerose« ausweiten kann. »Die tuberkulösen Lungen heilen, indem sie austrocknen, und bringen ihren glücklichen Besitzer nach und nach zum Ersticken. So war es um mich bestellt, der ich friedlich an meiner Heilung dahinsiechte.«

Es bleibt nichts anderes mehr übrig, als »sich zu unterwerfen«, »unbehaglich« in »dieser Verlieszelle« zu leben, wo man »auf Lebenszeit vergessen wurde« und wo man »in der Diagonale leben« mußte.

Auch wenn man von jeglicher Identifizierung absieht, läßt sich das Buch nicht eben als »neutral« ansehen. Es scheint sich um eine Katharsis zu handeln[58]: Die Trauer wird ausgelebt, um sie auf diese Weise zu verarbeiten.

Der Nobelpreis für Literatur, den er 1957 erhält und wofür er mit 44 Jahren (beinahe) der jüngste Preisträger ist, hätte ein erfreuliches Ereignis sein müssen. Statt dessen wird dieses Ereignis jedoch mit dazu beitragen, daß Camus' »mal-être« (Unbehagen) in einen depressiven Zustand übergeht. Nach langem Zögern nimmt er den Preis an und reist nach Stockholm. Die Reaktion seiner Kritiker bleibt nicht lange aus: Der Preis ist als Krönung eines abgeschlossenen Werks aufzufassen, Camus ist ein mit akademischen Ehren versehener, »einbalsamierter« Autor, mit anderen Worten: er ist tot.

Eine falsch interpretierte Antwort, die er einem forschen Journalisten erteilt, welcher ihn nach der Preisverleihungszeremonie mit einer Frage zum algerischen Drama in die Enge treibt, löst schließlich eine Lawine von Kritiken und Angriffen aus.

Unmittelbar nach seiner Rückkehr aus Stockholm ereignet sich ein Zwischenfall, aus dem deutlich hervorgeht, daß es mit seiner Gesundheit nicht zum Besten bestellt ist. Er ist bei Emmanuel Roblès zum Mittagessen eingeladen und trifft verspätet dort ein, heiser und am Ersticken. Man hat ihn in ein Taxi setzen und zu einem Arzt bringen müssen, damit er dort Sauerstoff inhalieren konnte. Er vertraut Roblès an, er käme sich wegen seiner Empfindlichkeit lächerlich vor, und fügt hinzu, so etwas sei ihm nicht zum ersten Mal passiert[59]. Er macht jetzt mit einem Krankengymnasten Atemübungen. Seine Angstzustände nehmen solche Ausmaße an, daß er verschiedene Phobien entwickelt und sich zu einem Psychiater in Behandlung begibt. Wenn ihm seine Atembeschwerden zu sehr zu schaffen machen, riegelt er sich in dem Bedürfnis, sich zu isolieren, in seiner Wohnung ab wie ein »krankes Tier«. Soweit erneut Selbstmordgedanken in ihm aufkommen, weist er sie als »unwürdig« von sich[60].

Ließen sich seine Atembeschwerden bessern?
Nach dem 1949 erlittenen Rückfall, als er zunächst die Hoffnung auf Heilung schon fast aufgegeben hatte, setzte Camus dann sehr auf einen Arzt, der von Wiederherstellung der natürlichen Abwehrkräfte, einer biologischen Therapie sprach und unter Umständen auch eine Heilung in Aussicht stellte. Dieser Arzt, den Camus bei einem Kurzaufenthalt in Paris aufsuchte, »fand sich einem erschöpften und verzweifelt wirkenden Mann gegenüber«. Camus vertraute ihm an, er befinde sich in einer in jeder Hinsicht ausweglosen Lage – materiell, familiär und beruflich – und könne das Buch, an dem er nun schon so viele Jahre arbeite, nicht zu Ende bringen[61].

Wie ich aus den von ihm verschriebenen Rezepten schließe, wirkte sich die von diesem Arzt vorgenommene Behandlung, die auf den »Spurenelementen« basierte und Mineralien (Kupfer, Kobalt, Mangan usw.) in infintesimalen Mengen kombinierte, gut auf den psychischen Zustand aus, damit ließ sich aber keineswegs die Tuberkulose heilen.

Handelt es sich um einen Placeboeffekt? Camus fühlt sich sowohl physisch als auch psychisch besser[62].

Im Juli 1955 trifft er Dr. René Lehmann (der Arzt Michel Gallimards) in Chamonix, und da diesem auffällt, daß Camus' Allgemeinzustand eher mittelmäßig ist und daß er die Höhe nicht verträgt und mit Atemstörungen reagiert, veranlaßt er neue Röntgenaufnahmen, die doppelseitig im Brustfell beträchtliche Spätfolgen zutage bringen, welche sich durch eine Pachypleuritis (zurückziehbare Lungenfellverdickung) gebildet haben – der Preis, den man für die Lungenkollapstherapie entrichten muß. Diese Pachypleuritis bewirkt eine zunehmende Einengung der Lungen, was diese in ihrer Ausdehnung hemmt und folglich die Belüftung behindert.

Dr. Lehmann denkt sofort an eine eventuell ratsame Pleurektomie[63]. Aber bei all seinem Bestreben, Camus behilflich zu sein, war dieser Vorschlag doch unvorsichtig, denn es mußte erst einmal ein ausreichendes Atemvolumen gegeben sein, um diese Operation überhaupt durchführen zu können. Das war nicht der Fall. Daher schreibt er ihm kurz darauf, um seinen Vorschlag, der sich als undurchführbar erwiesen hatte, mit Bedauern zurückzuziehen.

Mein Freund Dr. Brouet, der Camus in Paris ärztlich betreute, hat bestätigt, daß es tatsächlich keinerlei Alternative gab. Man konnte nur nach Möglichkeit alles vermeiden, was sein verbleibendes Atemvolumen weiter beeinträchtigen würde, indem er seine vielfältigen Aktivitäten einschränkte und seinen viel zu hohen und stark angreifenden Zigarettenkonsum herabsetzte, und ihn während der Phasen von akuter Bronchitis behandeln. In dem Bestreben, sein Werk fortzuführen, gab Camus von nun an besser auf seine Gesundheit acht.

Das kommt leider zu spät, denn die Jahre 1957 und 1958 verlaufen in dieser Hinsicht sehr ungünstig für ihn. Im März 1958 vertraut er Roger Quilliot an: »Ich habe eine lange und üble Zeit mit Depressionen hingebracht, die noch durch Atemstörungen erschwert wurde und wo ich nichts zustande brachte. Seit kurzem komme ich wieder zu Atem, der Ausdruck ist hier wirklich am Platze.«[64]

Zwischen 1957 und seinem Tode wird er fast nichts mehr schreiben, abgesehen von den zweihundert Seiten des *»Premier Homme«* (Der erste Mensch), die sehr mühsam zustande kommen.

Dieser schmerzlich erlittenen depressiven Phase, in der er eine Schreibhemmung hat und aus welcher er 1959 allmählich herausfindet, begegnet er mit seinem ganzen Mut. Er bleibt allem gegenüber offen und hält seinen Freunden die Treue, erweist sich ihnen gegenüber immer zugetan und warmherzig[65], insbesondere jungen Schriftstellern gegenüber, denjenigen vor allem, die mit Gesundheitsproblemen zu kämpfen gehabt hatten – ganz besonders, wenn es sich um Tuberkulose handelte[66].

Es wäre verfehlt, wenn man sich ihn in dieser Zeitspanne hinfällig und bettlägrig vorstellen wollte. René Char, der Camus in dieser letzten Lebensphase besonders nahestand (und diese Freundschaft bedeutete Camus sehr viel), teilt mir mit: »Camus war ein fröhlicher Mensch. Ich habe ihn zweimal *zu Tränen lachen* sehen – einmal davon drei Tage vor dem tödlichen Unfall. Das war mittags in Lourmarin, als er den Brief einer japanischen Dame laut vorlas, in den kunterbunt lauter Ausdrücke aus der arabischen Umgangssprache eingestreut waren.«[67] Lachen, um nicht weinen zu müssen? Denn sein Leben ist zu Ende. Er findet am 4. Februar 1960 bei der Heimfahrt nach Paris den Tod.

Zwar hielt er nicht selbst das Steuer des Wagens, der bei Villeblevin heftig gegen einen Baum am Straßenrand prallt. Aber mir geht dieses letzte Bild nicht aus dem Sinn, wo vorne in diesem von Michel Gallimard gesteuerten Auto zwei chronisch Tuberkulosekranke sitzen, zwei außergewöhnliche und uns anrührende Menschen, deren Schicksal uns nahegeht, weil sie bei all dem Lebensmut, über den sie verfügten, lange und schmerzliche Prüfungen durchmachen mußten.

Vierter Teil

Das Atemsymptom hat einen Sinn

7. Krise und Schrei

An diesem Punkt unserer Betrachtung stellt sich die Frage nach dem Sinngehalt des Symptoms. Ist es absurd, oder hat es etwas zu besagen? Die Etymologie ist in dieser Hinsicht zweideutig, denn (sun piptein) »fallen mit«, »befallen werden von« kann eine Kausalität zwischen dem Symptom und seinem Ursprung beinhalten oder auch nicht. Aber ehe wir voll auf diese Frage eingehen, wenden wir unser Augenmerk der *Einheitlichkeit* des Atemsymptoms zu.

Die Erkrankungen der Atemwege äußern sich nur durch eine begrenzte Anzahl von Symptomen: Niesen, Husten, Dyspnoe (Behinderung der Atmung), einige Varianten des Röchelns und der Ausatmung. Man könnte eigentlich sagen, es gibt nur ein Atemsymptom, da jedes dieser Einzelsymptome von zwei oft aufeinander folgenden Faktoren hervorgerufen wird: *Entzündung* der Atemwege und deren *Obstruktion* (Behinderung, Verstopfung). Es wechselt nur der jeweils angegriffene Ort (Nase, Hals, Rachen, Luftröhre oder Bronchien), wodurch das Symptom die eine oder die andere spezifische Ausprägung erhält, die sich dann in kritischen Momenten oder auch hörbaren Erscheinungsformen zeigt[1].

Das Atemsymptom wiederholt sich in monotoner Weise, so wie »das leise und traurige Singen des Asthmas in den Bronchien«[2], das Anatole France vernahm. Ganz einfach deshalb, weil der von ihm erzeugte Ton der Energie des selben Atmungsmotors entstammt, der auch das Symptom als solches hervorbringt.

Soweit zum Symptom, das gleichzeitig im Singular und im Plural auftritt. Krankheiten wie Tuberkulose und Lungenkrebs entsprechen ebenfalls einem Atemsymptom, in dem Maße, wie der Atem, auf den sie verändernd einwirken, durch die oben angeführten elementaren Erscheinungsformen eine Störung anzeigt. Diese Leiden bedingen sich übrigens oft gegenseitig (die geheilte Tuberkulose kann durch Asthma kompliziert werden, zum Asthma kann Bronchitis hinzukommen; der Krebs selbst entwickelt sich aus einer Raucherbronchitis).

Schematisch betrachtet läßt sich also das Atemsymptom als eindeutig ansehen, ganz gleich, wie es sich im einzelnen äußert und wie es sich anhört. Eindeutig – aber von seinem Bedeutungsgehalt her zweifellos *vieldeutig*, wie jede zwischenmenschliche Kommunikation. Verhielte sich das anders, dann wäre es kein Zeichen, sondern ein Signal und damit dem Tierreich oder der Mechanik zuzuordnen.

Ansätze zu einer Antwort auf die Frage nach dem Sinn des Atemsymptoms finden sich bei Georg Groddeck. Er ist Lungenfacharzt in Baden-Baden, genauer gesagt, Leiter eines Sanatoriums, zu einer Zeit, wo die therapeutischen Methoden im allgemeinen und die auf die Tuberkulose angewandten Therapiemethoden im besonderen sich nicht gerade durch sonderliche Wirksamkeit auszeichnen. Das hindert Groddeck nicht daran, eine originelle Auffassung von der Krankheit zu entwickeln und zu propagieren. Seiner Meinung nach muß der Arzt seine Behandlung auf den ganzen Menschen ausrichten; es genügt nicht, nur den Körper durch Medikamente oder chirurgische Eingriffe zu versorgen, denn dann befaßt man sich lediglich mit den Auswirkungen und läßt dabei die Ursache außer acht. Nun ist in seinen Augen das Symptom ein Wort, dem man keinen anderen Ausdruck zu verleihen vermochte oder zu verleihen wußte und das es zu entziffern gilt.

Der Arzt soll also versuchen, den Sinn dieses Symptoms zu verstehen, und dem Patienten helfen, ihn zu entdecken. Dieser kann sich dann davon freimachen und die »Sprache« (d.h. die Ausdrucksweise) wechseln, also gesund werden.

Es ist daher unbedingt notwendig, dem Patienten zu einem Verständnis seines Symptoms zu verhelfen, um zu vermeiden, daß es sich mit der Zeit endgültig in ihm »versteinert« und sich dadurch seine Persönlichkeit verändert.

Zu diesem Zweck organisiert Groddeck Vorträge, die allwöchentlich in seinem Sanatorium stattfinden und die seinen Patienten »die Erfahrung mit dem Wort«[5] nahebringen sollen.

Drei Jahre lang (1916–1919) veranstaltet er 115 derartige Vorträge für seine Patienten, mittwochs von fünf bis sechs Uhr. Für den internen Gebrauch im Sanatorium gibt er auch von 1917 bis 1918 eine Wochenzeitschrift, das »*Satanarium*«, heraus. Die Patienten und auch er selbst äußern sich dort frei über alle beliebigen Themen, einschließlich der Vortragsthemen, bei denen es um eine »Disziplin nicht des Wissens, ... sondern des Erfahrens ...« geht, ohne daß dabei jedoch die damaligen Therapiemethoden (Massagen, Bäder, Diät usw.) vernachlässigt würden.

Diese Auffassung vom Kranken und seiner Krankheit ließ Groddeck oft als Vater der »psychosomatischen Medizin« erscheinen. Diese Vorstellung* ist *widersinnig*[4]. Es ist hier nicht unsere Aufgabe, den Dualismusgedanken zu erörtern. Aber Groddeck wehrt sich ständig gegen diese absurde Dichotomie, die davon ausgeht, der Mensch sei die Summe von Geist und Körper, und es könne Krankheiten rein somatischer (körperlicher) Art geben, andere seien rein psychischer Natur, und schließlich gäbe es dann auch noch psychosomatische Krankheiten. Das Unbefriedigende an dieser Konzeption ist, daß sie im Laufe eines Menschenlebens einmal Krankheiten zuließe, die Symptomgehalt aufwiesen, und dann wiederum andere, die absurd wären und jeglichen Sinnes ermangelten.

In unseren Augen ist das Wichtigste am Konzept Groddecks sein grundlegendes Postulat: »Alles, was einem Menschen widerfährt, hat einen Sinn.«[5]

Durch die Krankheit kommt man nicht zu Schaden wie bei einem Unfall. Krankheit ist »eine Sprache«[6], »die wie jede Sprache verstanden, d.h. interpretiert werden will«[7]. Daher, so fährt Groddeck in seinen Erläuterungen fort, »muß der Arzt versuchen, dem nachzuspüren, was sich in jemandem abgespielt haben kann, was ihn dazu gebracht hat, mit Hilfe irgendeines Bazillus Fiebertemperaturen zu entwickeln, Tumoren wachsen zu lassen, gewisse Mikroben in sich eindringen zu lassen.«[8]

* von einer psychosomatischen Medizin

Derartige Konzepte haben natürlich einen Beigeschmack von Psychologismus. Sie sind zu grob formuliert und zu wenig nuanciert, manchmal auch allzu tollkühn, als daß sie sich ohne weiteres akzeptieren ließen. Man muß ihnen jedoch das Verdienst zubilligen, daß sie die Krankheit nicht als Seltsamkeit oder Ausartung ansehen, wie man das sonst zu tun pflegt, sondern in erster Linie als normalen Vorgang innerhalb des Lebens: »Jede Krankheit hat einen Sinn, einen Zweck; sie ist eine Schutzmaßnahme und soll den Menschen vor etwas schützen, das noch schrecklicher ist als seine Lungenentzündung, sein Krebs, seine manische Zweifelsucht oder seine Angstneurose.«[9]

Diese Auffassung vertritt auch Franz Kafka, als er 1917, zu einem Zeitpunkt, als man seine Lungentuberkulose erkannt hatte, in sein Tagebuch notiert: »Ist die Lungenwunde nur ein Sinnbild ..., Sinnbild der Wunde, deren Entzündung F. (Felice) ... heißt ...« Gleichzeitig schreibt er an Max Brod: »... es spricht dann die Krankheit statt meiner, weil ich sie darum gebeten habe«, und an Felice: »Ich halte nämlich diese Krankheit im geheimen gar nicht für eine Tuberkulose, oder wenigstens zunächst nicht für eine Tuberkulose, sondern für meinen allgemeinen Bankrott.«[10] Wenig später teilt er wiederum Max Brod mit: »Ich bin zu der Meinung gekommen, daß die Tuberkulose, so wie ich sie habe, keine eines besonderen Namens werte Krankheit ist, sondern nur eine ihrer Bedeutung nach vorläufig nicht einzuschätzende Verstärkung des allgemeinen Todeskeims.«

Im Gegensatz zu den üblichen Standardvorstellungen, wonach eine Krankheit »großenteils psychisch bedingt« oder im Gegenteil »eher organisch« wäre, sollte man also lieber davon ausgehen, daß jede Krankheit gleichzeitig zu 100% organisch und zu 100% psychisch ist und daß man einen für den Patienten schädlichen Irrtum begeht, wenn man das eine oder das andere ausklammert[11].

Wenn der Terminus »psychosomatisch« in Frage zu stellen ist, dann deshalb, weil er sich nicht als schlüssig erwiesen hat, und vor allem, weil er die Dichotomie Seele – Körper, die er doch eigentlich aus der Welt schaffen sollte, eher noch verewigt hat.

Einem Einwand muß also sofort und ein für allemal entgegnet werden, denn er ist es wirklich nicht wert, nochmals darauf zurückzukommen. Man könnte uns nämlich vorwerfen, das Symptom zu *psychologisieren* bzw. seine organische Komponente unberücksichtigt zu lassen, um es ausschließlich unter psychologischem Aspekt zu betrachten. Hier liegt ein Fallstrick, und es handelt sich um ein sehr altes Mißverständnis, das von dem manichäischen Widerspruch ausgeht, der alles auf den Gegensatz zwischen Geist und Körper, Psyche und Soma, zurückführt. Bei einem Patienten, der an Bronchitis oder Asthma leidet, lassen sich natürlich immer »organische« Schäden feststellen, die eine Erklärung für das Zustandekommen der Bronchitis oder des Asthmas liefern. Aber deshalb kann man trotzdem nach dem Warum forschen, d. h. danach, was die Krankheit eigentlich bezwecken soll.

»Es ist schlimm, daß sich die Ausdrücke ›Körper‹ und ›Seele‹ in der Menschheit verbreitet haben«[12], bemerkt Groddeck, dessen Denken den Traditionen hippokratischer Medizin folgt. Während Galenus und die Ärzteschule von Knidos gerne organizistisch denken, um die Krankheit und den Kranken voneinander abzugrenzen, betrachten Hippokrates und die Ärzteschule von Kos die kranke Person in ihrer Gesamtheit: »Es gibt nur ein Ziel, an dem der ganze Körper beteiligt ist: eine universelle Sympathie.«[13]

Bevor wir diese Überlegungen zum Sinn des Symptoms abschließen, sei betont, daß Sinn eine Absicht, die Ausrichtung auf ein Ziel, impliziert. Es wäre nun natürlich dumm, wollte man behaupten, ein bestimmter Patient habe Asthma oder Tuberkulose *gewollt*. Trotzdem kann das in sich »unsinnige« Symptom in bezug auf seinen Träger einen Sinn aufweisen.

Wenn jedes Symptom einen Sinn hat, was kann dann der Sinn des Atemsymptoms und insbesondere des Asthmas sein? Da der jeweilige Sinn womöglich so viele verschiedene Aspekte annehmen kann, wie es auch Spielarten des Symptoms gibt, kann hier keine einheitliche Antwort erteilt werden. Aber

man kann zunächst einmal ergründen, mit welchen Urphäno-
menen die Atmung verbunden ist.

Am Anfang waren die Atmung und der Schrei

Ich parodiere hier den Evangelisten Johannes (»Am Anfang
war das Wort«), um hervorzuheben, welche Urbeziehungen
zwischen Atmung, Schrei und Sprache für den Menschen bestehen.

Beim Menschen setzt die selbständige Atmung im eigentlichen Sinne mit der Geburt ein. Bei manchen Tieren (Zicklein,
Lamm) beginnen jedoch schon im Uterus Atembewegungen;
das ließ sich auch im Uterus der Frau feststellen, wo Ansätze zu
derartigen Bewegungen ab der sechzehnten Schwangerschafts-
woche nachgewiesen werden konnten. Diese Bewegungen reproduzieren von der Haltung her die Brustatmung, wobei sich
der Mund öffnet, der Kopf nach hinten hochgezogen wird und
sich die Arme heben. Die Frequenz dieser angedeuteten Atembewegungen steigt im Verlauf der Schwangerschaft an und
kommt schließlich kurz vor der Geburt bis an die Frequenz bei
einem Neugeborenen heran[14].

Demnach besitzt der Fötus eine aktive neuromuskuläre
Atemsteuerung, noch ehe der Atmungsapparat voll ausgebil-
det ist. Aber letztlich fehlt ihm das Wesentliche, d. h. die direkte
Sauerstoffzufuhr. Es ist hier die Mutter, die über ihre eigenen
Lungen, die Placenta (den Mutterkuchen) und die Nabelschnur
das Gewebe ihres Kindes zum Atmen bringt.

Dieses sieht sich bei seiner Geburt brutalen Veränderungen
ausgesetzt. Nachdem es bisher Flüssigkeit um sich hatte, wird
es nun in ein Milieu versetzt, wo es von Luft umgeben ist. Man
kann nicht genug betonen, welch ungeheuren *Gewaltakt* diese
Abtrennung von der Mutter in physiologischer, biologischer
und emotionaler Hinsicht darstellt. Dieser Trennungsvorgang
entspricht einer *sintflutartigen* plötzlichen Vernichtung und Ka-
tastrophe, denn die Dämme brechen, die das Kind in dem von
Flüssigkeit gefüllten Uterus seiner Mutter schützten. Es wird

brutal hinausgestoßen und sieht sich unvermittelt der Luft der Außenwelt geöffnet und ausgesetzt, die auf es einströmt und es durchdringt. »Ich habe keine ganz klare Erinnerung daran behalten, wie ich zum erstenmal nach draußen gelangte«, schreibt Claude Roy, »an das Empfinden von Wärme und Kälte bei der Geburt, *noch an das allererste Hereinströmen von Luft in meinen Blasebalg.* Das einzige, was ich mit Sicherheit weiß, ist, daß ich mich vorher wohl fühlte und nachher erstaunt war.«[15]*

Hier handelt es sich wohl um ein biologisch vorprogrammiertes Bewußtwerden dessen, daß alle Lebewesen sterblich sind, es wird also etwas ins Gedächtnis eingespeichert. Da sich dieses Gebiet nur schwer erforschen läßt, sind die medizinischen Erkenntnisse hier noch unzureichend und stehen jedenfalls in keinem Verhältnis zu der großen Bedeutung, die ihm zukommt. Das Durchschneiden der Nabelschnur, zu einem Zeitpunkt, wo der Nabel noch pulsiert, verdeutlicht und erhärtet die Trennung von der Mutter und trägt noch weiter zu diesem Trauma bei.

Das erste Wort, das ein Mensch hervorbringt, ist ein geatmeter Schrei

Nachdem es aus dem Mutterleib ausgestoßen worden ist (wobei es stets irgendein Trauma davonträgt), wird das Neugeborene atmen, und seine eigenständige Atmung setzt mit einem *Schrei* ein. Ein Schrei, dem eine wesentliche Bedeutung zukommt und der eine zweifache Funktion erfüllt, da er gleichzeitig Atmung und sprachliche Äußerung ist.

Das Zusammendrücken des Thorax beim Passieren durch die O-Ebene des Beckeneingangs bewirkt die erste Einatmungsbewegung. Indem der Thorax wieder sein vorheriges Volumen erreicht, wird zum ersten Mal Luft in die Lungen

---

* »erstaunt« im Original: »étonné« – vgl. auch den frz. Fachausdruck »né étonné«, der im Folgenden erläutert wird – Anm. d. Übs.

eingesaugt. Darauf erfolgt das erste Ausatmen, das wiederum den ersten Schrei auslöst.

Physiologisch gesehen ist dieser Schrei *notwendig*, um die Atmung einzuleiten. Um den ungeheuren Widerstand der Luftwege zu überwinden, der von ihrem äußerst geringen Durchmesser sowie dem Kollaps der Alveolen infolge des Fruchtwasserdrucks bzw. des elastischen Lungenwiderstandes herrührt, macht die erste Atembewegung wirklich einen großen Kraftaufwand erforderlich[16]. Dieser Schrei wird lange das einzige Kriterium bleiben, das eine Atemmessung gestattet. Solange das Kind seine Atmung nicht bewußt beeinflussen und den Gegebenheiten anpassen kann, ist der Schrei der einzige Parameter, der eine Einschätzung seiner Lungenkapazität erlaubt. So wird das maximale Atemvolumen beim Säugling aufgrund seiner Befähigung zum Schrei bzw. nach der Lautstärke seines Schreies ermittelt[17].

In der medizinischen *Semiotik* (Lehre von den Krankheitsanzeichen) stellt der erste Schrei dann ein *Zeichen* der Kraft des Neugeborenen und seiner Atmung dar. »Hat es sofort geschrien?« wird die erste Frage sein, die der Kinderarzt der Mutter stellt, um zu erfahren, ob das Kind bei der Geburt normal war. Wenn das Kind nicht sofort geschrien hat, dann ist es »stumm«, wie »erstaunt« geboren (frz. »né étonné«), so lautet der medizinische Fachausdruck. Und Arzt oder Hebamme geben ihm kräftige Klapse, um es »aufzuwecken« und damit zum Schreien und zum Atmen zu bringen – eine recht brutale Art, um es aus seiner alten Welt in eine neue zu befördern.

Aus *sprachlicher* Sicht stellt dieser Schrei das erste Wort dar, das ein Mensch hervorbringt. Demnach ist die Atmung von Anfang an und immerwährend der treibende Motor für die Sprache. Die Anwendung der Atmung zum »Sprechen« wird einen wesentlichen Faktor für die Kommunikation zwischen Mutter und Kind bilden. Indem sie auf die Appelle des Kindes eingeht, befriedigt die Mutter Bedürfnisse, die ursprünglich vegetativer und biologischer, aber natürlich auch emotionaler Art sind[18]. Die Atmung *moduliert* die Töne, die das Kind von sich gibt, mit allen Abstufungen in seinen Schreien, durch die es sich nach und nach sein »Vokabular« aufbaut, um zum Ausdruck zu bringen, daß es Hunger hat, daß es müde ist, in den Arm genommen werden will oder aber etwas verweigert. Damit, daß hier Absichten ausgedrückt werden können, wird auch die Lüge möglich, d. h. der Schrei läßt sich nutzen, um ein Bedürfnis vorzutäuschen, wenn es in Wirklichkeit um ein anderes Bedürfnis geht wie z. B. Liebe und Zuwendung zu erhalten (oder auch bloß die Anwesenheit der Bezugsperson). Durch Schallnachahmung gelingen dann die ersten Wortbildungen. Eine immer bessere Beherrschung der geatmeten Luft wird es später ermöglichen, Worte zu artikulieren, d. h. den sprachlichen Ausdruck immer weiter zu entwickeln. Das trägt dazu bei, daß sich eine Einzigartigkeit herausbilden kann, in der sich ein Mensch von allen anderen unterscheidet und damit als eigenständige Persönlichkeit existiert.

Mit dem ersten geatmeten Schrei stellt das Neugeborene zum ersten Mal seine Selbständigkeit unter Beweis, ein Vorgang, der noch vor der Durchtrennung der Nabelschnur nicht mehr von der Mutter abhängig ist. Dieser Schrei ertönt also wie ein erster persönlicher Ausdruck eines Lebewesens, der dem eigenständigen und freien Ich vorausgeht und woraus sich zweierlei Konsequenzen ergeben.

Eine davon ist die erste *Kontaktaufnahme mit der Welt* außerhalb, oder im weiteren Sinne mit dem Kosmos. Das Kind *in utero* (im Mutterleib) erhält nämlich seinen Sauerstoff von seiner Mutter, genauer gesagt: vom Kosmos über seine Mutter. Es schöpft ihn von nun an selbst direkt aus dem Kosmos, und »die Lungen werden zur Placenta, die den Menschen an die kosmische Mutter bindet«[19]. Der Mensch erlangt Autonomie durch die *Trennung* von seiner Mutter, und auch wenn dieser Bruch unbewußt erfolgt, so hat er doch eine *Prägung* hinterlassen, die noch spätere Auswirkungen zeitigen kann. Die Atmung ist demnach von Anfang an an das Trauma der Trennung von der Mutter gebunden, woraus möglicherweise Leiden erwachsen kann. Daraus können Trennungsangst sowie die Furcht, das Liebesobjekt zu verlieren, entstehen.

Autonomie, Kontakt mit der Außenwelt und Sprache kommen über den ersten Schrei, den ersten Atemzug, aber auch und in erster Linie durch die körperliche Loslösung von der Mutter zustande. Zusammenfassend läßt sich der Atmung also eine lebenswichtige vegetative Funktion, die Hämatose, zuerkennen, sowie eine beziehungsschaffende, kommunikative Funktion als Grundvoraussetzung für die Sprache und deren Substitut, das Symptom, und schließlich durch die ins Gedächtnis geprägte Erinnerung an die Angst, die die Trennung von der Mutter ausgelöst hat, welche der Atmung ebenfalls anhaftet, eine grundlegende Rolle in der psychisch-gefühlsmäßigen Ausprägung der einzelnen Person.

Daraus wird nun die extreme Ambivalenz, die vielfache Bedeutung des Urschreis klar ersichtlich. Und es wird demzufolge auch deutlich, welches Gewicht dem Aussagegehalt dieses Schreies (oder seiner Entsprechungen in Husten oder Asthma) zukommt – eines Schreies, der ein ganzes Leben lang ausgestoßen (oder verdrängt) wird, sei dies unmittelbar oder aber über das unüberhörbare Atemsymptom.

Dieser *Urschrei* ist also gleichzeitig *großartig* (denn er erfolgt im Augenblick des Geborenwerdens) und *tragisch* (weil er symptomatisch für die Hinfälligkeit und Ausgesetztheit der Conditio humana ist).

Er geht vielen anderen Schreien voraus, mehr Schmerzensals Freudenschreien, wenn ich an Krankheiten denke. Im Verlauf einer Lebensgeschichte können die Atmung und die Art, wie sie sich jeweils anhört, somit ein ganzes Feld von Ausdrucksmöglichkeiten bilden, das einen dringenderen Appell als Worte darstellt, wenn es gilt, Wesentliches an Gefahr, Leiden oder Trennungsangst zum Ausdruck zu bringen.

Nach dem Geburtsschrei wird die Atmung bei den Infektionskrankheiten des Säuglings, z.B. *Bronchioliten*, bald unüberhörbar zu Wort kommen. Die *Laryngitis stridula* (tonische Kehlkopfentzündung) behindert aus mehrfachen Gründen in schwerer und geräuschvoller Weise die Atmung des Säuglings, wobei sie durch ihr hochakutes Auftreten und Geräusch der Mutter in dramatischer Weise Schrecken einjagt, als ob ihr Kind den Erstickungstod sterben müßte. Und dann der

Schluchzkrampf (»spasme du sanglot«)! Diese Säuglinge, die weinen und deren Kummer so überwältigend ist, daß sie aufhören zu atmen.

Dann kann sich das Symptom auch in akuten Asthma- oder Hustenanfällen äußern. Muß schließlich noch daran erinnert werden, daß das *Röcheln*, worunter der Arzt ein ungewöhnliches Geräusch versteht, das er beim Abhören der Brust feststellt, zunächst einmal das »Geräusch« bezeichnet, »das bei Sterbenden dadurch entsteht, daß Luft durch den angestauten Schleim hindurchdringt«[202]. Das Atemsymptom erinnert also ständig an die letzte Lebensphase.

Und der Atem hat sehr wohl das letzte Wort – mit »dem letzten Seufzer«, den man in dem Augenblick tut, wo man »den Geist aufgibt«, »den letzten Atemzug tut«!

Symptom eines Appells

Läßt sich im geräuschvollen und wiederholten Auftreten dieses Atemsymptoms nicht eine Art *rudimentäre Sprache* ausmachen, die anstelle des durch den Kehlkopf artikulierten *Wortes* aus dem tiefsten Inneren kommt?

Und versucht diese unartikulierte Sprache, die während einer kritischen Lebensphase hervorgebracht wird, nicht etwas auszudrücken, das zu schmerzlich ist, um in Worte gefaßt werden zu können, dem Unsagbaren zum Ausdruck zu verhelfen? Sie ist demnach als eine Art Schrei zu verstehen.

Aber ist dieser dem Anschein nach regressive Schrei nicht Nachahmung, Reminiszenz und *Wiederholung des Urschreis*? Françoise Dolto argumentiert für diese Möglichkeit, wenn sie einem Gesprächspartner antwortet, ob der (christliche) Glaube Sicherheit gebe: »Ja, vorausgesetzt, man hat kein Asthma. Wenn jemand wirklich gläubig ist ..., ist das dasselbe wie ein Baby, das geboren ist und gut atmet; das nicht nach rückwärts gewandt ist und in die Vergangenheit zurückkehren will, was die Psychosomatik beim Asthma bezeichnet.«[21]

Wie ließe dieser Schrei, der in einem Kontext von schwerer

Atemnot sowie physischer und zugleich psychischer Bedrängnis hervorgestoßen wird, nicht auch an eine Klage denken?

Da er oft nachts erfolgt und mit Angst und Ersticken gekoppelt ist, kann man da schließlich verkennen, daß es sich bei diesem Schrei um einen Hilferuf handelt? Einen Appell an den anderen, unter Zuhilfenahme dieser vernehmlichen Körpersprache, die den Erstickungstod mimt, um deutlich zu zeigen, in welcher extremen Notlage man sich befindet? Übrigens erinnert uns die Etymologie daran, daß »cri« (Schrei) sich vom lateinischen quiritare herleitet: die Bürger (*quirites*) zu Hilfe rufen. »

Wer um Hilfe ruft, leidet. Die Sprache, die sein Atem spricht, ist nicht rudimentär, sondern vielmehr in dramatischer Weise beredt.

Symptom und Leiden

Das Atemsymptom entspricht also einem Schrei, einem Appell und bringt ein *Leiden* zum Ausdruck, das zu stark ist, als daß es in Worte gefaßt werden könnte.

Symptom welches Leidens?

Auf diese Frage gibt es keine eindeutige Antwort. Denn im Rahmen der Entwicklung des Menschen stellt die Atmung einen sehr *archaischen* Prozeß dar, und wie wir gesehen haben, ist sie zusammen mit zahlreichen anderen Vorgängen mit den Anfängen des Menschenlebens verquickt. Eine zu stark vereinfachende oder einseitige Antwort würde also verkennen, wie komplex sich die Sachlage hier verhält. Man kann lediglich Anhaltspunkte vorschlagen, die sich aus der Psychoanalyse wie auch aus der klinischen Praxis bieten.

Somit werden wir uns zunächst dem Werk Freuds zuwenden und zu ergründen suchen, was es zu unseren Betrachtungen beiträgt.

Freud setzt sich ausführlich mit dem Problem der Atmung auseinander, denn er schlägt schon 1895 vor, die »Angstneurose«, zu der er als Beispiele die Formen »mit Störungen der

Atmung, mehrere Formen nervöser Dyspnoe, asthmaartigem Anfalle«[22] anführt, von der Neurasthenie zu unterscheiden.

Mit der ersten seiner berühmten fünf Psychoanalysen, der Krankengeschichte der »Dora«[23], geht er detaillierter auf das Atemsymptom ein. Diese Dora, offensichtlich eine Hysterikerin, vereint in der Tat vielerlei Symptome in sich, aber ihre Beschwerden haben im Alter von acht Jahren mit Asthma begonnen – Freud konsultiert sie allerdings erst, als sie achtzehn ist. Sie hängt mit besonderer Zärtlichkeit an ihrem Vater, einem wohl sehr liebenswürdigen Mann. Diese Zärtlichkeit war seit dem sechsten Lebensjahr durch das Mitleid, das die schwere Erkrankung des Vaters, eine Lungentuberkulose, in ihr erregte, noch gesteigert worden. Auch nachdem diese Tuberkulose ausgeheilt ist, bleibt der Vater kurzatmig, was ihm Überanstrengung und Bergsteigen verbietet. Und Dora bekommt ihren ersten Anfall eben bei einer Bergpartie.

Ihre Besorgnis um den geliebten Papa, den seine Tuberkulose husten macht, wie auch die Symbolik um den »Odem« dieses Vaters beeinflussen Dora in ihrer Atmung. Und das in extremem Maße, wie Freud betont: »Dieser Husten, der gewiß ursprünglich von einem geringfügigen realen Katarrh herstammte, war ohnedies Nachahmung des auch mit einem Lungenleiden behafteten Vaters ...« Dora kopiert also das Symptom ihres Vaters, so wie sie es später auch mit dem Symptom ihrer älteren Cousine (Magenschmerzen) machen wird, die sie am Vortag besucht hatte.

Als Dora mit achtzehn Jahren Freud konsultiert, leidet sie an Hustenanfällen, die drei bis fünf Wochen andauern, wobei zeitweise auch völlige Stimmlosigkeit auftritt. Doras Unterbewußtes scheint ziemlich auf ihre Atemsymptome fixiert zu sein, denn sie »gewöhnte sich daran, der Bemühungen der Ärzte zu spotten und zuletzt auf ärztliche Hilfe zu verzichten«. Obwohl sie der Medizin gegenüber nicht feindselig eingestellt ist, lehnt sie es kategorisch ab, irgendeinen neuen Arzt zu konsultieren, und ihr Vater muß erst ein Machtwort sprechen, ehe sie Freud aufsucht.

Dieser erfährt im Laufe der Analyse, daß Dora in einen

Freund ihrer Eltern, Herrn K., verliebt ist ... Nun fallen die Zeitabschnitte, in denen sie stimmlos ist, mit den Abwesenheiten des Herrn K. zusammen ...

Das heißt, die Stimmlosigkeit tritt auf, wenn sie ihre Stimme nicht braucht, um zu ihm zu sprechen, und ihm statt dessen viele lange Briefe schreibt. Der Husten, so meint Tristani, ist daher »der einzige Zug, wodurch sich Dora mit ihrem Vater identifiziert, und ihre beiden Symptome, Husten und Stimmlosigkeit, stellen eine Art von Oszillieren zwischen Exzeß (Husten) und gänzlichem Fehlen (Stimmlosigkeit) dar, das sich um jenen Punkt bewegt, an dem sich die Atmung im Gleichgewicht befindet und der den körperlichen Raum für das gesprochene Wort eröffnet.«[24]

Freud vermerkt später, daß das Asthma Doras nach dem Ende ihrer Masturbationszeit aufgetreten ist und daß sie Zeuge einer Liebesszene zwischen ihren Eltern wurde, deren Schlafzimmer sich neben dem ihrigen befand. Er postuliert also, daß die Dyspnoe (Atembeschwerden) der Angstneurose nur »losgelöste Stücke aus der Koitusaktion« darstelle. In Fällen wie bei Dora, meint Freud, muß man »das Symptom der Dyspnoe, des nervösen Asthmas, auf die gleiche Ursache, auf das Belauschen des sexuellen Verkehrs Erwachsener, zurückführen. Unter dem Einflusse der damals gesetzten Miterregung konnte sehr wohl der Umschwung in der Sexualität der Kleinen eintreten, welcher die Masturbationsneigung durch die Neigung zur Angst ersetzte.«

Diese Interpretation ist oft vorgeschlagen worden und wurde mit einigen Beispielen untermauert, wie dem Fall eines jungen Mädchens, dessen Asthma einsetzte, als sie beim Geschlechtsverkehr mit einem Mann im Alter ihres Vaters keuchte.

Aber so lehrreich die psychoanalytische Betrachtungsweise auch ist, die uns Freud für Doras Asthma vorschlägt – es heißt nicht, den Meister beleidigen, wenn man seine Deutung nicht auf jedes Asthma überträgt ... was Freud im übrigen selbst gar nicht tut!

Wie dem auch sei, das Thema *Angst* steht im Mittelpunkt

eines seiner Werke[25]. Dieses Wort, das auf eine indoeuropäische Wurzel zurückgeht, bedeutet »zusammendrücken«; *Angustium* veranschaulicht ein Beengtwerden, und die »großen Schwierigkeiten, zu atmen«, die eine Begleiterscheinung der Angst bilden, gehören mit in ihre Definition hinein[26]. Es ist also eigentlich die Angst, die uns den Atem raubt. Die Patienten gebrauchen vielsagende Redewendungen: »das bedrückt mich«, »das schnürt mir die Kehle zu«, »das drückt mir die Brust zusammen wie in einem Schraubstock«, und auch die Hände der Patienten formulieren gerne mit, indem sie das Zusammendrücken der Kehle oder der Brust veranschaulichen. Die als Knebel benutzte makabre »Angstbirne«* oder »Würgebirne« hinderte, wie erinnerlich, so sehr am Atmen, daß Schreien nicht möglich war.

Wenn Rank[27] die Bezüge zwischen Geburtsereignis und den frühesten Kindheitsphobien schon herausgearbeitet hatte, so kam doch Freud das Verdienst zu, dieses Thema präziser zu fassen und zu nuancieren. Die »Urangst« bei der Geburt ist in seinen Augen auf eine Gefahrensituation bezogen. Aber später »werde« (so paraphrasiert Freud Rank) »das Neugeborene den Angsteffekt in allen Situationen wiederholen, die es an das Geburtsereignis erinnert«.

Bei welchen Gelegenheiten wird dieses Angstgefühl reproduziert? Derartige Situationen gibt es in großer Anzahl, und sie sind schwer analysierbar, weisen jedoch für Freud einen gemeinsamen Nenner auf: »Die Angst erscheint so als Reaktion auf das Vermissen des Objekts, ... die ... bei der Trennung von der Mutter entstand.«[28] Es sind demnach Situationen des Mangels, in denen sich die Gefahrensituation reproduziert und wo die Angst in Erscheinung tritt. Diese Angstreaktion erweist sich auch noch beim Säugling als »zweckmäßig, indem die Richtung der Abfuhr auf Atem- und Stimmuskulatur nun die Mutter herbeiruft ...«

---

* im Frz. auch in den allgemeinen Sprachschatz eingegangen – so heißt »poire d'augoisse« nicht nur »Knebel, Würgebirne«, sondern auch »herbe Birne«; »avaler des poires d'augoisse« = »großes Herzeleid erdulden«. Anm. d. Übs.

Freud lehnt jedoch eine ausschließlich psychologische Deutung der Säuglingsangst vor einer Trennung von der Mutter ab, da es hierfür auch eine biologische Erklärung gibt: Im Uterus befriedigt die Mutter die biologischen Bedürfnisse des Fötus. Dann aber gilt: »Das psychische Mutterobjekt ersetzt dem Kinde die biologische Fötalsituation.«

Der zunächst als angstauslösender Faktor wirkende Objektverlust wird allmählich durch Existenzangst überlagert, denn schon vom Mutterleibe an bewegt sich das Leben stetig auf den Tod zu. In jeder Situation, welche die Hilflosigkeit des Säuglings – der wir alle einmal waren – reproduziert, kann sich daher über die Atmung ein leiderfüllter Hilferuf Ausdruck verschaffen.

Aber mit den beiden Atemphasen sind auch noch viele andere Faktoren verknüpft, die möglicherweise beim Atemsymptom wirksam werden.

Die Einatmung (Inspiration) führt dem Lebewesen den aus dem Kosmos geschöpften Sauerstoff zu. Dieser Sauerstoff erneuert es. Bei jeder Atembewegung wird es mit der frisch eingeatmeten Luft wieder ganz neu geboren, und durch diese »Inspiration« erfährt es auch eine Wiedergeburt seiner geistigen Fähigkeiten. Es ist kein Zufall, daß dasselbe Wort »Inspiration« diese Phase des Luftschöpfens, des Einströmens der Luft aus dem Kosmos und gleichzeitig den Anstoß zu schöpferischer Tätigkeit bezeichnet. Die Einatmung weitet auch die immaterielle, geistige Dimension im Menschen aus, denn da sich das Zwerchfell senkt, dehnt sich der Brustkorb aus, und in dem selben Maße verkleinert sich der »materiell orientierte« Bauchraum.

Schließlich weist das Einatmen auch eine *erotische Dimension* auf.

Ohne sich soweit vorzuwagen, dies deutlich auszusprechen, hatte Freud doch schon geahnt, daß der Atmung etwas Erogenes anhaftet, wenn er meint, eine erogene Zone sei »eine Haut- oder Schleimhautstelle, an der Reizungen von gewisser Art eine Lustempfindung von bestimmter Qualität hervorrufen«[29].

Für Tristani ist das Ziel des Atmungstriebes die Befriedigung, die das Einsaugen der Luft verschafft. Die Erogeneität der Atmung besteht demnach eher als die Oralität, denn wir atmen, ehe wir saugen. Das »Atmen« (die Aktion des Atmens) stellt »die erste Organisation der Libido« dar, die wie die Ernährung zu den Ich-Trieben gehört und die Sexualtriebe unterstützt.

Die Ausatmung (Exspiration) ist zuallererst eine physiologische Notwendigkeit, um die verbrauchte Luft auszustoßen. Von »verbraucht« bis zu »beschmutzt, verunreinigt« ist es nicht weit. Und wie wäre auch der menschliche Atem nicht unrein?! Der Kult eines slawischen Gottes, Svantekit, enthält einen in dieser Hinsicht bedeutungsvollen Ritus: Bei den Vorbereitungen für das Fest darf der Priester, dem es als einzigem erlaubt ist, am Vortag den Tempel zu betreten, nicht atmen, um den Tempel nicht durch seinen Atem zu verunreinigen. Der Ärmste muß also jedesmal, wenn er ausatmen muß, schnell zur Tür laufen!

Der Vorgang des Ausatmens stellt auch eine Energiequelle dar, die sich vielfach nutzen läßt. So kann diese allmählich abgegebene und modulierte Energie in den Dienst der *Sprache* gestellt werden, der, so wichtig sie auch ist, im Verhältnis zum Odem bloß zweitrangige Bedeutung zukommt[30].

Ausatmen bedeutet vor allem, *sich* von der in die Lungen eingeatmeten Luft *zu trennen*. Und diese Trennung kann als Verlust aufgefaßt werden. Sie stellt also einen »besonders bedeutungsschweren Signifikanten« des Todes dar, aber auch »unzählige kleine Tode, die zur Erhaltung des Leben notwendig sind«. Durch ihre beiden Zeitphasen erscheint die Atmung, von der Lacan meinte, sie ließe sich nicht »zerschneiden«[31] (unterbrechen), also doch »zerschneidbar«. Ausatmen bedeutet auch exspirieren, den Atem aushauchen, mithin den endgültigen Verlust des Odems, da exspirieren/aushauchen ein Synonym für sterben ist. Und vielleicht muß man beim Asthmatiker auf diese Bedeutungen verweisen, denn seine Atemstörungen bedeuten »eine Schwierigkeit, sich von der eingeatmeten Luft zu trennen«[32].

Ein Verweigern der Luft?

Ist daher die Annahme erlaubt, der Asthmatiker »verweigere« das Ausatmen, sperre seine Bronchien, um seine Luft bei sich zu behalten? In der selben Weise, wie bei neurotischer Verstopfung die Nahrung zurückbehalten wird? Diese Analogie kann von Interesse sein. Aber es gibt eine weitere, noch lehrreichere: die Analogie mit der psychogenen Anorexie (Magersucht)[33]. Die davon Betroffenen, oft junge Mädchen, entwickeln eine Aversion gegen die Ernährung, verweigern die Nahrungsaufnahme und siechen dahin. In der selben Weise, wie ein solcher Anorektiker nun die Nahrungszufuhr verweigert, »verweigert« der Asthmatiker die Luft, während er laut vernehmlich seinen »Lufthunger« hinausschreit.

Raymond Queneau spricht es übrigens im Zusammenhang mit dem Asthmaanfall seiner Figur Louis-Philippe des Cigales klar aus: »Es ist ein kleiner Raum[34] da, in den sie[35] (die Luft) nicht eindringt, ein kleiner, ganz verästelter Baum, ähnlich einem Doppelbaum, der die ungeheure Atmosphäre nicht will.«[36]

Daß sich beim Asthmatiker die Bronchien verschließen, scheint von dieser Verweigerung zu zeugen. Wenn dies über drei verschiedene Störungen abläuft – Ödem der Schleimhaut, vermehrte Schleimabsonderung sowie Spasmus der glatten Bronchialmuskelfasern –, was die gesamte Abfolge des Atemvorgangs beeinträchtigt, so bewirkt dies im Endeffekt, daß sich Dukten (Leitungen) *verschließen*, die ihrer Bestimmung nach *offen* sein müssen.

Was »verweigert« der Asthmatiker denn aber?

Sich von der Luft zu trennen, den Atem auszuhauchen, der gleichzeitig den Lebensodem bedeutet (und folglich den Tod). Und man sollte nicht vergessen, daß ein Zurückbehalten der Luft, angehaltener Atem Genuß verschaffen kann. »Die Formulierung: *Man hielt den Atem an, man wagte nicht zu atmen* hat einen tiefen Sinn«, schreibt Valéry[37]. Denn es gibt eine Art »Philosophie des Zurückhaltens«, wonach sich der Mensch gegen sich selbst aufteilt und die natürlichen Bedürfnisse des Organismus nicht strikt beachtet und auf dem kürzesten Wege zu befriedigen sucht.

Mit seiner Weigerung, auszuatmen, lehnt der Asthmatiker gleichzeitig eine Grundtatsache in der Biologie des Menschen – und im Leben überhaupt – ab, nämlich den *Rhythmus*, d.h. den *Wechsel*, der für jede organische Funktion kennzeichnend ist: Systole – Diastole, Sekretion – Exkretion, Zurückhalten – Entleeren, Einatmen – Ausatmen usw.

Und diese Dysrhythmie, dieses Verweigern der Ausatmung, hemmt die Kommunikation des einzelnen mit seiner Umgebung, die, wie wir gesehen haben, auf harmonischem respiratorischem Austausch beruht. Das Asthma könnte also zeichenhaft für eine Verweigerung einer solchen Kommunikation stehen. Das trifft vor allem auf den Allergiker zu, der nicht toleriert, abstößt, zurückweist. Die Haltung des asthmatischen Kindes, dessen Thorax oft in sich verkürzt ist, so stark ist sein Rücken verkrümmt, Hals und Schultern nach vorne gebogen sind, verrät etwas von dieser Weigerung, mit seiner Umgebung zu kommunizieren, will mir scheinen.

Das »eigentümliche Zeremoniell«, das Freud in seinen Beobachtungen des *Wolfsmannes* berichtet, scheint diese Kommunikationsverweigerung ebenfalls zu bestätigen. Dieses »eigentümliche Zeremoniell« befolgte der Wolfsmann, »wenn er Leute sah, die ihm leid taten, Bettler, Krüppel, Greise. Er mußte geräuschvoll ausatmen, um nicht so zu werden wie sie, unter gewissen Bedingungen auch den Atem kräftig einziehen.«[38]

Warum Verweigerung?

Die Luft verweigern geschieht auch, so scheint es, um etwas zu *sagen*. Durch die rudimentäre Sprache der Bronchien, durch ein (einziges) Wort. Wenn wir wieder auf die Analogie mit den Anorektikern zurückkommen, dann muß man den Augenschein dessen akzeptieren, was dieser konkret verkündet: Diese

Funktion der Nahrungsaufnahme, die lebensnotwendig ist und zu der ich durch einen instinktiven Reflex veranlaßt werde, stelle ich in den Dienst von etwas noch Wichtigerem, dem ich Vorrang einräume. Und manche Personen, die in Hungerstreik getreten sind, wie bestimmte Nordiren, haben sehr wohl unter Beweis gestellt, daß sie fähig waren, für ihre Sache den Hungertod auf sich zu nehmen. Wie extrem muß ihre »Botschaft« sein, wenn sie zu solchen extremen Gewaltakten gegen sich selbst schreiten konnten!

In der selben Weise gibt uns der Asthmatiker zu verstehen: Gewiß, Atmen ist lebenswichtig. Ich bin jedoch bereit, für etwas anderes, das mir noch wichtiger ist, diese lebenswichtige Funktion aufs Spiel zu setzen, *in die Waagschale zu werfen*. Genauer noch, was ich zu sagen habe, ist genauso wichtig wie mein eigenes (»biologisches«) Leben. Es ist mir so sehr darum zu tun, es zu sagen, der Zwang, es zu sagen, ist so stark, daß ich es über meine Bronchien hinausschreie. Koste es mich, was es wolle, und auch dann, wenn ihr mich daran hindert.

An dieser Stelle kann man nicht umhin, an das Wort Jesu zu erinnern: »Wenn diese werden schweigen, so werden die Steine schreien.«[39] Das Asthma gibt uns also folgendes zu verstehen: »Ebenso wie mit der Nahrung beschränkt sich die Auseinandersetzung des Menschen mit der Luft nicht bloß auf die biologische Notwendigkeit, zu atmen, im rhythmischen Kommen und Gehen von Ausatmen und Einatmen. Wie der Anorektiker, die Magersüchtige mit der Nahrung, so hat der Asthmatiker ein dialektisches Verhältnis zu dieser lebenswichtigen Substanz Luft. Irgendwo, jenseits aller Worte, stellt der sogenannte ›psychogene‹ Anorektiker das Stückchen Fett in Frage, da, wo der Asthmatiker ein bißchen frische Luft in Frage stellt. Besser noch: sie reiben uns in karikierender Weise genau das unter die Nase, was wir irgendwo alle genauso machen wie sie.«[40]

Was bezweckt die Krise beim Asthmaanfall?

Hier muß nun der Asthmaanfall als *Krise* genauer auf seine Bedeutung und vor allem auf seinen *Zweck* hin untersucht werden.

Die *Krise* (vom griechischen *krisis*) ist von der Etymologie her »der Akt oder die Fähigkeit des Unterscheidens«[41]. In der juristischen Terminologie drückt das selbe Wort im Französischen das Entscheiden (Fällen eines Urteils) aus. Im weiteren Sinne ist also die Krise der Ausgang, die Auflösung, und mithin letztlich in der Medizin die entscheidende Phase einer Krankheit, der kritische Zeitpunkt im Krankheitsverlauf.

Hippokrates hat den medizinischen Sinn der Krise mit äußerster Klarheit erkannt, wenn er beobachtet, daß die meisten Krankheiten in ihrem Entwicklungsprozeß nach »der wohlgeordneten Feierlichkeit einer Tragödie«[42] ablaufen. In seinen Augen setzt sich das Krankheitsdrama aus den nacheinander abfolgenden Phasen zusammen, in denen die Krankheit sich zunächst entwickelt und zunimmt, bis sie dann in der nächsten Phase einen bestimmten Zustand erreicht hat, in dem sie über einen gewissen Zeitraum verbleibt, um dann in der dritten Phase wieder abzuklingen. Aber der Zeitpunkt, auf den es ankommt, der entscheidende Moment des Konflikts, sei dieser nun ein Konflikt der Leidenschaften oder der Krankheitssymptome, ist das Phänomen der »Kochung«, wodurch die »Körpersäfte« das »schädliche Prinzip« umwandeln, um es daraufhin aus dem Organismus auszustoßen. Und das Genie des Hippokrates erweist sich, wenn er hier intuitiv spürt, daß die Krise, die den Konflikt auflöst, *auf die Heilung abzielt*.

Wie verhält es sich nun mit der Krise beim Asthmaanfall?

Wie Hippokrates es vorausahnt, wenn er von den »Körpersäften« spricht, liegt der »klinischen« Krise eine *biologische Krise* zugrunde. Diese ergibt sich beim allergischen Asthma aus dem Konflikt, der sich zwischen einem von außen kommenden Aggressor, dem Allergen, und dem Antikörper, einer Instanz zur Verteidigung des Körpers, abspielt.

Diesem Konflikt wohnt eine zweifache Ökonomie inne. Der

eine Aspekt ist offensichtlich *toxischer Art* (toxisch = giftig), pathogen, und löst die Krise aus. Aber gleichzeitig hat dieser Konflikt eine *heilsame* Wirkung, da er auf eine Entzündung zurückgreift, um den »Angreifer« einzukreisen.

Hier liegt eine der wesentlichen, zur Erhaltung des Lebens unabdingbaren biologischen Gesetzmäßigkeiten vor, denn das Leben könnte ohne ein auf immun- und/oder allergischen Reaktionen basierendes Abwehrsystem nicht fortdauern. »Jedes Lebewesen ist bestrebt, in seinem Sein zu verharren.«[43] Das bedeutet, daß der Organismus alles abstößt, was nicht mit seiner eigenen Substanz identisch ist, d.h. einen Fremdkörper darstellt (z.B. Abstoßen von Transplantaten bei Organverpflanzungen).

Hippokrates hat also in prophetischer Weise erfaßt, daß eine Krise *ziel*orientiert ist[44]. In Analogie zu seinem biologischen Zweck hat ein Asthmaanfall also einen Zweck für die einzelne Person zu erfüllen. Und zwar, das Ich in seiner Integrität zu verteidigen. Der Ablauf dieses Anfalls umfaßt im übrigen, wie die Krise, die Hippokrates bei den Infektionskrankheiten erkannte: (1) eine Anfangsphase, wo die Vorboten dem Asthmatiker (der die seinen erkennt wie der Epileptiker durch seine Aura Bescheid weiß) ankündigen, daß ein Anfall herannaht, (2) eine Phase des Anwachsens (Anabase), (3) einen Höhepunkt, wo die Atemnot und Angst ihren Paroxysmus (höchsten Grad) erreichen und vielleicht ein Urerlebnis reproduzieren – den Angstanfall, den diese Person bei der Trennung vom Liebesobjekt durchgemacht hat.

Unmittelbar, nachdem dieser Gipfel erreicht ist, setzt (4) die Auflösungsphase ein, die Besserung und das Genießen dieser Besserung bringt. Bis es dann (5) zur nächsten Krise kommt... Ja, es wird wahrscheinlich einen Rückfall geben. Aber zunächst einmal ist »etwas« – wie die Mikrobe bei der von Hippokrates beschriebenen Krise – ausgestoßen worden, das die Integrität dieses Wesens bedroht hatte. Die Krise zielt also auf eine Katharsis ab. Sie verteidigt das innerste Wesen einer Person, ihr Ich, das vielleicht sterben würde, wenn ihm die Möglichkeit versagt wäre, diesen feindlichen Eindringling auszustoßen.

Und vielleicht verwirklicht der Asthmatiker – wie jeder andere, der an einer krisenartig auftretenden Krankheit leidet – für sich eben das, was Aischylos seinen Zuschauern durch seine Dramen vermitteln wollte. Denn die strukturelle Symmetrie zwischen dem Asthmaanfall und der dramatischen Krise in den Stücken des Aischylos ist recht faszinierend. *Agamemnon*, das erste Drama der *Orestie*-Trilogie, wo sich die Krise wie beim Asthma in fünf Phasen entwickelt, bietet hierfür ein wichtiges Beispiel[45]*:

(1) Schon zu Beginn wird dem Zuschauer bewußtgemacht, daß eine Situation herrscht, in der das Gleichgewicht gefährdet ist und man Unbehagen verspürt. Etwas wird geschehen. Troja ist eingenommen (wodurch die Rückkehr Agamemnons möglich wird). Und der Wächter, der die Nacht auf dem Dach des Atridenpalastes zubringt, redet so, wie es ein Asthmatiker tun könnte, der durch die Vorboten seines nächtlichen Anfalls aufgeweckt wird: »Statt des Schlummers tritt zur Seite mir die Angst, daß ich die Augenlider schließe fest im Schlaf.« Und etwas weiter: »Die schöne Ordnung von früher herrscht nicht mehr« (»seufz' ich um das nicht mehr trefflich verwaltete Haus«). Agamemnon, der die Krise auslösen wird, trifft ein. Und (2) die Spannung erhöht sich. Denn Klytemnästra täuscht beim Empfang Agamemnons Wiedersehensfreude vor, wohingegen der Zuschauer weiß, daß sie den Plan hegt, ihn zu töten.

Mit der Ermordung Agamemnons erreicht die Krise ihren Höhepunkt (3). Die Auflösung (4) bahnt sich nun unmittelbar darauf mit der Befriedigung Klytemnästras an, die durch diesen Tod frei wird: »Die Rache ist also vollzogen.« Ihre Tochter Iphigenie ist gerächt, aber sie freut sich vor allem deshalb, weil sie so ihren Geliebten behält. Ägisth ist ebenso glücklich, seinen Rivalen beseitigt und seinen

---

* Dt. zitiert in der Übersetzung von Emil Staiger, Reclams Universalbibliothek Nr. 508 (1987), Zeilen 14f., 1576; sowie Bezugnahme auf Zeilen 18f., 1500ff., 1645f. u. 1666f. – Anm. d. Übs.

Vater Thyest gerächt zu sehen: »O freundlich Licht des Tages, der Vergeltung bringt!«

Aber diese Befreiung ist nur vorübergehender Natur. Denn schon während ihrer Auflösung trägt die Krise die folgende (5) im Keim, die in den »*Choephoren*« durch das Rachegelüst Elektras und Orests entsteht. Alles ginge gut, »es sei denn, ein Gott führte Orest bis zu uns«, sagt schon ein Chorführer. Das Drama hat sich also aus einem Zustand der Unsicherheit in einen anderen Zustand weiterentwickelt, der aber ebenso ungesichert ist wie der vorhergehende, da er ja selbst die nächste Krise hervorruft.

Das Publikum des Aischylos, das sich mit den Schauspielern identifizierte, konnte auf diese Weise zu wiederholten Malen seine ureigenen Spannungen über sie abreagieren (exorzieren), so wie der Asthmatiker über seine Krisen ein unsagbares Unbehagen ausdrückt, das er niemals vollständig zum Ausdruck bringen kann. Denn der Asthmatiker weiß offensichtlich nicht, was er mit seiner Krise »sagen will«. Und im übrigen kommt es auch gar nicht so sehr darauf an, was er nun eigentlich sagen will, Hauptsache, er sagt es überhaupt. Seine Lage ist der des Dichters analog. Es ist kaum übertrieben, zu behaupten: »Der Dichter weiß nicht, was er sagen will.«[46] Ebensowenig wie eine wahrsagende Sibylle eigentlich wußte, was sie sagen wollte. Nun, der Vergleich scheint ebensogut auf den Asthmatiker anwendbar zu sein – dies um so mehr, als er mir durch einen Rechtschreibefehler (Fehlleistung?) in Examensarbeiten von Medizinstudenten ins Gedächtnis gerufen wird, die von einem »râle sibyllant« beim Asthmatiker schreiben (anstatt »sibilant« für »pfeifendes Röcheln«).

In derselben Weise, wie sich die Sibylle durch die »Orakelschreie« von ihrer Inspiration befreite und in Delphi die »Konvulsionen der Pythia« die Orakel Apollos abgaben, ist sich der Asthmatiker keineswegs darüber im klaren, was er über das Pfeifen während des Anfalls zum Ausdruck bringt. Aber es dient vielleicht dazu, eine Angstsituation zu bannen, die so unerträglich ist, daß er sonst daran stürbe.

So unverständlich sie auch waren, hatten die Orakel doch eine angstbefreiende Wirkung, da sie den Glauben an eine Beziehung zu den Göttern und ein Gewahrwerden der von ihnen gegebenen Zeichen ermöglichten. Aber dieses Freiwerden von der Angst ging nicht über eine gleiche und gemeinsame Sprache vonstatten. Das wäre zu banal gewesen, um noch glaubwürdig zu erscheinen. Paradoxerweise ließ sich diese Sprache gerade durch ihre Unverständlichkeit »begreifen«.

In der selben Weise greift der Asthmatiker, der etwas Unsagbares nicht sagen kann oder der kein Gehör findet, selbst wenn er es vernehmlich sagt, auf eine nicht sprachliche, aber beredte Ausdrucksform zurück. Sein Symptom läßt sich also als eine »Ersatzsprache« ansehen, ein »das soll besagen, das will heißen ...«. Etwas, das als »Unsagbares« nicht den Bereich des gesprochenen Wortes »passieren« kann, das man nicht »durchgehen« läßt, verschafft sich über den Bronchialbereich Ausdruck.

Aber was ist denn so wichtig, daß er es so gewaltsam und dringlich sagen muß?

Das tiefste Grundbedürfnis des Menschen ist zweifellos das Sprechen. Die glückliche Formulierung Lacans, das »Parlêtre (»Sprechwesen, sprechendes Lebewesen«, parler = sprechen, être = sein, Lebewesen, Mensch – Anm. d. Übs.) ruft uns ins Gedächtnis zurück, daß ein Mensch wesentlich durch das von ihm gesprochene Wort existiert. Alle anderen Bedürfnisse sind mit diesem Grundbedürfnis verbunden, sich zu äußern, und das Bedürfnis zu atmen direkter als jedes andere.

Aber gleichzeitig gestattet es die Sprache dem Menschen nicht, alles über sich auszusagen. Es wird stets etwas geben, das sich nicht sagen läßt, sei es auch nur, weil dazu die Worte fehlen. Das trifft auf jeden Menschen zu, aber vielleicht in noch stärkerem Maße auf jemanden mit einem psychosomatischen Symptom im allgemeinen und den Asthmatiker im besonderen, da er auf keine andere Weise als durch seinen Körper sprechen kann. Asthma, um nicht zu sterben.

Davon legen die Schriftsteller Zeugnis ab, mit denen wir uns beschäftigt haben. Obwohl ihnen reiche und manchmal geniale Ausdrucksmöglichkeiten zu Gebote standen, war auch für sie das Symptom eine unumgängliche Notwendigkeit. Als ob etwas in ihnen über kein anderes Ausdrucksmittel verfügt habe als diese rudimentäre Sprache, die das Bronchialasthma darstellt (das manchmal auch wie ein Katalysator für ihre schriftstellerische Tätigkeit wirkte, wie wir das bei Proust festgestellt haben).

Der Asthmatiker ist demnach der leidende Mensch, der sich in einer Art Exil außerhalb seiner sprachlichen Ausdrucksmöglichkeiten befindet. Und ich stelle fest, daß das Asthma jetzt in einer Epoche so häufig vorkommt, die – wie es ein Dichter betont – solchermaßen beschaffen ist, »daß dem Menschen mehr denn jemals zuvor die Worte seiner Sprache geraubt sind«[47].

Einem Menschen den Zugang zu seiner Sprache eröffnen bedeutet also nicht, ihn (im quantitativen oder qualitativen Sinne) mit einem Vokabular auszustatten, das ihm gefehlt hätte und dank dessen er dann klar zum Ausdruck bringen könnte, was er zu sagen hat. Die Sprache ist kein *Vokabular*, denn ein aus Hunderten erlesener Wörter zusammengefügter Text kann einen kalt lassen, während zwei Gedichtverse unauslöschlich im Gedächtnis haften bleiben. Die Sprache ermöglicht im Gegenteil das genau zu formulieren, was die Worte verschleiern, den »Grundwasserspiegel«, der unter den Worten verborgen liegt[48].

8. Ein Wort, das sich ins »tiefste Innere« eingegraben hat

Der Arzt muß sich also bemühen, hinter dem oft recht »stummen«, wortkargen Bericht des Patienten ein in tiefen Schichten eingegrabenes Wort zu entschlüsseln.

Denn, so betont J.-B. Pontalis: »So ergeht es auch uns, wenn wir spüren, ... daß wir *nach* Freud leben: etwas hat gesprochen und kann nicht mehr zum Schweigen gebracht werden, etwas aber, das sich zugleich in die Leere des Seins zu entziehen scheint.«[1]

Und, so führt Pontalis weiter aus, das ist nicht nur ein einfaches Bild. David, Marty und de M'uzan haben über jenen Typus des Kranken berichtet, der das Durcharbeiten in der Phantasie nicht zu leisten imstande ist: »Es scheint, als ob er einer quasi undifferenzierten und opaquen Sprache der Organe verfallen sei.«[2]

Man pflegt Menschen, die mit einem psychosomatischen Symptom behaftet sind, tatsächlich eine gewisse Armut an Phantasie nachzusagen. Aber es wäre übertrieben, zu behaupten, daß sie überhaupt keine Phantasie haben. Es hat eher den Anschein, als fiele es ihnen schwer, diese Phantasmen* auszudrücken, ein bißchen, als sei es ihnen unmöglich, sich in ihrer Phantasie auszuleben, oder als ob sich ihren Wünschen ein Verbot entgegenstellte. Die Phantasmen sind sehr wohl vorhanden, aber der Wunsch wird nicht in seiner ganzen Dimension anerkannt. So erscheint das, was der mit einem psychosomatischen Symptom behaftete Patient von sich gibt, oft sehr dürftig, stereotyp und aller Gefühle bar. Die Phantasie ist

---

* Zur Definition von Phantasma: nach C.G. Jung ein »Vorstellungskomplex«, ... dem »kein äußerlich realer Sachverhalt entspricht« (GW6, S. 858ff.) – Anm. d. Übers.

gewissermaßen ausgeklammert, während die Symbolik einen beherrschenden Raum einnimmt.

Infolgedessen können bei vielen Asthmatikern die Phantasmen nicht in Worte umgesetzt werden, als ob ihnen dafür keine Worte zur Verfügung stünden. Und das trägt nun zur Entwicklung des Symptoms bei.

So etwa eine 38jährige Frau, die ihre beiden Söhne früh verloren hat, den einen einige Stunden nach der Niederkunft, den anderen mit vier Monaten. Von einigen Varianten abgesehen, läßt sich ihre Rede im wesentlichen in zwei Sätze zusammenfassen, die sie im Verlauf unserer Gespräche wiederholt: »Ich bin endgültig zur Gefangenen meiner Anfälle geworden«, und: »Obwohl ich zwei Töchter habe, weiß ich wohl, daß ich niemals glücklich sein werde: ich bin vom Sternzeichen Skorpion, dem Zeichen der Selbstzerstörung.«

Die Phantasie eines sogenannten »psychosomatischen« Patienten findet dagegen leichter zum schriftlichen als zum mündlichen Ausdruck. Denn der Betreffende kann in gewissem Maße stets »außerhalb« des von ihm Geschriebenen bleiben oder aber dies zurücknehmen und zum Ausgangspunkt zurückkehren. »Das Geschriebene verfliegt, das gesprochene Wort bleibt«, sagte Lacan!

Manche Asthmatiker, die unfähig sind, sich »auszusprechen«, schreiben also und bringen ihr geschriebenes Wort in die Sprechstunde mit, gern in Form von »Gedichten«. Und indem er seinen Gesprächspartner zum Lesen auffordert, übermittelt der Asthmatiker diesem natürlich die »Botschaft« der Rede, die ihm als solche versagt ist (auch dann, wenn er nicht schreibt, »legt« der Asthmatiker seine Rede eher »ab«, als daß er sie »sagt«).

So zum Beispiel eine 35jährige Asthmatikerin, die eine Briefkarte vorbereitet hat, deren Bild schon für sich genommen »spricht« und ihre Rede wiedergibt. Diese Karte zeigt die Reproduktion einer »Les mots du Bleu« (die Worte des Blauen) betitelten Graphik: Auf einem blauvioletten Hintergrund ist ein Stacheldraht dargestellt, wobei eine Spitze nach oben zeigt, während die andere, die nach unten gerichtet ist, eine Feder darstellt, aus welcher Tinte in ein darunter stehendes Tintenfaß tropft. Ungeachtet dessen, daß er von seiner dichterischen Qualität her eher bescheiden ist, ist der von dieser Patientin verfaßte Text bedeutungsvoll:

Je suis un porte-plume	Ich bin ein Federhalter
Tortueux...	Verkrümmt...
Malheureux...	Unglücklich...
Il ne sait pas écrire	Er kann nicht schreiben
Il ne peut pas traduire	Er kann nicht übersetzen
Les mots du bleu.	Die Worte aus dem Blauen.
Mais il n'y a pas de mots	Aber es gibt keine Worte
Ma tête est vide	Mein Kopf ist leer
L'encrier sera bientôt plein	Das Tintenfaß wird bald voll sein
De mots translucides	Mit durchscheinenden Wörtern
Chaque goutte est une pensée,	Jeder Tropfen ist ein Gedanke,
Qui tombe dans l'encrier, et ne peut s'exprimer...	Der in das Tintenfaß fällt, Und nicht zum Ausdruck kommen kann...
...elle se noie.	...er ertrinkt.

Eine andere, 28jährige Asthmatikerin hat es sich zur Gewohnheit gemacht, »die Schwierigkeiten, die sie hat, um ihr Gleichgewicht zu bewahren« niederzuschreiben, das stellt ihre »Therapie« dar. Aber wegen ihrer »krankhaften Romantik« und ihrer »pathologischen Melancholie«, »die ihr keine Selbstbeherrschung mehr gestatten«, »gelingt ihr das nicht immer«.

Sie nimmt Platz und legt die Blätter, die sie in einer besonders schmerzvollen Nacht beschrieben hat, wortlos vor mich auf den Tisch hin, außerstande, sie vorzulesen oder zu kommentieren.

»Immer Probleme, Sekretionen, Polypen, Zysten überall. Der Herzmuskel tut mir ununterbrochen weh, und das ängstigt mich Tag und Nacht. Warum leide ich so? Mein Organismus ist zum Sklaven geworden, ich muß ihn ewig mit *Cortison* aufputschen. Dabei hätte ich alles, um ein glückliches Leben zu führen: einen anbetungswürdigen Mann und prächtige Kinder. Und trotzdem bin ich einsam und mutlos und sehe alles schwarz. Es gibt auch unlösbare Fragen: die unheilbare Krankheit, der Tod. Ich werde hinnehmen müssen, wogegen ich nicht ankomme. Ich fühle mich in einer Falle gefangen.«

Hier noch eine Beobachtung, die diese Schwierigkeit illustriert, Wesentliches zu »sagen«:

Véronique L..., die zu Ende des Zweiten Weltkriegs als Kind einer russischen Mutter und eines französischen Vaters in einem Konzentrationslager zur Welt kam, lebte zunächst in Rußland und kam dann im Alter von fünf Jahren nach Frankreich, wo sie ihren Vater zum ersten Mal sah. Die erste Begegnung verlief nicht sonderlich günstig: »Meine erste Erinnerung an ihn ist eine Ohrfeige.«

Ihren ersten Asthmaanfall bekommt sie mit 14 Jahren in einem an Konflikten mit dem Vater besonders reichen Lebensabschnitt. Sie hatte nämlich seit ihrer Geburt den Namen ihrer Mutter getragen, bis zu dem Tage, an dem ihr Vater die Vaterschaft offiziell anerkannte. Aber kurze Zeit darauf zerreißt der Vater bei einem Streit in ihrer Gegenwart die Seite des Familienbuchs, auf der ihre offizielle Anerkennung als seine Tochter gestanden hatte. Damit ist sie ganz auf ihre Mutter und deren Namen zurückgeworfen. An die Mutter und deren Namen wird sie sich nun immer mehr klammern und intensiviert auf diese Weise eine Art von Verschmelzung. Aber zwei Jahre nach dem Vater stirbt auch die Mutter.

Bei den letzten Gesprächen erzählt sie, daß sich einige Zeit nach dem Vorkommnis mit dem Familienbuch ein ambivalentes und traumatisierendes Verhältnis zu ihrem Vater herausgebildet hatte, wobei es zu Verführungsszenen kam, die bei ihr eine Abneigung gegen Männer erzeugt haben. In den folgenden Jahren macht sie verschiedene depressive Phasen durch, die mit verschiedenen Symptomen (Asthma, Ekzem, Probleme gynäkologischer Art) einhergehen. Tag und Nacht schwebt ihr das Bild ihrer Mutter vor, wobei sie Verschmelzungs- und Schuldgefühle empfindet. Sie träumt auch viel von einem »buckligen Mann«, den sie mit ihrem Vater in Verbindung bringt. Das alles in einem sich stark wiederholenden Schema, von dem ihre Zeichnungen und Gedichte zeugen, wo sich die Worte stets um die Begriffe »Vater«, »Mutter«, »Zärtlichkeit« und »Angst« bewegen. So tragen die Gedichte, die sie zu den verschiedenen Gesprächen mitbringt, die Titel: »Trauriges Leben«, »Schlacht«, »Alptraum«, »Sturm«, »Die Nacht«, »Die Insel und das Dach«, und »Die Worte«:

> »Die Worte sind wichtig
> Ohne die Worte seid ihr nichts.«

In ihren Texten ist von ihrem Verlangen die Rede, mit ihrer Mutter zu sprechen, davon, wie schwer ihr dies fiel, und auch von dem Bedauern, dies nicht mehr wahrgenommen zu haben, als es noch möglich war: »Ich war in mich gekehrt und unfähig, mit Worten zu meiner Mutter zu sprechen, um mich ihr anzuvertrauen. Ich war nicht mehr imstande zu sprechen. Und dennoch waren meine Worte so wichtig: darin lag meine Liebe; meine Mutter mußte unbedingt davon wissen. Also sagte ich ihr: ›Maman, du fehlst mir, die Trennungen tun mir weh... Behalte mich... Maman, ich liebe dich...‹ Ich hätte so sehr viel mehr sagen wollen, mein Herz ausschütten, von anderen Problemen sprechen, aber ich konnte nichts mehr von mir geben, und meine Mutter warf es mir vor, aber ich konnte nichts sagen. Maman, wer bin ich? Was soll ich tun? Ich spreche ununterbrochen, und du antwortest mir nicht. Ich weiß, ich hätte eher zu dir sprechen, mich dir anvertrauen sollen – dein Schweigen treibt mich unweigerlich in den Wahnsinn.«

Sie spricht auch davon, wie sie sich durch Schreiben behilft, um das zum Ausdruck zu bringen, was sie nicht aussprechen kann: »Eine andere, moralische Ohrfeige hat mich gänzlich niedergeworfen, ganz auf die unterste Sprosse der Leiter zurückgestoßen, und ich bin reglos geblieben, ich habe alles eingesteckt und habe nichts gesagt, die Kehle hat sich etwas mehr zusammengeschnürt, meine Finger haben sich verkrampft, im Inneren ist eine Revolte hochgestiegen, und das ist alles. Ich war wie vernichtet. Das hat mich derart überwältigt, daß es mir den Atem verschlug. Alles um mich ist schwarz geworden, eine große Traurigkeit ist über mich gekommen, und ich habe meine Mutter wiedergesehen, und da habe ich gesagt: *Stop*! Ich hätte gewünscht, Sie wären bei mir gewesen, um Ihnen alles zu sagen, was sich in diesem Moment in meinem Kopf abspielte, der kurz vor dem Platzen war. Aber ich begnüge mich mit diesem Blatt, und das ist schon ganz gut, diese Möglichkeit zum Schreiben zu haben. Das befreit mich. Ich bin in einer Sackgasse, ich stehe vor dem Nichts. Was tun? Das verfolgt mich, davon komme ich nicht los ...«

Durch regelmäßig stattfindende Gespräche hat diese recht isolierte junge Frau Besserung finden und sich nach einer bestandenen Aufnahmeprüfung für eine Berufsschule besser in die Arbeitswelt eingliedern können.

Wenn es nicht möglich ist, sich schriftlich oder mündlich über die Sprache zu äußern, gibt es gar kein Wort mehr, und man kommt in die extreme Lage, wo sich alles auf das Symptom reduziert.

Das ist bei einer fünfzigjährigen alleinstehenden Frau der Fall, die sich seit vielen Wochen in der Klinik befindet und der es ausgezeichnet geht, solange sie sich dort aufhält. Unermüdlich wiederholt sie ihrem Arzt: »Hindern Sie mich nicht daran, nach Hause zurückzukehren«, oder: »Ich hoffe, Sie entlassen mich für dieses Wochenende?« Aber es ist ihr unmöglich, die Klinik zu verlassen. Jedes Mal, wenn sie heimdurfte, hat sie nämlich alsbald eine Ambulanz schleunigst in schwerem Status asthmaticus zurückbringen müssen. Sie kann weder zu sich nach Hause noch auch ins Erholungsheim zurück, denn dort ist ihre Schwester gestorben. Es muß allerdings zugestanden werden, daß ihr Leben voller Prüfungen war. Seit dem Tode ihrer Mutter, um die zu trauern sie unfähig war, lebt sie mit ihrem Vater zusammen. Der Mann, den sie heiraten sollte und der schließlich ihre Schwester geheiratet hat, ist seinerseits gestorben. Es bleibt ihr nur noch ihr Klinikzimmer, um zu »atmen«.

Manche Beobachtungen legen den Gedanken nahe, daß diese Armut an Phantasien von bestimmten Mechanismen, die im Inneren der Familienstruktur ablaufen, herrühren könnten.

So hat die dreijährige Daphnée Asthma, seit sie ein kleines Stückchen Erdnuß in die Bronchien eingeatmet haben soll (so scheint es, denn trotz zwei Endoskopien ist das Corpus delicti niemals zum Vorschein gekommen).

Seit diesem – vermuteten – Ereignis versetzen die Asthmaanfälle ihrer Tochter die Mutter in ein Schuldbewußtsein, das ihr eine völlig starre Redeweise verleiht. Sie wiederholt bei jeder sich nur bietenden Gelegenheit:

»Als sie sich verschluckt hatte und anfing zu husten, habe ich sie durchgerüttelt und ihren Husten noch verstärkt, der doch meine Schuld war. Ich hätte aufpassen müssen, als sie aß. Jetzt muß unbedingt gefunden werden, was sie hat. Es wäre mir lieber, Sie sagten mir ganz unumwunden, daß sie anfällige Atemwege hat.«

Daphnée läuft sehr Gefahr, die Angst und die Schuldgefühle ihrer Mutter, die um den auslösenden Vorfall ein regelrechtes »Holding« (nach dem von Winnicott geprägten Ausdruck) entwickelt hat, zu integrieren – und das natürlich in ihr eigenes Ich. Und wie wird dieses Kind in einer offensichtlich festgefahrenen und blockierten Situation seine eigenen Phantasmen ausbilden?

Erklärt sich der Wunsch der Mutter, die »Anfälligkeit« der Bronchien ihrer Tochter bestätigt zu hören, einfach aus dem Verlangen heraus, von ihren Schuldgefühlen befreit zu werden (»Sagen Sie mir, daß ich nichts dafür kann«), oder vielmehr aus einer eher strukturbedingten Problematik (bei ihr oder ihrem Mann) bzw. aus einer Unfähigkeit, ihre Phantasmen durchzuarbeiten, einer Art von angsterzeugender Zensur heraus?

Der Vater des fünfjährigen Roger bietet uns eine ziemlich ähnliche Situation. Er warnt die Psychologin vor, die sich auf meine Bitte mit dem Kind befassen soll:

»Wissen Sie, er wird nicht bei Ihnen bleiben wollen, weil er ohne seinen Vater nicht sein kann.« Roger folgt jedoch unserer Mitarbeiterin, ohne sich lange bitten zu lassen.

»Und außerdem«, fährt der Vater fort, »wird er nicht mit Ihnen sprechen; er spricht nur mit mir.« Roger ist ohne weiteres zum Gespräch bereit.

»Er mag nicht zeichnen, und dann will ich auch nicht, daß er zu Hause zeichnet, das genügt schon in der Vorschule. Ich kaufe niemals Buntstifte, sonst würde er nur etwas zusammenschmieren. Roger, ich will, daß du später einmal zeichnen lernst, aber dann wirklich sehr gut.« – Roger nimmt die Buntstifte entgegen, und das Zeichnen macht ihm sichtlich Spaß. Zu Ende des Gesprächs kommt der Vater auf das Drama zu sprechen, das sich zwischen ihm und seinem Schwiegervater abgespielt hat:

»Das hat den Kleinen geprägt. Von da ab hat es bei ihm mit dem Asthma angefangen...«

Daß dieses traumatische Ereignis sich auf die Entwicklung des Asthmas ausgewirkt hat, ist möglich. Man kann sich fragen, wie die Verbundenheit mit seinem Sohn, um die es diesem Vater zu tun zu sein scheint, wenn er diesen fragt: »Erinnerst du dich, was zwischen Großvater und mir vorgefallen ist?« – worauf dieser bejaht –, die Lebensgeschichte des Sohnes prägen wird. Ob es Roger schließlich gelingen wird, davon freizukommen?

Sekundärer Krankheitsgewinn durch das Atemsymptom

Das Heraushören und Verstehen des verschütteten Worts, d. h. des Symptoms, wird leider für den Arzt immer schwieriger, je mehr Zeit vergeht, da es von den Merkmalen des »sekundären Krankheitsgewinns« überlagert wird, was Freud ausgezeichnet analysiert hat, wie wir gesehen haben.

Mit der Zeit wird das Symptom nämlich nach dem Mechanismus der »Flucht in die Krankheit«[3] »benutzt«. Und es wird gleichzeitig oder nacheinander »als Einsatz, Verschanzung, Barriere, Insignium, Klage, Lockmittel, Kompensierung, Bestrafung, Waffe, Rache dienen, für alles und jedes herhalten, je nach den Lebensumständen und jeweiligen Bedürfnissen, dem Zeitpunkt und der Persönlichkeit der Protagonisten.«[4]

Nach einer gewissen Entwicklungsperiode nimmt das Asthma einen so wesentlichen Platz im Leben ein und hat sich derartig an das »Ich« assimiliert, daß sich der Asthmatiker mit ihm identifiziert – so sehr, daß er von »seinem« Asthma spricht oder sogar, wie in Ostfrankreich, wo das Substantiv zum Qualifikativ (adjektivischen Begriffswort) umfunktioniert wird, sagen kann: »je suis asthme« (ich bin Asthma). Dagegen habe ich noch keinen Kranken sagen hören: »ich bin hoher Blutdruck« oder »ich bin Zucker«.

Das kann übrigens dem Vertrautwerden mit dem Symptom, quasi seinem Bezähmen, förderlich sein: Das ist mein Asthma, ich kenne es, ich lebe mit ihm, meinen manche Asthmatiker.

Daraus ableiten zu wollen, das Symptom sei zu diesem Zweck ausgebildet worden, hieße allzusehr zu vereinfachen. »Das ist dann so richtig oder so falsch, wie wenn man die Ansicht vertritt, der Kriegsverletzte habe sich das Bein nur abschießen lassen, um dann arbeitsfrei von seiner Invalidenrente zu leben«, sagt Freud[5].

Man hat häufig gedacht, gesagt und geschrieben, der Asthmatiker habe ein eigenartiges bzw. anormales psychologisches Profil. Und jeder, der diese Anschauung vertrat, hat dann dieses Profil entworfen und zahlreiche Argumente zur Stützung seiner Theorien ins Feld geführt.

Auch heute noch taucht sehr oft, wenn Sie zu einer Zuhörerschaft von Medizinern oder auch Laien über Asthma sprechen, die halb als Behauptung formulierte rhetorische Frage auf: »Ach ja, das ist psychosomatisch, diese Krankheit, nicht wahr?« »Psychosomatisch« ist zur Zeit gerade das Modewort. Man sagte früher auch »das ist nervös bedingt« oder »das ist eine Störung des Sympathischen Systems« oder auch »das ist psychisch«. Diese Formulierungen bieten allesamt Pseudo-Erklärungen, um eine recht geheimnisvolle Krankheit plausibel zu machen. Damit hat man alles gesagt.

Und wie weiter? Wenigstens können sich nun sowohl der Arzt als auch die Angehörigen des Kranken damit zufriedengeben.

Es ist kurios, wenn man feststellt, in welchem Maße ein derartiges »Etikett«, wodurch doch eigentlich jeder echte Fortschritt verhindert wird, den Arzt zufriedenstellen und jeder Verunsicherung entheben kann. Einem solchen Arzt kann es übrigens leicht passieren, daß er nichts ausrichtet. Der Patient fleht ihn an, setzt ihm zu, doch sein Unbewußtes will gar nicht geheilt werden. So kann ein gravierendes Mißverständnis entstehen: Der Arzt will sich nicht geschlagen geben, verschreibt mehr und mehr an Medikamenten und erhöht die jeweilige Dosis bis zur Übertherapie.

Die Angehörigen des Patienten kommen dabei ebenfalls auf ihre Kosten, manchmal können sie sich auf diese Weise ersparen, näher auf das Symptom einzugehen und sich mit der Frage auseinanderzusetzen, was es wohl für den Patienten bedeutet. »Du weißt gut, warum du Asthmaanfälle hast: Das ist nervös, also werde ruhiger. Der Fall ist erledigt und vor allem: Sprechen wir nicht mehr davon!«

Ich denke hier an jenen äußerst brillanten höheren Offizier, der seine asthmakranke Frau begleitet. Während des Gesprächs beantwortet er von Anfang an die Fragen, die ich seiner Frau stelle. Da ich erfahren möchte, wie *sie* über ihre Krankheit denkt, sage ich mit Bestimmtheit, daß meine Fragen an *sie* gerichtet sind. Er hält sich für einen Augenblick zurück. Dann kann er sich nicht länger beherrschen und erhebt sich, um mir einen prachtvollen kartonierten Heftordner auf den Schreibtisch zu legen. Auf den Deckel dieser Akte hat er wunderbar mit runder Feder Namen und Vornamen seiner Frau, Mädchennamen, Geburtsdatum usw. geschrieben.

»Die Akte ist komplett. Sie werden alles darin finden.«

Es gab keine Fragen mehr zu stellen. Seine Frau war vollständig in dieser Akte enthalten: Da alles komplett zusammengetragen ist, können wir ja nun zur Behandlung übergehen. Durch diese Akte ließ sich vor allem vermeiden, sich selbst in Frage zu stellen und sich zu fragen, ob das Asthma für seine zum Schweigen verurteilte Frau nicht einen Weg darstellte, sich Gehör zu verschaffen.

Wie viele dieser Patienten werden innerhalb ihrer Familie nicht anerkannt oder an den Rand gedrängt! Nach und nach sind sie von den Ihren immer mehr übersehen, übergangen worden: Sie *zählen nicht*, also haben sie aufgehört zu existieren. Das Asthma (oder jedes andere Symptom) ermöglicht es ihnen hingegen, zu existieren, und sei es auch nur »wie im Negativ«: Ich störe, also bin ich.

Das Symptom kann jedoch auch von einem Dritten aufgegriffen und benutzt werden, so daß es auch für diesen Dritten zur Notwendigkeit wird. Das ist zum Beispiel bei einer Mutter der Fall, die, nachdem sie sich sehr dem Asthma ihres Sohnes gewidmet hat, nun nicht in der Lage ist, sich darauf einzustellen, daß er einmal ein eigenständiges Leben führen könnte: »Was würde aus ihm ohne mich?« Es ist in Wirklichkeit nun sie, die ihren Sohn und folglich auch sein Asthma braucht. Es zeichnen sich daher z. B. reichlich Konflikte zwischen Mutter und Ehefrau dieses zwischen zwei Frauen hin- und hergerissenen Sohnes ab. Das Asthma ist ein sehr wirksames Mittel, um den *Status quo* eines zerstörerischen emotionalen Teilungsverhältnisses aufrechtzuerhalten.

Und der Ehemann (oder die Ehefrau), die schon seit geraumer Zeit das Asthma des Ehepartners als willkommenes Alibi benutzen, um ein anderes Verhältnis zu unterhalten, antworten nur allzugern anstelle des Ehepartners, wenn man diesen nach seiner Lebensfreude fragt: »Verstehen Sie, was soll sie (er) denn machen mit ihrem (seinem) Asthma?«

Der einzige Leidtragende bei dieser Angelegenheit ist derjenige, den es in erster Linie angeht, nämlich der Kranke. Die Bezeichnung »psychosomatisch« hilft ihm auch nicht weiter, sie trägt ihm bloß Unbehagen ein. Dadurch gelangt er nämlich zu der schmerzlichen Annahme, etwas sei bei ihm in geistiger Hinsicht »nicht normal«.

Und wenn man sich diese Einstellung zu eigen macht, dann führt nur noch ein – häufig vollzogener – Schritt zum »Psychologisieren« oder »Psychiatrisieren« des Atemsymptoms.

Zu Unrecht. Denn in der großen Mehrzahl der Fälle leidet der Asthmatiker an keinerlei »Geisteskrankheit«[6]. Mit seinem Asthma hat er »etwas zu sagen«, und man sollte nicht die Schwierigkeit als bequeme Ausflucht gebrauchen, um sich der Verpflichtung zu entziehen, den Kranken anzuhören und zu verstehen zu suchen.

»Im Gegenteil, der Asthmatiker ist nur sehr selten geisteskrank, eben weil er sein Symptom dazu benutzt, um der Geisteskrankheit zu entgehen. Seine zerstörerischen Phantasien, die ihn zum Neurotiker, Irren oder Perversen machen würden, setzt er in seinem Körper in Szene und behält durch sein Symptom die Möglichkeit, zu kommunizieren. Mit seinem Symptom kann er andere verführen, angreifen, Schuldbewußtsein wecken, kastrieren, idealisieren, strafen, pervertieren; er kann sich bestrafen, sich aufwerten, projizieren, idealisieren; er kann Macht ergreifen, sich unterwerfen, gehorchen oder ungehorsam sein; er existiert.«[7]

Einen weiteren möglichen »Gewinn« stellt die sekundäre Erotisierung des Atemsymptoms dar. Wie wir gesehen haben, ist es kennzeichnend für die Krise, daß der Höhepunkt (Paroxysmus) an Obstruktion (und Leiden) und die am Ende der Krise erlebte Lust dicht beieinander liegen. Es ist also nicht zu verkennen, daß das Ende der Krise »Augenblicke intensiver Lust für den ganzen Menschen«[8] bedeuten kann.

Im Vergleich zum Asthma, das den Lebensodem angreift und sich durch Krisen hindurch entwickelt, gibt es vielleicht keine andere Krankheit, wo »Genuß und Leiden deutlicher aufeinanderträfen«, meint ein (selbst asthmatischer) Psychoanalytiker und fügt hinzu: »Mehr als ein Asthmatiker würde ohne weiteres einräumen, daß er etwas erlebt, was einem Orgasmus gleichkommt, wenn abzusehen ist, daß der Anfall, die Krise in einigen Augenblicken vorbei sein wird ...« Dies trägt der ganz eigenen Beziehung Rechnung, die sich zwischen dem Asthmatiker, seinem Arzt und dem starken Medikament, das dieser verordnet (Betamimetika in Sprayform) und das wirksam genug ist, um den Anfall in wenigen Augenblicken zu beenden, herausbilden kann.

Dieses Verhältnis wird durch den Fall eines jungen Mädchens illustriert[9], welches durch sein Asthma stark behindert ist. Der einzige Genuß, »die einzige Freude, die ihr Leben aufhellt, ist es dann, wenn sich die Blockierung ihrer Atemwege so plötzlich wie möglich beheben läßt. Sie spricht mit dem Ausdruck vorweggenommenen Entzückens davon; der Arzt, der das Medikament nicht zu verschreiben gewillt ist, ist in ihren Augen frustrierend. Das selbe Mädchen hat ein sehr präzises Beschwörungsritual für ihre nachts auftretenden Anfälle entwickelt. Wenn sie mitten in der Nacht einen Anfall kommen spürt, steht sie auf und seift sich den Ober- und Unterarm ein, bis der ganze Arm von Schaum bedeckt ist, den sie anschließend unter einem nur spärlich aufgedrehten, Tropfen für Tropfen fließenden Wasserhahn wieder abwaschen wird. Wenn dann der letzte Wassertropfen das letzte Seifenteilchen wegschwemmt, sind auch die ersten Morgenstunden angebrochen; das Mädchen kann sich nun ganz sicher fühlen und in der Gewißheit, daß der Anfall überstanden ist, für einige Stunden einschlafen.«

Crise (Krise, Anfall) hört sich übrigens ähnlich an wie *cri* (Schrei). Ohne hier das Thema des Schreis bei Valéry erneut aufgreifen zu wollen, sei doch angemerkt, daß sich der Schrei in seiner Phantasie auch mit der Vorstellung des Spasmus beim

Liebesakt verbindet: »Der Akt des Eros ist ein Tanz – sakraler Art, natürlich – und strebt – analog zu einem Schrei – dahin, etwas bis zu einem gewissen Punkt in die Höhe zu treiben ... Schwindelerregende Imminenz in der Art eines dringenden Bedürfnisses, bis hin zum Durchbrechen der Schwelle. Und schließlich volle Hingabe, ein sich Verströmen.«[10]

Damit befinden wir uns also an der Stelle, wo sich *crise et cri*, Krise und Schrei, Leiden und Freuden, Bronchial- und Liebesspasmus kreuzen – ob sich der Bronchialspasmus nun durch Asthma oder die Valéry wohlvertrauten Hustenanfälle äußert.

Warum ein Atemsymptom?

Warum äußert sich das Leiden eines Menschen über den Atmungsapparat? Das ist die letzte Frage, die wir uns in diesem Zusammenhang zu stellen haben.

Die Antwort auf diese Frage ist einerseits äußerst schwierig und unbestimmt, andererseits ist sie mit Händen greifbar.

Was ist der gemeinsame Nenner bei den in diesem Buch besprochenen Autoren? Worum geht es bei ihnen, was läßt sich aus ihrem Leben und ihrem Werk herauslesen, wenn nicht die harten Bedingungen der Conditio humana, Leiden, Angst, Verzweiflung und vor allem Tod?

Die über dem Menschen schwebende Todesdrohung wurde im vorigen Jahrhundert über die Tuberkulose vermittelt und auch von dieser Krankheit symbolisiert, an der man heutzutage nicht mehr stirbt.

Aber statt dessen fordert der Lungenkrebs immer mehr Todesopfer. Das Asthma nimmt an Häufigkeit ebenfalls ständig zu; man stirbt nicht daran, aber vielleicht mimt der Asthmatiker eben deshalb immer wieder den Tod, um dadurch seine Todesangst zu bannen? Und wo kann sich diese Angst besser im Körper manifestieren, einschreiben, als im Atmungsapparat, der das Leben symbolisiert? Denn leben ist atmen.

Das Lebenswichtige, d.h. das, was sich in der Dialektik zwischen Leben und Tod bewegt, sich dort abzeichnet, kommt im Bereich der Atmung zum Ausdruck, »passiert« durch die Atemwege.

Was den Tod anbelangt, so ist er unserer Welt immer fremder geworden, seit man alles daransetzt, ihn wegzuleugnen. Aber es ist nur etwa dreißig Jahre her, daß er mit einem Ritual, welches von Zeremonien, festgelegten Vorkehrungen und Handlungsweisen, Verhaltensmustern und Kleidungsvorschriften geprägt war, eine wichtige Rolle spielte.

Dieses Ritual, von dem man heutzutage abgekommen ist und wofür man nur noch Verachtung übrig hat, war sicher von Wichtigkeit, um »den Tod zu metabolisieren« – umzusetzen, zu verarbeiten. Metabolismus bezeichnet in der Biologie den Stoffwechsel, d. h. den Vorgang, in dem ein komplexer Stoff in Sekundärelemente umgesetzt wird, die der Organismus assimilieren kann. Vielleicht ist unsere Zeit nicht mehr fähig, den Tod »umzusetzen«, da sie sich weigert, ihn in seiner Realität anzuerkennen? Und kommt etwa auf diese Weise Angst zustande, welche eine phantasmatische Dimension annimmt und sich dergestalt an den Odem heftet – und ihn zu blockieren droht?

Notwendigkeit des Symptoms

Als Ausdrucksmittel kann das Symptom für einen Menschen oft notwendig sein, wenn es das letzte Mittel darstellt, um als Leidender anerkannt zu werden, d. h. Gehör und Verständnis zu finden. Denn das Leiden läßt sich vielleicht aussprechen oder hinausschreien, aber es ist nicht meßbar.

Und wenn das auf körperliches Leiden zutrifft, wieviel mehr erst auf seelisches! Auch wenn das seelische Leiden so unerträglich geworden ist, daß es zum Selbstmord führt, muß es noch nicht zwangsläufig Mitleid erregen. Aber in dem Moment, wo ein medizinisch definierbares Symptom damit einhergeht, kann es jemandem Aufmerksamkeit verschaffen, dem man bislang keinerlei Mitgefühl entgegenbrachte. Sein Leiden wird durch die Hinzuziehung des Arztes legitimiert, was es dem Kranken erlaubt, seinen Zustand als »offiziell bestätigt« zu betrachten und sich den Status eines Patienten zuerkennen zu lassen, obendrein erhält er auch noch ein Attest, das er Skeptikern unter die Nase halten kann.

Das Symptom ist tatsächlich im medizinischen Kanon enthalten und läßt sich nach Diagnose- und Behandlungskriterien einordnen. Es wird also zum einzigen Ausweg, der dem Individuum noch offensteht, welches um seine Existenz bangen muß, weil niemand auf seinen Hilferuf eingehen kann, einzugehen weiß oder eingehen will[11].

Infolgedessen wird der Arzt ermächtigt, Gerechtigkeit zu schaffen. Aber er macht sich falsche Hoffnungen, wenn er *ausschließlich* das Symptom wahrnimmt, und er wird wie das reine Gift wirken, wenn er nicht dazu beizutragen vermag, daß der Betreffende seinen »Status« als Kranker aufgeben kann.

Ambivalenz des Symptoms

Eine letzte Dimension des Symptoms, die es gleichzeitig zum Meister und zum Diener macht und künstlerisches Schaffen ebenso hemmt wie anregt, ist seine *Ambivalenz*. Diese ist übrigens selbst nur Stigma der jedem Menschen zutiefst innewohnenden Ambivalenz und des paradoxen Charakters seines Wünschens: Ich will, aber gleichzeitig will ich auch nicht; das, was ich am meisten ersehne, ist das, was ich von mir weise.

Diese Ambivalenz wird in unendlicher Vielfalt durch zahlreiche Künstler illustriert, die mit Symptomen behaftet waren. Zu ihrem manchmal genialen persönlichen Ausdruck (auf dem Gebiete der Malerei, Musik oder Literatur) gesellt sich ein Symptom, das sie bis hin zum gänzlichen Verstummen am Ausschöpfen ihrer Begabung zu hindern droht, ob es sich nun um das Asthma Prousts, den Gelenkrheumatismus Renoirs, die Blindheit bei Degas und Monet, die »Epilepsie« Flauberts oder die »Taubheit« Beethovens handelt[12]. Und wie zufällig betrifft die Hemmung ausgerechnet dasjenige Organ oder diejenige Funktion, durch welche sich der Künstler ausdrückt.

So wird Renoir zweifach durch Gelenkrheumatismus (Polyarthritis rheumatica) behindert, was seine Tätigkeit als Maler doppelt beeinträchtigt: Einmal hat er die rheumatischen Beschwerden in den Händen, die den Pinsel halten sollen, dann wiederum in den Beinen, die ihn zu den Landschaften tragen. Er ist also gezwungen, seine Pinsel zwischen den Handteller und die gekrümmten Finger zu klemmen und sich im Rollstuhl fortzubewegen. Sein Allgemeinzustand verschlechtert sich so sehr, daß er Gesäßschorf bekommt. Seine Hände verkrümmen sich so stark, daß man ihn operiert, um diese Deformation in Grenzen zu halten – und dabei ist Malen seine ganze Leidenschaft.

Der alternde Monet möchte nur noch eins: Farben beobachten und malen. Aber er muß erkennen, daß seine Sehschärfe allmählich abnimmt. Ein zu Rate gezogener Augenarzt stellt einen grauen Star fest. Diese Krankheit bestand wahrscheinlich schon jahrelang zuvor, ohne daß sie erkannt worden wäre, und erklärt die Stilentwicklung in Monets Malerei: Die Formen verschwimmen immer mehr bis hin zur Abstraktion; er spielt und variiert immer weniger mit den Farben. *»Sa peinture raconte ses yeux«* (seine Malweise sagt etwas über seine Augen aus), wird Paul Valéry sagen, nachdem er Monet in Giverny einen Besuch gemacht hat[13].

Daumier, der geniale Beobachter, leidet an derselben Krankheit. Eine fortschreitende Erblindung behindert Degas vom 36. Lebensjahr an in der gleichen Weise und verändert sein Werk von Grund auf. Flaubert leidet an »epileptischen Anfällen« recht seltsamer Art, die jedenfalls keineswegs das typische Bild bieten: Er fällt nicht hin und wird auch nicht bewußtlos. Man spricht von »Temporallappenepilepsie« bzw. von »Hysterie«. Kurzum, es handelt sich um eigenwillige Erscheinungsformen, die der ewigen Diskussion über die organische (»echte«) oder funktionelle Epilepsie neue Nahrung geben. Sartre, der sich sehr wohl hütet, auf diese falschgestellte Alternative einzugehen, hat klar gesehen, wenn er meint, die Epilepsie sei »eine Wahl« gewesen, d. h. von Flaubert gewählt worden, »um sich aus der väterlichen Bevormundung zu befreien«.

Als Kind war Gustave geistig ziemlich träge und überhaupt etwas langsam. Wie Sartre schreibt, wurde er rasch zum »Familienidioten« abgestempelt, so daß er weniger Wertschätzung erfuhr als sein Bruder, der später Arzt werden sollte. Obwohl er großgewachsen ist und gut aussieht, ist er schüchtern, Frauen gegenüber scheu, in sich gekehrt und zeigt krankhafte Vorlieben, wie etwa das morbide Vergnügen, sich Leichen auf dem Obduktionstisch anzusehen. Seine Epilepsie, eine um so eifriger geheimgehaltene Familienschande, als medizinisch nichts dagegen auszurichten ist, ist für seine Familie, und besonders für seinen Vater, der Arzt ist, ein permanentes Drama. Dieser Vater erlegt ihm eine sinn- und nutzlose Diät auf und zwingt ihn zu einer unerträglichen Lebensweise. Man behandelt seine Anfälle mit wiederholten Aderlässen (wie lachhaft!), die ebensowenig am Platze sind wie sie irgendeine Wirkung zeitigen, ohne auch nur an das psychische Trauma zu denken, das sie auslösen müssen. Um bei einem dieser Aderlässe die allzu schwache Blutung in Gang zu bringen, ergreift der Vater die (merkwürdige) Initiative und läßt kochendes Wasser über den Arm gießen; die dadurch entstandenen Verbrennungen lassen bleibende Spuren zurück.

Unmittelbar nach dem Tode seines Vaters zieht sich Flaubert ganz von der Welt zurück, um sich ausschließlich dem Schreiben zu widmen. Seine »Krankheit« zwingt ihn zum Stubenhockerdasein oder, präziser ausgedrückt, gestattet ihm ein Stubenhockerdasein. Sein Symptom, die »Epilepsie«, dispensiert ihn von Beziehungen zur Außenwelt: Da er Epileptiker ist, kann er nicht in der Gesellschaft leben.

Es ist übrigens interessant, welche Analogien sich zwischen seiner Situation und der Prousts finden. Bei beiden ist der Vater Professor an der medizinischen Fakultät und unfähig, eine gute Beziehung zu diesem Sohn zu entwickeln, während in beiden Fällen der Bruder wiederum Arzt wird, eine brillante Karriere macht und dadurch der Liebling des Vaters wird, dem er Befriedigung verschafft. Die Mütter beider sind beschützend, voller Aufmerksamkeit und Besorgnis für dieses Kind, das in einem solchen von der Tradition geprägten Familientypus kein den Familiennormen entsprechendes Leben führt und ein beunruhigendes Symptom aufweist.

Ein letztes wichtiges Beispiel bietet sich uns in Beethoven. In seinem Leben häuft sich eine stattliche Sammlung von Symptomen, und insbesondere von *Atem*symptomen an: »Ich habe die ganze Zeit Erstickungsanfälle und muß befürchten, daß sie von der Schwindsucht herrühren.« Von Dezember 1816 bis September 1817 leidet er »an einer schweren Lungenkrankheit«, von der er sich nur langsam erholt. Drei Monate vor seinem Tode bekommt er schließlich eine »doppelseitige Lungenentzündung«[14].

Das berühmteste seiner Leiden ist jedoch seine »Taubheit«, die, da sie so ziemlich einhellig anerkannt wird, bewiesen erscheint. Aber war Beethoven denn *wirklich* taub?

Die Lektüre der zu diesem Thema überreichlichen Literatur läßt den Leser äußerst verwirrt zurück, in erster Linie schon einmal, was die »Beweise« anbelangt, die für diese Taubheit ins Feld geführt werden. Manche hegten Zweifel daran, wie der Baron von Breuning, der sie allerdings nachträglich anerkannte. Beethoven selbst scheint zuweilen versucht zu haben, den Grad seiner Taubheit zu messen: »Einer seiner Freunde wird ihn sogar eines Tages dabei überraschen, wie er mit einem Holz, das er als Stiefelknecht zu gebrauchen pflegt, gegen die Wand schlägt, als wolle er seine Taubheit einer eingehenden Prüfung unterziehen.«[15]

Als er sich im Oktober 1802 mit Selbstmordgedanken trägt, verfaßt er den Abschiedsbrief an seine Brüder, das berühmte »Heiligenstädter Testament«[16], welches eine ganz präzise Bitte enthält: »Ihr, meine Brüder ..., sobald ich tot bin, und Professor Dr. J. A. Schmidt lebt noch, so bittet ihn in meinem Namen, daß er meine Krankheit beschreibe.« Eine Art ärztliches Attest *post mortem*?

Das Ganze wird eindeutig suspekt, wenn diese Taubheit so atypisch ist, daß man im Hinblick auf ihre Natur und Ursache im dunkeln tappt. Die Erklärungen der zahlreichen Ohrenärzte, die sich damit befaßt haben, klingen in der Tat reichlich verlegen.

Aus der von Dr. Wagner unmittelbar nach dem Tode vorgenommenen Nekroskopie (Leichenbeschau) ergab sich keinerlei anatomische Erklärung. Aber das Protokoll der Autopsie ist nicht von ihm unterzeichnet, sondern vom »größten Fälscher der Musikgeschichte«[17].

Die Neugier (und Dummheit!) der Ärzte hält sich beharrlich. Zweimal, sechsunddreißig und dann wieder sechzig Jahre nach dem Tode des Komponisten, lassen sie den Sarg wieder öffnen, um eine neue Autopsie vorzunehmen. Die Gehörknöchelchen (die immerhin zur Erklärung einer Taubheit von Interesse sind!!) waren schon bei der ersten Autopsie verschwunden.

In Ermangelung objektiver Anhaltspunkte für diese Taubheit treiben die Hypothesen über ihre mögliche Ursache bunte Blüten. Aber aus der großen Anzahl solcher Hypothesen geht deutlich hervor, welche Ungewißheit herrscht: familiäre Diathese (Krankheitsbereitschaft), typhusähnliche Erkrankung, Typhus, ein Sturz auf den Rücken (!), Hörtrauma, Überforderung eines außerordentlich begabten sensiblen Gehörs, das sich zu schnell erschöpft, selbstredend darf auch die obligatorische Syphilis nicht fehlen – das sind so einige der vorgebrachten Diagnosen.

In diesem Interpretationsdelirium, in das man sich hineinsteigert, schießt Dr. Marage den Vogel ab, der (und das bitte auch noch vor der Akademie der Wissenschaften!) für eine »vom Darm herrührende Innenohrentzündung« (sic!) plädiert. Der unreine Bauch, der sich störend auf das edle Ohr des großen Komponisten auswirkt: Darauf mußte man erst einmal kommen.

Diese zügellose Neugier, die auf immer unbefriedigt bleiben muß, ist wirklich lachhaft. Denn wenn man schon strikte medizinische Forschung betreiben will, wäre es sinnvoller gewesen, sich die Frage zu stellen, ob Beethoven *wirklich* taub war – da ja schließlich *niemandem* sein Audiogramm vorlag.

Aber diese Frage ist letztlich nicht von großem Interesse. Eigentlich ist es nicht so wichtig, ob Beethoven nun »organisch« taub war, um eine psychosomatische Formulierung zu verwenden. Wesentlich ist, daß er sich taub *fühlte* und auch *tatsächlich als taub angesehen wurde*, und man ist versucht hinzuzufügen, niemand ist so taub wie derjenige, der nicht hören will. In den Augen der anderen sind seine völlige Isolation und sein Schweigen, wohin er sich zurückzieht, durch seine »Taubheit« gerechtfertigt. Für ihn bedeutet das, daß er sich ungehemmter seinem musikalischen Schaffen hingeben kann, ohne Lärm und sonstige Störungen seitens der Außenwelt erdulden zu müssen.

Mehr noch, von nun an wird Beethoven seine Musik direkt in seinem Inneren wahrnehmen, ohne irgendwelche Medien zu Hilfe nehmen zu müssen; durch diese »ökonomische« Lösung erspart er sich das Anhören seiner Kompositionen: »alles, was ich in mir keimen spürte ...«[18] Und gegen Ende seines Lebens wird seine Musik um so genialer, je mehr sie sich von der »Schwere« der Töne befreit zu haben scheint.

In Anbetracht dieser verschiedenen Lebenssituationen fühlt man sich natürlich verleitet, Leiden und Genie[19] in Verbindung zu bringen und zu vermuten, daß sie sich wie Ursache und Wirkung zueinander verhalten. Demnach riefe Leiden Kreativität hervor und hätte es einer *a priori* normalen Sensibilität erlaubt, Geniales zu leisten. So interessant und bestechend diese These auch erscheinen mag, man kommt der Wahrheit wohl näher, wenn man in umgekehrter Weise davon ausgeht, die beiden Komponenten »Leiden und Genie« seien Ausdruck ein und desselben Phänomens, das heißt einer persönlichen Eigenart, die sich Ausdruck verschaffen muß, einer Aussage, die formuliert, in eine Form gekleidet werden muß.

Fünfter Teil

Das Atemsymptom hat eine Kulturgeschichte

Das Antisymptom hat eine
Kulturgeschichte

Indem wir das Atemsymptom bei einigen Schriftstellern genauer untersucht haben, konnten wir feststellen, daß sich die Entwicklung dieses Symptoms während eines Zeitraums von ungefähr einem Jahrhundert parallel zur Entfaltung schriftstellerischer Tätigkeit vollzieht. Und das besagte Jahrhundert erlebt das Aussterben der Tuberkulose und das Umsichgreifen der nicht tuberkulösen Atemwegserkrankungen.

Hier öffnet sich also ein weites Feld für weiter ausholende Überlegungen, das dazu anregt, das Atemsymptom im Rahmen seiner Epoche und im Verhältnis zu ihr zu betrachten.

Offensichtlich haben die Krankheiten ihre jeweilige Kulturgeschichte. Ob sie nun ein ganz eigenständiges Schicksal haben oder aber von den allgemein herrschenden kulturellen Bedingungen abhängig sind, jedenfalls tragen sie »zur Definition einer Kultur bei. Jedes Jahrhundert beansprucht seinen eigenen ›pathologischen Stil‹ (Stil in der Art der Erkrankungen) für sich, genauso wie es in der Literatur, bei Dekorationsgegenständen oder Monumenten einen bestimmten Stil für sich beansprucht.«[1]

Ist es von diesem Blickwinkel aus möglich, eine Kulturgeschichte der Atmung und des Atemsymptoms zu entwerfen? Aus einer derartigen Fragestellung ergibt sich eine erste Frage: Entspricht ein bestimmter Typus von Atemwegserkrankungen einer bestimmten Epoche?

Dies läßt sich aufgrund der Tatsachen bejahen. So waren z. B. das Ende des 19. und der Beginn des 20. Jahrhunderts von der Tuberkulose geprägt, die damals vorherrschte. Sie war schon in der Antike bekannt und grassierte natürlich über das Zeitalter der Romantik hinaus, hat jedoch genau während des Zeitalters der Romantik in Europa ihren Höhepunkt erreicht.

Die Atemwegserkrankungen, die für die Gegenwart als kennzeichnend zu gelten haben, sind statt dessen Asthma, chronische Bronchitis und Lungenkrebs. Auch hier läßt sich keinesfalls behaupten, diese Krankheiten hätte es nicht schon längst vorher gegeben. Aber die Tatsache, daß sie sich wieder stärker verbreiten und vom Schweregrad her zugenommen haben, ihre Zusammenhänge mit der tiefgreifenden Veränderung unserer Umwelt und dem Tabakkonsum machen sie zu derzeit aktuellen sogenannten »Zivilisationskrankheiten«. Es ist übrigens interessant zu sehen, wie die metaphorische Verwendung der Begriffe Tuberkulose und Krebs den Zeitströmungen unterworfen war. Die antisemitische Nazi-Propaganda liefert hierfür ein trauriges und beredtes Beispiel[2]. In seinen ersten Schriften (1919) warf Hitler den Juden vor, eine »Rassentuberkulose unter den Völkern« hervorzurufen, denn zu dieser Zeit war das Wort »Tuberkulose« noch äußerst bedeutungsschwer. Als sie ihre Propaganda dann modernisierten, gingen die Nazis zu nun aussagekräftigeren Bildern vom »auszurottenden Krebs« über.

Der Übergang von einem Typus von Atemwegserkrankung zu einem anderen ist – offensichtlich – im gleichen Zeitraum erfolgt, wo sich auch in der Art des allgemeinen Kunstschaffens und insbesondere auf dem Gebiet der Literatur eine Entwicklung vollzog.

Die zunächst unpassend erscheinende Frage, ob zwischen diesen beiden parallel zueinander verlaufenden Entwicklungen eine Beziehung (von Ursache und Wirkung) bestehen könnte, läßt sich also stellen. Mir geht es hier nicht darum, eine solche Beziehung nachzuweisen, sondern die Geschichte der Krankheiten einerseits und die des literarischen Schaffens andererseits in ihrem Nebeneinander zu untersuchen, da sich – wie offenkundig geworden ist – gemeinsame Nenner finden. Beide weisen zudem einen gemeinsamen Kontext und eine gemeinsame Entwicklung auf.

Die Tuberkulose ist die Krankheit des 19. und beginnenden 20. Jahrhunderts, des Zeitalters des romantischen Ichs, des psychologischen Ichs, des Ichs der positivistischen und objektivierenden Gelehrten, die Ära einer biologischen Wissenschaft von den menschlichen Lebewesen und deren Krankheiten, wobei die einen wie die anderen als *Ganzheiten* gesehen werden. Die Ära des endlich – und mit welchem Jubel! – *gefundenen biologischen Objekts*: »Wenn ich die Ehre hätte, Chirurg zu sein«, ruft Pasteur aus, der darauf brennt, seine Entdeckung der Asepsis unter Beweis zu stellen! Es ist schließlich die Ära des »scientisme«, des blinden Glaubens an die Naturwissenschaften und den technischen Fortschritt, des *gänzlich, vollständig, im vollsten Sinne vorhandenen Objekts.*

Das Asthma ist hingegen die Krankheit des sich seinem Ende zuneigenden 20. Jahrhunderts, des Zeitalters, in dem der Niedergang der triumphierenden Gewißheiten zu verzeichnen ist, das Zeitalter, in dem das Ich vom Subjekt abgelöst wurde, mit seinen mangelnden Bindungen und seinen verlorengegangenen oder jedenfalls unsicheren und unvollständigen Liebesobjekten, d. h. schließlich das Zeitalter des nicht mehr als Ganzes vorhandenen, sondern des nunmehr *ausgehöhlten Objekts, an dem etwas fehlt.*

Ausgehendes 20. Jahrhundert, Zeitalter des Relativen und Alternativen, aber auch der Beziehungen und der Kommunikation. Und während sich die Faszination erschöpft, die zunächst von der Biologie des Menschen als einer biologischen Ganzheit ausging, dämmert die Ära des ökologischen Aufeinanderbezogenseins herauf, beginnt man sich für das Beziehungsgeflecht der einzelnen Lebewesen innerhalb des ökologischen Systems zu interessieren. Auf der einen Seite das für sich genommene Einzelwesen, auf der anderen Seite das Ökosystem.

Tuberkulose und Asthma: zwei »exspirierende«, die Ausatmung betreffende Krankheiten. Die Kameliendame gibt in dem Augenblick, in welchem sie ihr Leben aushaucht, eine ziemlich unerwartete Botschaft von sich: Armand, wenn ich meinen letzten Atemzug getan habe, dann heirate ein rechtschaffenes Mädchen und habe Kinder mit ihr, so wie das die Männer immer mit den Frauen getan haben, aber richte es so ein, daß sie sich so lange wie möglich nur des »kleinen Todes«* erfreut (zu dieser Zeit ist noch längst nicht von »Sexualität« die Rede) – und nicht den »großen«, wahren Tod erleidet, der mir jetzt meine letzten Klagen entreißt und mich dahinraffen wird.

---

* Im Französischen meint dieser Ausdruck den Liebesakt, »die Wonnen der Liebe«. Anm. d. Übs.

Auch der Asthmatiker übermittelt seine Botschaft, indem er sie aushaucht, aber ohne dabei zu sterben. So daß die Frage, die er übermittelt, nicht mehr die romantische Vorstellung vom Tode enthält. Hier kommt vielmehr ein lebenslanges Leiden zum Ausdruck, das Leiden am beschwerlichen und schmerzlichen Ausatmen.

9. Tuberkulose: Von der Romantik zum Strukturalismus

Die Tuberkulose grassierte schon seit Urzeiten, wie es aus den von der Tuberkulose hervorgerufenen Schäden deutlich wird, die man an menschlichen Skeletten aus der Zeit von etwa 4000 vor Christus entdeckt hat. In der Bibel erwähnen das dritte und das fünfte Buch Mose die fieberhafte Schwindsucht.

Die Tuberkuloseforschung kommt dann in Griechenland mit Hippokrates auf, d. h. im Zeitalter des Perikles, um das 5. Jahrhundert vor Christus, und Aretaeus von Kappadozien entwirft als erster ein wirklich bemerkenswertes Bild der klinischen Schwindsucht. Nach diesen frühen relativ genauen Beschreibungen verharrt die Krankheit bis ins 19. Jahrhundert hinein, d. h. über mehr als zweitausend Jahre hinweg, quasi auf demselben Niveau.

Dann werden sich plötzlich die Ereignisse in bezug auf Erkenntnisse über das Wesen der Krankheit sowie ihre Behandlung in rascher Folge überstürzen, wofür sechs Schlüsseldaten die Anhaltspunkte bieten. Zunächst führt Laënnec 1816 das Auskultieren (Abhorchen) der Brust ein und publiziert seine anatomisch-klinische Methode[2].

Dann verstreichen sechsundsechzig Jahre, ehe Robert Koch 1882 den bakteriellen Erreger der Tuberkulose entdeckt. Zwischen 1900 und 1920 entstehen die ersten Polikliniken und Sanatorien, man erfindet die Lungenkollapstherapie und das Vorbeugen durch die BCG-Impfung. Dreißig Jahre später (1948–1953) werden zwei entscheidende Antibiotika gegen Tb entdeckt, die zusammen mit anderen gesundheitsfördernden Maßnahmen[1] in allen Fällen eine Heilung ermöglichen. Aber heutzutage, wo die Tuberkulose (in Europa) im Schwinden begriffen ist, läßt sich die wesentliche Frage stellen: Warum kam es in Frankreich zu dieser »Tuberkuloseperiode« und dann zum Abklingen und schließlich gänzlichen Verschwinden der

Krankheit? Wenn man dieser Erscheinung auf den Grund geht, gelangt man zu einer äußerst wichtigen Feststellung.

Aus den Statistiken über die Entwicklung der Morbidität (das Verhältnis von Erkrankungsfällen zu den Nichterkrankungsfällen in einer Population) und der Mortalität (Verhältnis der Todesfälle zu den Nichttodesfällen innerhalb eines bestimmten Zeitraums) bei Lungentuberkulose geht hervor, daß um 1950 ein bedeutender Rückgang erfolgt ist, der dem bahnbrechenden Wandel entsprach, den das Aufkommen der Chemotherapie darstellte.

Aber dieses Abschwellen der Fluten, diese rückläufige Entwicklung hatte schon *vor* der Einführung der antituberkulösen Antibiotika eingesetzt und wurde durch diese lediglich mit intensivierter Kraft vorangetrieben. Es verhält sich in etwa so, als sei es diesen Medikamenten bloß zugekommen, einen Entwicklungsprozeß, der sich spontan schon von sich aus in Gang gesetzt hatte, zu vollenden. Die Tuberkulose begann nämlich in Frankreich tatsächlich zurückzugehen, *noch ehe* die wirksamen Mittel zu ihrer Bekämpfung eingesetzt werden konnten, und sogar ehe diese überhaupt hätten wirken können. Diese rückläufige Entwicklung war in unserem Land *schon 1920* offenkundig, zu einem Zeitpunkt, wo man gerade erst begann, die Tuberkulosekranken zu isolieren und sich der Lungenkollapstherapie zu bedienen. Nach dem Zweiten Weltkrieg konnte sich diese Regression natürlich nur verstärken.

Die Tuberkuloseerkrankung ist wie eine Flutwelle über die europäischen Länder hinweggegangen, wobei sich drei aufeinander folgende Schübe unterscheiden lassen: eine erste epidemische Phase mit sehr hoher Morbidität und Mortalität wie auch Ansteckung; eine zweite Übergangsphase, in der sich Widerstandskräfte gegen die Krankheit auszubilden beginnen; und schließlich die letzte, lange anhaltende endemische Phase.

Ihren *Höhepunkt* erreichte diese »Tuberkulosewelle« in Frankreich um 1849 (während er in England früher liegt, in Deutschland und Österreich dagegen später).

Diese in drei Phasen erfolgende Entwicklung ist nicht nur der Tuberkulose eigen, sondern vielen Infektionskrankheiten gemeinsam, wie es der Spezialist Charles Nicolle schon zu Beginn unseres Jahrhunderts hervorhob: »Diese Krankheiten werden geboren und sterben.« Eigenartigerweise hat übrigens eine andere Krankheit, die Sarkoidose, deren Ursache bislang unbekannt ist, die aber in vielen Punkten der Tuberkulose ähnelt, abgesehen von einem einzigen wesentlichen Punkt – man findet nämlich bei der Sarkoidose niemals einen Kochbazillus noch nekrotisierende Veränderungen –, die Tuberkulose in den Ländern, aus denen diese verschwunden ist, abgelöst und deren Platz eingenommen. Und zweifellos wird es in künftigen Zeiten mit dem Krebs ebenso gehen, wenn wir ihn einmal in den Griff bekommen haben.

Wenn wir uns nun in Erinnerung rufen, daß Krankheit in gewisser Weise Sprache ist, eine Art von Ausdrucksform darstellt, dann ist die Behauptung gestattet, die Tuberkulose sei – als die tödliche Krankheit, die sie einmal war – aus Europa verschwunden, weil sie »das gesagt hatte, was sie zu sagen hatte«.

Aber was hatte sie denn nun zu »sagen«, und worin lag ihre Bedeutung?

Hier seien einige Ansätze zu einer Antwort aufgeführt, welche schon deshalb nicht eindeutig ausfallen kann, weil ja zwischen den einzelnen Epochen zu differenzieren ist. Aber es läßt sich zunächst einmal eine erste wesentliche Feststellung treffen, und damit sehen wir uns unmittelbar in die Vergangenheit zurückversetzt.

1819 gibt René Laënnec die erste anatomisch-klinische Beschreibung der Tuberkulose. 1820, einige Monate später, veröffentlicht Lamartine seine *»Premières méditations«*. Berechtigt das zu dem Schluß, diese beiden Bücher »eröffnen gemeinsam eine pathologische und literarische Ära«, oder die Romantik sei »der dichterische Ausdruck der Schwindsucht«[3]? Man könnte lange hierüber diskutieren, ohne zu einem fruchtbaren Ergebnis zu gelangen.

Es ist hinlänglich bekannt, auf welchem einzigartigen Hintergrund die Tuberkulose, *das »romantische Fieber« par excellence*, sich in so verheerender Weise entfalten konnte.

Man braucht hier kaum an das »mal du siècle« und den »Spleen« zu erinnern, von dem sich die Jugend dieses Jahrhunderts erfassen ließ. Die überschwengliche Begeisterung, zu der man von den »Sternstunden« der Geschichte, von der Revolution bis zum Empire, emporgehoben worden war, ist abgeflaut, und der Alltag ist glanzlos. Um dem Leben einen Sinn abzugewinnen, versucht man daher nun, ihm eine sublimierte, künstliche Dimension zu verleihen, die man so weit jenseits des Gewohnten ansiedelt, daß sie unzugänglich ist und man daran verzweifelt. So bleibt nur noch übrig, zu leiden, sich an diesem Leiden zu weiden und – warum schließlich auch nicht? – daran zu sterben.

Die Abart der Tuberkulose, die auf diesem Grund gedeiht, ist die *Schwindsucht*, und die Etymologie spricht hier eine deutliche Sprache, indem sie an Auszehrung erinnert, die Gefahr, vom Feuer aufgezehrt, verbrannt zu werden, zum Beispiel von den Flammen einer Leidenschaft. Sich in Leidenschaft zu verzehren entspricht der krankhaften Sucht zum Leiden, wodurch sich die für das Zeitalter der Romantik so charakteristische Schwermut rechtfertigen läßt.

Die Vorstellung, von einem inneren Feuer verzehrt zu werden, »der Gebrauch von Metaphern, die dem Bereich der Tb entlehnt sind, um die Liebe zu beschreiben ... ist« in Wirklichkeit allerdings »lange vor der romantischen Bewegung zu datieren«[4].

Neu ist, daß bei den Romantikern die Tuberkulose zu einer Variante der Liebeskrankheit uminterpretiert wird. Im Volksmund ist die Tuberkulose mythologisch aufs engste mit den Lungen und den Vorstellungen von Odem und Leben verbunden. Sie ist also mit den Attributen des über dem Zwerchfell befindlichen Körperbereichs ausgestattet, wird der oberen, vergeistigten Hälfte des Körpers zugerechnet. Die Mythen können sich wirklich alles erlauben und sogar dem käsigen Auswurf, Eiter und Sputum etwas Vergeistigtes abgewinnen!

Diese Lungenkrankheit wird von nun an als Seelenkrankheit aufgefaßt. So bezeichnen die Brüder Goncourt 1869 die Tuberkulose als »Krankheit der vornehmen und edlen Teile des Menschen« im Gegensatz zu den »Krankheiten der rohen, niedrigen Körperorgane, die den Geist des Patienten vernebeln und beschmutzen ...«[5]

Das wirkliche Leben wird nun in eigenartiger Weise von dieser Geisteshaltung geprägt, denn das äußere Erscheinungsbild des Schwindsüchtigen, eines Kranken also, kommt als Schönheitsideal in Mode. Wenn man nun dem neuen Verführungskanon entsprechen will, muß man sich durch Magerkeit, Mattigkeit, hervortretende Wangenknochen und von Blutarmut sprechende Bleichsucht, die mit dem fiebrigen Glanz der Augen kontrastiert, auszeichnen.

Dieses »schwindsüchtige Äußere«, von dem bei Shelley die Rede ist, entspricht wirklich dem Schönheitsideal einer ganzen Epoche. Daß man damit Interesse erregt, macht es noch attraktiver. So sagte sich Lord Byron, als er in den Spiegel sah: »Ich sehe blaß aus. Ich würde gern an der Schwindsucht sterben.« Und einem Freund, der ihn fragt, weshalb, antwortet er: »Weil die Damen der Gesellschaft alle sagen würden: ›Seht doch den armen Byron, wie interessant sieht er als Sterbender aus!‹«

Er leidet, er stirbt, also ist er interessant.

Leiden, um sich interessant zu machen. Aber das muß man erst einmal schaffen. Sollte das heißen, daß man ganz außergewöhnlich sensibel sein muß, um Tuberkulose zu bekommen?

Da die Tuberkulose so häufig bei Künstlern[6] auftrat, drängt sich die Frage nach einem Verhältnis von Ursache und Wirkung unausweichlich auf: Bietet die Tuberkulose ein günstiges Terrain für künsterliches Schaffen, oder begünstigt umgekehrt diese Kreativität ein Ausbrechen der Tuberkulose?

Und da wimmelt es von zustimmenden Antworten: »Die Tuberkulose liebte das Genie« oder auch »Keine Krankheit hat im Laufe der Jahrhunderte so viele schöpferische Talente, so viele außergewöhnliche Menschen, so viele Genies erfaßt wie die Tuberkulose«[7].

Die Krankheit wütete mit solcher Heftigkeit, daß es schwierig erscheint, zu behaupten, sie sei unter den »Kunstschaffenden, Kreativen« verbreiteter gewesen als bei der Gesamtbevölkerung, beim ersten besten »Mann auf der Straße«.

Kann von einer gewissen Veranlagung bei Menschen die Rede sein, die sich durch außergewöhnliche Sensibilität auszeichnen? »Die leicht Erregbaren, Leidenschaftlichen, die Künstler, die Sensiblen« würden demgemäß das Hauptkontingent der Tuberkulosekranken ausmachen, während die »dumpf und ohne Hoffnung Dahinvegetierenden, die stumpfsinnig Zufriedenen häufiger verschont blieben«[8]. Es trifft zu, daß viele Künstler und berühmte Persönlichkeiten an Tuberkulose erkrankt oder auch gestorben sind. Als bekannte Beispiele sind unter den Malern Watteau, Gauguin und Modigliani zu nennen, unter den Schriftstellern, Musikern und Denkern Schiller, Spinoza, Calvin, die Schwestern Brontë, Tschechow, Stevenson, Kafka, Chopin, Katherine Mansfield (mit fünfunddreißig Jahren verstorben). Die Pompadour, die mit dreiundvierzig verstarb und von Ludwig XV. heftig beweint wurde, obwohl er vorher schon mit ihr gebrochen hatte, die Mätresse Chateaubriands sowie Mme. Charles, eine der »Elviren« Lamartines, zählen ebenfalls zu den berühmten Tuberkulosekranken, können es jedoch an Prestige nicht mit der legendären und gefeierten Kameliendame aufnehmen.

Laennec selbst, dessen Urteil durch seine eigenen Erfahrungen mit dieser Krankheit, an der er sterben sollte, Autorität hat, bezeichnete sie als »Krankheit der langen und traurigen Passionen«.

In ihrer aufschlußreichen Untersuchung über das Tuberkulose-Symptom betont Susan Sontag: »Der Mythos Tb konstituiert die vorletzte Episode in der langen Laufbahn der alten Vorstellung von Melancholie – die, entsprechend der Theorie von den vier Körpersäften, die Krankheit des Künstlers war. Der melancholische Charakter – oder der tuberkulöse –« der schöpferisch Veranlagten, besonderen Menschen war offenkundig der überlegenste, höchststehende. Und sie zitiert Shelley, der zumindest nicht um Worte verlegen war, um seinen Freund Keats zu trösten: »Diese Schwindsucht«, versichert er ihm, sei »eine Krankheit, die Menschen besonders gern hat, die so gute Verse schreiben wie Du...«[9]

Und dann all diese Hirngespinste, die Schwindsucht entfache sowohl in sentimentaler als auch in physischer Hinsicht die Liebesfähigkeit!

Auf seine sehr persönliche und allzu weitgehend der Nuancierung ermangelnde Art spricht es Groddeck aus, welche Wunschübertragung beim Tuberkulosesymptom stattfindet: »Die Begierde soll schwinden, die Begierde nach dem . . . Hin und Her der Erotik, das sich in der Atmung symbolisiert. Und mit der Begierde schwinden die Lungen, . . . schwindet der Leib . . .; weil die Schuld durch die immer wiederholte symbolische Samenverschwendung des Auswurfs sich ständig vergrößert, . . . weil das Es durch die Lungenerkrankung schöne Augen und Zähne, hitzende Gifte entstehen läßt.«[10]

Wer schließlich als Sieger hervorgeht, ist Thanatos. Aber andererseits ist dieser Tod auch ergötzlich. Denn ein solches Sterben schließt jegliche Gewalt, Selbstmord oder allzu abrupten, brutal vonstatten gehenden Verfall aus. Da ist die Schwindsucht doch besser.

So kommt die Tuberkulose dramaturgischen Erfordernissen entgegen und gestattet es, einen wunderbaren Tod zu erfinden, der sich bestens in jeden dramatischen Handlungsablauf einpassen läßt. Da sie ihn ja aus seiner hinderlichen fleischlichen Hülle befreit, läutert die Tuberkulose den Menschen und verwandelt ihn in ein ätherisches Wesen. »Die Literatur des 19. Jahrhunderts wimmelt von Beschreibungen nahezu symptomloser, furchtloser, glückseliger Tode infolge Tb.«[11]

Der Tod eines Schwindsüchtigen erhält damit eine ästhetische Dimension[12]. Das ist ein herrlicher Tod. Um so wünschens- und beneidenswerter, als ihn diese Beschreibungen aller seiner tragischen Wirklichkeit entkleiden. Lesen wir bei Dickens darüber nach. Da bekäme man Lust, diese Tuberkulose am eigenen Leib zu erfahren, die »den Tod von seinem gröberen Aspekt läutert . . .; bei der der Kampf zwischen Seele und Körper so allmählich, so ruhig und feierlich verläuft und das Ergebnis so sicher ist, daß der sterbliche Teil Tag um Tag und Körnchen um Körnchen schwindet und dahinwelkt, so daß der Geist leicht und lebhaft wird in dem Maße, wie seine Last leichter wird . . .«[13]

So wie sie John Middleton Murray am letzten Tage ihres Lebens sieht, verkörpert Katherine Mansfield genau diesen beneidenswerten Aspekt: »Ich habe niemals jemanden so schön gesehen wie sie an jenem Tag und werde niemals wieder jemanden sehen, der so schön ist; es war, als hätte die einzigartige Vollkommenheit, die ihr stets eigen war, vollständig von ihr Besitz ergriffen. Um ihre eigenen Worte zu benutzen: das letzte Körnchen ›Ablagerung‹, die letzten ›Spuren irdischer Erniedrigung‹ waren für immer gewichen. Doch hatte sie ihr Leben verloren, um es zu retten.«[14]

Hier wird also die Tuberkulose weit entfernt von ihrer furchtbaren Realität gesehen und ins Mythische entrückt.

Da wir gerade bei den Mythen sind, die sich um die Tuberkulose gerankt hatten, muß man sich auch fragen, wie es kam, daß man sich so sehr auf die Tuberkulosebehandlung in *Höhenlage* versteifte, so daß Tausende von Tuberkulosekranken Höhenorte aufsuchten. Warum versprach man sich gar so viel von einer Kur »in reiner Luft«?

Wenn man so fragt, dann muß man feststellen, daß der Mythos von der Wirkung reiner Luft, von Gebirge und Höhe bei der Behandlung von Lungentuberkulose im Rahmen der »psychologischen Problematik« entstanden ist, bei welcher wissenschaftliche Objektivität lediglich als Alibi diente[15]. Wie das schon bei der Anatomie und Physiologie der Atmungsorgane der Fall war, so hat auch hier die Symbolik den physiologischen Rahmen überschritten, auf den sie sich vorgeblich stützt. Das heißt konkret, daß man wissenschaftliche Konzepte heranzieht, die im Anschluß an die Untersuchungen Priestleys und Lavoisiers zum Sauerstoff aufkamen und den Trend zur Überversorgung mit Sauerstoff *(suroxygénation)* wie auch zu den »verschiedensten Gasverabreichungen« einleiteten, um dadurch zu rechtfertigen, daß man die »Natur« und die reine Gipfelluft zu Hilfe nimmt, während man sich in Wahrheit von ganz anderen Motiven leiten ließ.

Erst Jean-Jacques Rosseau gelangte zu der Einsicht, daß

eine unbebaute Naturlandschaft schön sein kann. Mme. de Sévigné war nicht dieser Ansicht. So ist es also Jean-Jacques Rousseau, der als erster beginnt, die Höhe mit den höchsten Tugenden auszustatten: »Es scheint, als schwänge man sich über der Menschen Aufenthalt hinauf und ließe darin alle niedrigen und irdischen Gesinnungen zurück, als nähme die Seele, je mehr man sich den ätherischen Gegenden nähert, etwas von ihrer unveränderlichen Reinheit an.«[16] Aus diesen dichterisch-philosophischen Gedanken zog man allzu vorschnell pseudo-wissenschaftliche Schlüsse, die man auf die menschliche Physiologie anwandte: »Die Sie umgebende (Gebirgs-)Luft ist heilsam und rein, lassen Sie sie reichlich in Ihre von ungewohnter Tätigkeit angeregte Brust eindringen, ein gut durchlüftetes, von seinem Kohlenstoff befreites Blut ... belebt überall den Organismus, der fühlt, wie er wiedergeboren wird.«[17]

Wenn sich die Physiologie, die sich natürlich schwertut, da es ihr an Möglichkeiten zur wissenschaftlichen Nachprüfung fehlt, in dieser Art auf rein Lyrisches gründet, »dann kann man genausogut seine Zuflucht zum Romantik-Kult nehmen, der in seinem glühenden Eifer ebenso irrwitzige wie rührende Überzeugungen in sich vereinte«.

So preist man die berühmte *suroxygénation* (Überoxidierung) in der Höhe an – wo, wie man später herausfindet, der Sauerstoff in Wirklichkeit rar wird –, von der man auch annimmt, sie könne eine Senkung des Kohlendioxydgehalts im Blut bewirken.

Das Motiv der *Tanne*, des hoch- und aufrechtgewachsenen Hochgebirgsbaums, spielt ebenfalls in diesen Mythos hinein. Da, wo eine solche Tanne steht, kann sie nur ein »atmender« Baum sein, und die aus ihr gewonnenen balsamischen, harzigen Erzeugnisse können sich nur günstig auf Lungenkrankheiten auswirken.

Außerdem schreibt man der Höhenluft im Gebirge zu, sie erhöhe die Anzahl der *roten Blutkörperchen* und gleiche dadurch die Verluste durch den Bluthusten aus, der die essentiellen Lebenskräfte herabgesetzt hatte.

Damit ist die Höhenluft also gut für das Blut und seine rote

Farbe – Synonym für Kraft und Gesundheit. In diesem Sinne verschreibt man auch gern viel rotes Fleisch (am liebsten roh), Rotwein, Eisen zum Einnehmen, und – das Allerraffinierteste! – man soll einen rotglühenden Schürhaken in den Wein halten, ehe man ihn trinkt!

Alle diese Mythen halten sich hartnäckig. Noch 1911 behauptet ein Physiologie-Handbuch: »Dadurch, daß eitrige Flächen ununterbrochen von keimfreier Luft reingefegt werden, die durch tiefes Einatmen bis in die letzten Alveolen gelangt, erfolgt eine wirksame Antisepsis der Lunge ... Ein Kranker mit septischem Eiter in den Lungen und dem dadurch verursachten Fieber muß sich ins Gebirge begeben und nirgendwohin sonst.«[18]

Sieht man einmal von diesen pseudo-physiologischen Argumenten ab, muß man feststellen, daß der Kult um die Heilwirkung der Bergesgipfel, der reinen Luft, die Gesundung durch die Natur bestimmten Archetypen in der Vorstellungswelt entspricht: der in allen Mythologien vorhandenen »Bergreligion«. Daß derartiges Gedankengut in diesem Abschnitt des 19. Jahrhunderts, auf dem Höhepunkt der Romantik, wieder aus der Versenkung auftaucht, ist nicht weiter verwunderlich.

Die Thesen über das Sich-Aufschwingen zum Himmel, des heilsamen Emporstrebens – *Aspirierens* – und die belebende Wirkung reiner Luft stammen aus dem Bereich des menschlichen Unbewußten und haben ihren Platz in Jungs *Repertoire der symbolischen Wirklichkeit*[19].

Die Rückkehr in den Mutterleib und der Regenerationsinstinkt entsprechen in seinen Augen einem tiefen menschlichen Verlangen. Und nichts kommt »dem reglosen Verharren an einem Bergeshang gleich, der in reiner Luft gebadet ist, denn eben dort findet etwas Analoges zur Wiedergeburt statt ...«

Diese Bergesreligion hat ihren großen Gelehrten und Lehrmeister, wenn nicht gar Hohenpriester in Michelet. Jeder Kunstgriff der Romantik ist ihm recht, wenn es gilt, dem Gebirge Heilkräfte gegen alle mit Mattigkeit und Schwäche behafteten Krankheiten zuzuschreiben.

In seiner entflammten poetischen Phantasie wird das Gebirge, dessen abgerundete Bergesgipfel sich in wirkliche Frauenbrüste verwandeln, zur freigebig spendenden und vermittelnden Mutter. Und die Gebirgspflanzen heilen weitaus besser als die »médecine à mort«, die todbringende Medizin, die die Ärzte verordnen. Das Gebirge strahlt eine so fruchtbare Lebenskraft aus, daß die Flüsse dort entspringen. Daher meint Michelet in seinem Vorwort zu »*La Montagne*« (Das Gebirge), der entkräftete Mensch müsse »wieder zu den Gipfeln aufsteigen«.

In diesem Gebirge herrscht schließlich auch die Stille, die dazu verhilft, wieder mit sich ins reine zu kommen, der Gesellschaft und ihren Zwängen zu entfliehen, um zu Freiheit und Erhebung der Seele zu gelangen.

Bei näherer Betrachtung erweist es sich, daß Michelets Buch 1868 erschien – genau zu dem Zeitpunkt, wo sich ein großer internationaler Trend zu einer allgemeinen Höhentherapie abzeichnet, die man dann vor allem auf die Tuberkulose anwendet. Zwei kurz vorher erschienene medizinische Publikationen spielen eine entscheidende Rolle, um diesen Trend auszulösen. Die erste Untersuchung beruft sich auf das Beispiel der Kordillerenbewohner und berichtet, was offensichtlich der wissenschaftlichen Fundierung entbehrt, von »einer Immunität der Gebirgsbewohner gegen die Schwindsucht«[20]. Von bestimmten Höhen ab werde die überall anzutreffende Krankheit »rar«, behauptet die zweite, 1865 vor der Académie de Médecine vorgetragene Untersuchung[21]. Zehn Jahre später entstehen dann in der Schweiz die ersten Sanatorien.

Etwas später als in anderen europäischen Ländern setzt die *période sanatoriale* in Frankreich gegen 1900 ein.

Denn schließlich und endlich hat man sich mobilisiert und begonnen, gegen diese Plage zu Felde zu ziehen. Solange man kein wirksames Heilmittel gegen Tb zur Verfügung hat, bedeutet es in jedem Fall einen Fortschritt, die Kranken zu isolieren und sie in Sanatorien unterzubringen, wo ihnen aufmerksame ärztliche Betreuung geboten wird. Und dann ruht man sich im Sanatorium schließlich aus! Diese *Ruhe* ist das magische Heilmittel. Und das wird regelrecht zur Besessenheit. Ich weiß nicht, ob man darüber lachen oder weinen soll, daß man sich so weit verstieg, Patienten einzugipsen, um sie dadurch zur Ruhe zu zwingen! Eine viel gescheitere Maßnahme war dagegen später die selektive Ruhigstellung der kranken Lunge durch Einschrumpfen (Kollapstherapie)[22], was einen wesentlichen Fortschritt in der Tuberkulosebehandlung erbrachte.

Abgesehen von der dort gebotenen Qualität der Pflege und der ärztlichen Betreuung sowie der günstigen Auswirkung einer Ruhekur (die man auch anderswo hätte machen können), kann man sich im nachhinein fragen, welche reellen Vorteile nun aus diesem so stark gefühlsbefrachteten Run auf das Gebirge erwuchsen. Einer gewissen Anzahl Tuberkulosekranker bot das Gebirge eine gesundheitsförderliche Umgebung und entsprach darüber hinaus einem gedanklichen Konzept, das eine Rückbesinnung auf sich selbst und eine Heilung begünstigte. Somit war die Tuberkulose gleichzeitig Exil, ein Sich-Ausschließen (aus der Gesellschaft) und Reise. In der selben Weise wie die Wanderungen der Romantiker. So wie man vom »Trip« der Rauschgiftsüchtigen oder der »großen Reise« in den Wahnsinn spricht.

Dies ist nun eine »bestimmte Lesart« des Tuberkulosesymptoms. Demnach könnte man zu der Annahme neigen, die Tuberkulose sei eine Nebenerscheinung der Sozialgeschichte der Menschheit – und der Geschichte überhaupt – gewesen. Aber es wäre verfehlt, wenn man sich bloß auf diese Auslegung beschränken wollte.

Die Wirklichkeit verhält sich nämlich sehr viel komplexer. Um sich davon zu überzeugen, braucht man bloß an die berühmteste aller namhaften Schwindsüchtigen zu erinnern, die zweifelsohne Alphonsine-Marie Duplessis alias Marguerite Gautier von Alexandre Dumas fils (d. J.) bleibt: »*Die Kameliendame*« (1848), Star der volkstümlichen Romantik, wohlbekannt durch ihr weißes blutbeflecktes Taschentuch.

Ihre publikumswirksame, melodramatische Persönlichkeit verleitet zunächst wohl kaum zu metaphysischen Betrachtungen und der Frage nach dem Sinn des Daseins. Bertrand Poirot-Delpech[23] hat jedoch sehr gut aufzuzeigen gewußt, daß dieser Stoff auf jeden Fall erfunden werden *mußte*, und hat die große Anziehungskraft, die von dieser Figur ausgeht, deutlich gemacht. Dies geht aus der eindrucksvollen Liste berühmter Stars hervor, die die Rolle seit fünf Generationen gerne im Theater oder im Film übernommen haben: Eugénie Doche, die diese Rolle als erste verkörperte und damit schuf, Sarah Bernhardt, Greta Garbo, Ludmilla Pitoëff, Yvonne Printemps, Yvette Chauviré, die Callas und schließlich in jüngster Zeit Isabelle Huppert. Aber ist die Callas nicht die beste Interpretin von allen, wenn sie den letzten Schrei der Traviata ausstößt: »Lebewohl, alles was ich liebe«?

»Wenn eine Geschichte oder eine Figur zu so zahlreichen Interpretationen herausfordert«, schreibt Bertrand Poirot-Delpech in bezug auf die *»Kameliendame«*, »dann deshalb, weil es sich erweist, daß sie in ihrem Wahrheitsgehalt unergründlich ist, wie man es vom Meer sagt, und wie dieses auch unerschöpflich. Man nennt dies einen Mythos.«[24] Und es ist den Mythen eigen, daß sie eine unendliche Vielfalt von Interpretationen vertragen können ... »Daß man an die Stelle der Tuberkulose andere nicht ansteckende Krankheiten setzt, bei denen die Menschheit nach einem Sinn sucht, hat dem Phänomen ›Kameliendame‹ nichts anhaben können«, betont er sehr richtig.

Wenn das Thema dieses Fortsetzungsromans ein breites Publikum noch immer in seinen Bann zieht, geht uns dabei das erbauliche Geschichtchen so nahe oder aber die symbolische Darstellung unseres Schicksals? Wie ließe sich auch übersehen, daß diese Figur von Alexandre Dumas d. J. uns zum ältesten Thema der Menschheit zurückführt, dem immer wieder, ad infinitum sich wiederholenden Duett von Eros und Thanatos, Liebe und Tod?

An die achtzig Jahre später wird das Motiv der Tuberkulose als Todesbringerin von Thomas Mann in seinem *»Zauberberg«* wieder aufgegriffen.

Von all der in dieser »Sanatoriums-Epoche« entstandenen

Literatur, die 1893 mit »*Ships that pass in the night*« von Béatrice Harraden einsetzte, bildet der berühmte und gewaltige »*Zauberberg*« von Thomas Mann (1924) das Anthologiestück[25]. Dieser Roman hat nichts von seiner Faszination eingebüßt. Weil er die Gemüter bewegt? Weil der besondere Stil Thomas Manns nach wie vor seine Liebhaber hat? Ganz bestimmt. Aber vor allem, weil der Stoff, wie bei der »*Kameliendame*« und »*Carmen*«, zeitlos ist.

Was sich filigranartig durch die Handlung zieht, ist der permanent drohende Tod, der dem Handeln und Reden eine Tiefe und vor allem einen Sinn verleiht, derer es vorher gänzlich ermangelt hatte. Und anhand dieses roten Fadens läßt sich letztlich ein Roman zusammenfassen, bei dem ansonsten jegliche Zusammenfassung ein Ding der Unmöglichkeit ist.

Hans Castorp, ein in jeder Beziehung »ansprechender« junger Mann, kommt nach Davos, um seinen Cousin im Sanatorium zu besuchen (so wie Thomas Mann im Jahre 1912 auf zwei Monate gekommen war, um seiner Frau Katja bei ihrem Kuraufenthalt Gesellschaft zu leisten). Er fühlt sich leidend, die Ärzte untersuchen ihn und stellen eine Lungentuberkulose fest, woraufhin sie ihn sofort als Patienten in die Klinik aufnehmen (wohingegen Thomas Mann den Aufenthalt von sechs Monaten ablehnte, den ihm der Sanatoriumsarzt, welcher befürchtete, er könnte Tuberkulose haben, vorgeschlagen hatte, und statt dessen lieber den »*Zauberberg*« schrieb). 1500 Meter über den gemeinen Sterblichen entdeckt Hans in Schnee und Eis die ganz eigene Welt »derer hier oben«, die in hermetischer Abgeschlossenheit eingefroren ist. In einer verlogenen Atmosphäre von Luxus und in dem krampfhaften Bemühen, fröhliche Unbeschwertheit vorzutäuschen, führt man dort ein glänzendes Leben wie in einem Grandhotel, mit einer überreichlichen und erlesenen Tafel, mondänen Zerstreuungen und exzentrischen Patienten, wie dieser hübschen Frau, die ihrem Freund eine Röntgenaufnahme ihrer Brust zum Andenken schenkt.

Aber wenn man sich so krampfhaft um Fröhlichkeit bemüht, dann nur, um zu vergessen, daß in diesem Sanatorium immer wieder gestorben wird. Diese Hektik ist in Wahrheit ein Mummenschanz um den Tod herum, ein regelrechter Totentanz. Eine »danse macabre« ohne Anfang und ohne Ende, woran sich zynische Ärzte, blasierte Krankenschwestern, hysterische oder verzweifelte Patienten beteiligen, und schließlich sieht man Tote, die nachts aus ihrem Zimmer fortgebracht werden, welches in aller Eile desinfiziert wird, damit ein anderer Kranker den Platz einnehmen kann.

Die Angst, die die Tuberkulose erweckt, deren Fortgang ungewiß ist, die man nicht sehen kann und die sich doch in der Brust eingenistet hat und den Odem bedroht, zwingt Hans Castorp, sich all dessen bewußt zu werden, was er vom Leben nicht wahrnehmen konnte oder wollte, solange er bei guter Gesundheit war, und sich in erster Linie nach dem Sinn seines Daseins zu fragen.

Denn bei Thomas Mann geht es nicht um die verlorene Zeit, »sondern um die vergeudete Zeit, die Dekadenz und Tod in sich trägt«, eine in allen seinen Romanen gegenwärtige Dekadenz, die sein Werk noch tragischer macht als das Prousts[26].

Und die wesentliche Frage ist natürlich, zu ergründen: Was kann der Mensch dem Tode entgegenstellen? Güte und Liebe: *»Der Mensch soll um der Güte und Liebe willen dem Tode keine Herrschaft einräumen über seine Gedanken.«* Hans Castorp, der in Davos viel nachdenkt, findet der Unausweichlichkeit des Todes gegenüber keine andere Alternative als das, was sich aus einem guten Herzen entwickelt. Wenn wir alle unseren »feuchten Fleck«, unser ansteckendes Fieber haben, dann bleibt uns nur noch übrig, uns untereinander zu helfen und zu lieben. Die Freiheit des Geistes ist stärker als der Tod. Man findet hier eine aus dem Tuberkulosesymptom gezogene Konsequenz, die bei Camus in zweifacher Weise wieder aufgegriffen wird: dem blindwütigen Schicksal seine ureigenste Freiheit entgegenstellen (*»Le Mythe de Sisyphe«*) und sich über sein eigenes Symptom hinwegsetzen, indem man zur mitmenschlichen Solidarität findet (*»La Peste«*).

Thomas Manns Roman endet damit, daß sich Hans Castorp 1914 durch den Ausbruch des Krieges gezwungen sieht, seinen

Zauberberg zu verlassen und sich ins »Flachland« hinabzubegeben. Im Nebel Flanderns vor sich hinmarschierend und dabei Schuberts »Lindenbaum« »halblaut für sich« hinsingend »kommt er uns aus den Augen«. Vermutlich wird er sterben, aber wir wissen es nicht. Das Buch endet mit der bangen und beängstigenden Frage: »Wird aus diesem Weltfest des Todes, auch aus der schlimmen Fieberbrunst, die rings den regnerischen Abendhimmel entzündet, einmal die Liebe steigen?«[27]

Im *»Zauberberg«* wird demnach die Tuberkulose fast nur noch zum Vorwand genommen: Sie gibt einen Hintergrund ab, vor dem sich der einzelne mit seinem Schicksal, das heißt mit dem Tode, konfrontiert sieht und gezwungen ist, darüber nachzudenken und seine persönliche Antwort auf dieses ihm von Krankheit und Tod aufgegebene Rätsel zu finden. Andere Krankheiten werden also genausogut diese Funktion erfüllen können wie zum Beispiel bei Camus die Pest.

10. Erkrankungen der Atemwege in unserer Zeit

Da die Tuberkulose »*die* Krankheit« war, an der man starb, hatte sie die anderen Atemwegserkrankungen in den Hintergrund gedrängt. Das soll nun nicht heißen, daß man nicht auch an anderen, nicht tuberkulösen Atemwegserkrankungen gestorben wäre, aber den Wald der mannigfachen Krankheiten der Atemwege sah man vor lauter »Tuberkulose-Bäumen« nicht. Mittlerweile sind diese anderen Krankheiten durch ihre Häufigkeit und Schwere an den ersten Platz nachgerückt. »*Love story*« hat die »*Kameliendame*« überrundet.

Will man die Ursachen dieser Krankheiten (Asthma, chronische Bronchitis und Lungenkrebs) ergründen, dann muß man der Umwelt mit Fug und Recht die Hauptverantwortung bei deren Entstehung zuschreiben. Aber der Terminus »Umwelt« ist recht unscharf, und man kommt schon weiter, wenn man zwischen dem äußeren, beruflichen und dem häuslichen und persönlichen Milieu, das die Umgebung eines Menschen ausmacht, unterscheidet, um die große Anzahl an Faktoren zu bezeichnen, die der Begriff »Umwelt« umfaßt. Alle diese Faktoren wurden vom Menschen selbst von Grund auf verändert, und dieser Wandel ist zweifellos ein wesentlicher Charakterzug unseres ausgehenden 20. Jahrhunderts.

Es ist hier nicht der Ort für eine Abhandlung über Ökologie. Ich möchte lediglich auf die erhöhten Aggressionsrisiken hinweisen, die diese Veränderungen der Umwelt für den Atmungsapparat mit sich bringen.

Wie es im ländlichen Raum augenscheinlich wird, hat die äußere Umgebung des Menschen die einschneidendste Veränderung erfahren: Die um sich greifende Entwaldung zieht notgedrungen eine Vermehrung zunächst unbebauten Geländes nach sich – und dieses bildet wiederum das bevorzugte Terrain für die Gräser, also das gefürchtete Pollenallergen.

Die Umweltverschmutzung bietet ein weiteres Beispiel.

Klammert man zunächst einmal die Möglichkeit aus, daß sie Höhepunkte an Schädlichkeit erreichen könnte, bleibt sie in Frankreich, von einigen bestimmten Orten abgesehen, noch relativ ungefährlich, aber sie wirkt als *zusätzlicher Aggressionsfaktor* auf die Atemwege.

Auch das psychologische Umfeld, die psychologische Einwirkung der Umgebung auf den Menschen, hat sich stark gewandelt. Der Übergang von einer ländlichen, bäuerlichen zu einer städtischen Lebensweise hat die Lebensgewohnheiten und das Denken völlig verändert. Die großen Städte bilden einen Schmelztiegel für Menschen verschiedenster Herkunft, sie sind aber auch gleichzeitig Orte der Vereinsamung. Gleichzeitig ist in der Kulturgeschichte der Krankheiten die Ära des *latenten Krankseins*[1] angebrochen. In unserer Fortschritts-Gesellschaft hat sich die Praxis der *systematischen Vorsorgeuntersuchung* eingebürgert, durch welche sich Krankheiten aufspüren lassen, noch ehe sie nach außen hin in Erscheinung getreten sind. So kann man bei *Personen, die an sich selbst keinerlei Symptom verspüren*, Krankheiten ausfindig machen, von denen sie »keine Ahnung hatten«. Obzwar dieses Verfahren dem Betreffenden letztlich zum Vorteil gereicht, läßt es doch das Gefühl aufkommen, man könne krank sein, ohne es zu wissen. Und daß wir demnach nicht nur verletzlich und anfällig sind, sondern daß uns auch ein Alarmsystem fehlt. Es läßt sich nicht bestreiten, daß dies Angst erzeugen muß; neu ist dabei, daß aus der Kulturgeschichte der Krankheiten nun eine »Technologiegeschichte der Krankheiten«[2] wird.

Sind die heute aktuellen Atemwegserkrankungen von ihrem Typus und ihrer Häufigkeit her als eine Art Verweigerung einer Umwelt aufzufassen, die als feindlich und aggressiv empfunden wird, d.h. als eine Art »Abwehr«-Reaktion des menschlichen Organismus?

Auf diese wichtige Frage kann es keine schlüssige Antwort geben, denn – natürlich – erschließt sich uns der Bedeutungsgehalt der Krankheiten nicht ohne weiteres.

Tatsächlich ist es so, daß wir Krankheiten »eintreffen« sehen, deren Sinn wir noch längst nicht »aufschlüsseln« können. Eine

Bewertung ist erst im nachhinein möglich. Im übrigen handelt es sich hier um eine biologische Gesetzmäßigkeit, die François Jacob ausgezeichnet herausgearbeitet hat: »Um einen Gegenstand analysieren zu können, reicht es nicht aus, ihn bloß wahrzunehmen. Es muß auch noch eine Theorie bereitstehen, in die er sich einfügen kann. Im Austausch zwischen Theorie und Erfahrung ist es immer die erstere, die den Dialog in Gang bringt.«[3]

Es ist also große Vorsicht geboten, wenn man sich ein Urteil über die Krankheiten unserer Zeit machen will. Das stellt jedoch kein Hindernis dar, sich eingehend mit der parallel verlaufenden Entwicklung unserer »Umwelt« und des Atemsymptoms auseinanderzusetzen. Untersucht man, welche *Beziehung zwischen dem einzelnen und seiner Umwelt* besteht, dann stößt man sofort auf eine extreme *Ambivalenz* und vor allem eine irrationale Einstellung in bezug auf einzugehende Risiken.

Richte ich zum Beispiel meine Aufmerksamkeit auf die äußere Umgebung, so nehmen Leute, die über den gleichen Atmungsapparat und das selbe soziokulturelle Niveau verfügen, angesichts ein und desselben Problems Luftverschmutzung absolut verschiedene Standpunkte ein, die sich zwischen leidenschaftlichem Aufbegehren und blasiertem Desinteresse bewegen können[4].

Neben den wissenschaftlichen Parametern, die zur Umweltverschmutzung verfügbar sind, gibt es nämlich als einzige wahre Kriterien nur die sehr subjektiven Kriterien unseres eigenen Ichs, die für jeden einzelnen von uns gelten. Das will heißen, daß unsere persönlichen Maßstäbe auf völlig willkürlichen Kriterien basieren, wobei der oder jener Faktor als aggressiv und schädlich empfunden wird, obwohl er das gar nicht ist, und umgekehrt.

Mit anderen Worten: Unsere Einstellung ist grundlegend anders, je nachdem, ob es sich um Gefahren handelt, in die wir uns aus eigener Wahl begeben (und die mit Lustgewinn verbunden sind wie etwa das Rauchen), oder um Gefahren, denen wir uns gegen unseren Willen ausgesetzt sehen[5].

Unsere Einstellung zu belastenden und gefährlichen Substanzen im Hause ist von denselben Widersprüchlichkeiten geprägt. In dem sehr verständlichen Bestreben, den häuslichen Komfort immer weiter zu verbessern, haben wir Produkte aller Art ins Haus gebracht, ohne etwas von ihren potentiellen Gefahren zu ahnen. Nur schon die häufig benutzten Spraydosen, die feine Teilchen freisetzen, die leicht in unsere Bronchien eindringen können, sind ein Beispiel für diese Risikofaktoren.

Ebenso geht die zunehmende Ausstattung von Wohnungen und Büros mit Heizungen, Klima- und Luftbefeuchtungsanlagen mit physischen, mikrobiologischen und psychologischen Veränderungen unseres Lebensbereichs einher, die sich noch nicht genügend meistern lassen.

Ein letztes Beispiel von weitreichender Bedeutung ist die ständig zunehmende Haustierhaltung. Aus der Sehnsucht heraus, »der Natur näherzukommen«, »wieder zur Natur zurückzufinden« – einer Natur, die aus unseren Städten so sehr verbannt ist –, ziehen Kinder gerne »Kleintiere« zu Hause auf, die einzigen Arten, die sich mit modernen Stadtwohnungen vereinbaren lassen. Aber Kaninchen, Hamster, Ratten, Mäuse, Meerschweinchen oder auch Vögel sind im höchsten Maße allergisierend, nicht zuletzt auch die Katze, die als Allergieauslöser von allen diesen Tieren am meisten zu fürchten ist. Natürlich fehlte es auf den Gehöften unserer Vorfahren nicht an Katzen. Aber heutzutage ist dieses Tier zum Ersatzobjekt geworden, dem man eine ganz andere ökologische Nische zugewiesen hat: Es lebt in der Wohnung, man nimmt es mit ins Bett usw.

Und an dieser Stelle möchte ich den bislang noch ignorierten und verkannten Charakter dieser immuno-allergischen *»Gefahr der dritten Art«* hervorheben. Im Laufe seiner Entwicklungsgeschichte fürchtete der Mensch zunächst Mikroben und Anstekkung, dann eine Vergiftung und jetzt schließlich eine atomare Verseuchung. Er ist sich jedoch noch nicht bewußt, daß eine Katze oder ein Vogel unter den biologischen Voraussetzungen, die der Mensch sich geschaffen hat, eine Gefahr bedeuten kann[6].

Das Wissen um eine Gefahr trägt sowieso nicht unbedingt

dazu bei, daß man diese Gefahrenquelle ausschaltet. Denn für viele von uns hat sich das, was unsere *persönliche Umgebung* ausmacht, durch den *Tabakkonsum* in drastischster Weise verändert. Und gerade in dieser Beziehung erreicht unsere zwiespältige Haltung ihren Höhepunkt.

Denn warum raucht man denn schließlich, wenn man sich über die verheerenden Auswirkungen des Tabaks im klaren ist? Und doch ist der Tabak für die beiden modernen Atemwegserkrankungen hauptverantwortlich, die an Schwere ständig zunehmen, d. h. sowohl an Morbidität wie an Mortalität: der chronischen Bronchitis und dem Krebs der Atemwege. Die Statistiken weisen ihm eindeutig den ersten Platz unter den Schuldigen zu, und die Umweltverschmutzung spielt daneben nur eine bläßliche Statistenrolle.

Selbst wenn ich den sozialen Druck berücksichtige, der beim Rauchen besonders ins Gewicht fällt, so kommt die Aggression der Atemwege durch den Tabak, die gewaltsamste überhaupt, sehr wohl aus einer freien Entscheidung des Individuums zustande. Und nicht durch eine Einwirkung wie die Umweltverschmutzung, die es passiv erleidet. Welch innere Gespaltenheit bei einem Menschen, der vierzig Gramm Tabak pro Tag raucht und dann gegen die Umweltverschmutzung zu Felde zieht! An dieser Stelle kann ich daher nur feststellen, daß sich das Individuum seinem Atmungsapparat gegenüber selbstzerstörerisch verhält.

Kommen wir auf den allergischen Asthmatiker zurück. Müssen wir bei ihm, der »die Luft zu verweigern« scheint, von der Verweigerung einer bestimmten Art von Umwelt sprechen?

Ich wüßte nicht zu sagen, inwieweit man von Verweigerung sprechen kann; vielleicht von Retizenz, in jedem Fall von einem Nicht-mehr-gewohnt-Sein.

Zunächst ist der Asthmatiker jemand, der eine *Überempfindlichkeit* der Bronchien aufweist. Die Obstruktion der Bronchien bei Aggressionen entspricht, daran sei erinnert, einer *normalen* Anpassungsreaktion, durch welche vermieden werden soll, daß der erstbeste »Angreifer« in die Lunge eindringt und dort womöglich Schaden anrichtet. Der Asthmatiker reagiert nun aber in exzessiver Weise und verschließt seine Lungen bei jedem Anlaß[7], zum Beispiel bei einer allergischen Reaktion (nicht alle Formen des Asthmas sind allerdings allergiebedingt).

Allergie? Ein Wort, dessen man sich in unserer Zeit recht gerne bedient. Und das übrigens ganz unbekümmert, ob es nun paßt oder nicht, wobei man es mit der Vorstellung von Unerträglichkeit verbindet (»Ich bin allergisch auf Hitze, Kälte, feuchtes Wetter« usw.). Aber diese sprachliche Fehlleistung sagt einiges aus, denn man hat sich angewöhnt, in bezug auf jeden Gegenstand und jede Person, die unerträglich geworden sind, zu sagen: »Ich bin allergisch auf . . .« Mit anderen Worten: Ich verwerfe oder verweigere.

Die Etymologie ist aufschlußreich.

Allergisch (vom griechischen *allos, ergos* = andersgeartete Reaktion) besagt, daß das Verhalten eines Organismus, der zum zweiten Mal mit einem Allergen in Berührung kommt, *anders* ist als sein Verhalten beim ersten Mal. Das heißt, er hat sich in bezug auf dieses Allergen sensibilisiert und die zweifache Fähigkeit erworben, den Angreifer zu erkennen und ihm mit Abwehr zu begegnen. Es ist also ein Fachausdruck aus der Biologie, genauer gesagt aus der Immunologie. Die Umgangssprache hat sich übrigens viele der Immunologie entstammende Vorstellungen »angeeignet«, die den heute aktuellen Beziehungen des Menschen zu dem ihn umgebenden Milieu mit Wendungen, die das Abstoßen von Implantaten durch den Wirt bezeichnen, wie »Ich habe eine Abwehrreaktion gegenüber . . .« beredten Ausdruck verleihen.

Genauer besehen braucht die Alltagssprache »allergisch/Allergiker« jedoch in einem weiteren Sinn, nämlich im Sinne von *hyper-ergisch*, und bezeichnet damit jemanden, der eine *exzessive* allergische Reaktion aufweist. Im Falle eines Asthmatikers also jemanden, dessen hypersensible Bronchien in exzessiver Weise auf Reize reagieren, die an anderen abgleiten. (Hier denke ich an die »exagérants« – die Übertreiber – bei Paul Valéry)*.

---

* Die fixe Idee, dt., op. cit., S. 78

Warum?

Wenn man einer eventuellen metaphyischen Bedeutung der allergischen Krankheiten nachgehen will, muß man zunächst untersuchen, welche biologische Bedeutung dem Phänomen Allergie zukommt.

Bei einer unmittelbar erfolgenden allergischen Reaktion spielt ein Antikörper des im Umlauf befindlichen Blutes, der sich passiv von einem Patienten auf einen anderen oder auch auf ein Tier übertragen läßt, eine wesentliche Rolle. Nachdem er zunächst als »Reagin« (etwas, das eine Reaktion herbeiführt) bezeichnet worden war, konnten ihn dann später die Immunologen als ein Immunoglobulin des Typs E (IgE) charakterisieren, das normalerweise in einem so geringen Anteil im Blut vorhanden ist, daß man seine Dosierung mit Hilfe von Radioisotopen messen muß. Bei den Allergikern steigt dieser Anteil beträchtlich an, aber die höchsten Werte beobachtet man bei den *parasitären* Krankheiten.

Was bedeutet nun dieses IgE?

Bei den parasitären Krankheiten spielt es erwiesenermaßen eine Verteidigerrolle gegenüber den Parasiten. Wenn man sich am Beispiel der »Entwicklungsländer« orientiert, wo gerne Parasitosen (Schmarotzerkrankheiten) grassieren, ist das IgE also in ontogenetischer Sicht ein zum Schutze dienender Antikörper, der die Integrität des Wirts gegen den Parasiten verteidigt, d. h. die Integrität des Ichs gegenüber einer Gefährdung von außen.

Aber welche Rolle kann es in den Industrieländern spielen, aus denen die Parasiten so gut wie verschwunden sind? Je weniger in einer bestimmten Bevölkerung parasitäre Krankheiten vorkommen, desto mehr scheinen dort die allergischen Krankheiten zuzunehmen[8].

Es herrscht also eine Art Gleichgewicht zwischen den parasitären und den allergischen Krankheiten – dergestalt, daß, wenn die einen vorhanden sind, die anderen fehlen, und umgekehrt.

Läßt sich daraus schließen, daß hier eine *Anpassung* vorliegt, dergestalt, daß sich der Verteidigungsmechanismus gegen andere, *nicht-parasitäre* Umweltfaktoren richtet, wenn keine Parasiten vorhanden sind, die die Integrität des Wirts gefährden könnten? Geht man von dieser Hypothese aus, muß man sich fragen, ob diese der Umwelt entstammenden Elemente, gegen welche sich die Erzeugung der IgE (der ontogenetischen, zur Abwehr dienenden Antikörper) richtet, in ihrem eigentlichen Wesen aggressiv und gefährlich sind, oder ob nicht vielmehr der menschliche Organismus mit übertriebener Sensibilität auf sie reagiert.

Hat unsere Umwelt an Aggressivität zugenommen?

Jedenfalls muß es erst einmal ein Antigen (Allergen) geben, damit überhaupt Antikörper gebildet werden. Und unsere Umwelt wimmelt von Allergenen in allen möglichen Erscheinungsformen, die von überall her auf uns eindringen – über die Atemwege, die Haut, die Verdauungsorgane, die Augen usw. Es steht außer Zweifel, daß sie beim Allergiker für die Auslösung verantwortlich sind, wie es auch aus dem Zusammenhang hervorgeht, der zwischen dem Sternzeichen, unter welchem ein Kind geboren ist, und der Art seiner Allergie besteht; so sind zum Beispiel die »Stiere« auf Gräser allergisch. Denken Sie nun nicht an ein Einwirken der Gestirne: Die im März/April geborenen Kinder sind den Pollen ausgesetzt, wenn sie im Mai/Juni zum ersten Mal ins Freie kommen, wohingegen diejenigen, die im Herbst zur Welt kommen, im Herbst/Winter ihre ersten Erfahrungen mit Allergenen (dem »Hausstaub«) machen.

Der Allergiker neigt dazu, diese Allergene als feindliche und aggressive Angreifer zu betrachten. Zugegebenermaßen hören sie sich schon vom Namen her nicht eben harmlos an: Worte wie »Schimmel« oder »Staub« – (»Du bist Staub ...«) – lassen durchaus Assoziationen an den Tod anklingen. Und auch der Ort, an dem diese Allergene anzutreffen sind, ist nicht ohne Belang: geschnittenes Heu, totes Laub, alte Gemäuer ... Ebensosehr läßt sich der bei ihnen mitschwingende sexuelle Bedeutungsgehalt hervorheben, denn schließlich ist ein Pollenkorn ein Spermatozoon; Schimmel ist etwas, das rasch um sich greift; Haare, Federn, das Federbett, das Bett – all das ist nicht gerade »neutral«.

Die im Schlafzimmer anzutreffenden Hausstaubmilben, an-

geführt von *Dermatophagoides* (»der die Haut auffrißt«) *pteronys-*
sinus, lassen die Vorstellung von unsichtbaren Parasiten aufkommen, die das Erlahmen unserer Wachsamkeit während des
Schlafes ausnutzen, um uns anzugreifen.

Der Gedanke schließlich, die Pollen – was sich (im Eng-
lischen und Französischen – Anm. d. Übs.) ähnlich wie »pollution«*, also Umweltverschmutzung anhört! – könnten aggressiv sein, erweckt Mißtrauen der Natur gegenüber, die doch
zunächst einmal als das Symbol für etwas Wohltuendes, dem
Menschen Günstiges gilt. Wovor soll man denn dann keine
Angst mehr haben, wenn man sich auch noch vor den Bäumen,
Pflanzen und Blumen in acht nehmen muß?!

Wenn unsere Umwelt in bezug auf ihre Allergene an Aggressivität zugenommen hat, dann scheint das nicht auf dieses
oder jenes Allergen zurückzuführen zu sein, sondern auf das
unter den Allergenen innerhalb dieser Umwelt nunmehr zer-
störte Gleichgewicht. Oft ist in unserer Umgebung nur noch
ein einziges Allergen vorhanden, das aber in einer dermaßen
erhöhten Dichte, daß sie unerträglich geworden ist.

In einer industriellen Geflügelzucht, wo eine unvergleichlich
größere Sauberkeit herrscht als in einem Hühnerhof des vorigen Jahrhunderts, gibt es nur noch eine einzige Art von Allergen, das aber in außergewöhnlicher Dichte.

Vor allem ist auch die *Ungewohntheit* des Stadtbewohners des
20. Jahrhunderts zu berücksichtigen, der bestimmte Allergene
einfach *nicht mehr gewohnt* ist.

Nichts war vielleicht so wenig »hygienisch« wie ein Bauern-
haus vor fünfzig Jahren. Trotzdem scheinen die Bewohner
kaum an Allergien gelitten zu haben, obwohl sie einer Un-
menge von Allergenen ausgesetzt waren. Aber mit diesen Allergenen kamen sie von ihrer Geburt an in Berührung. Heutzutage wird ein Jugendlicher, der stets in einem »keimfreien«
städtischen Milieu gelebt hat, zum ersten Mal und ziemlich spät
mit einem Allergen wie z.B. Pferdehaar konfrontiert, wenn er
mit sechzehn plötzlich reiten lernen will.

* vom lateinischen polluere = entweihen, schänden, beflecken

Der Mensch ist demnach nicht mehr an seine Umwelt gewöhnt. Seit Rousseau, der die Natur verherrlicht, bis hin zu Raymond Queneau, der sie ablehnt, hat sich zwischen diesen beiden extremen Positionen, in denen wahrscheinlich eine Abwehrhaltung zum Ausdruck kommt, offenkundig eine Entwicklung vollzogen. Durch die Abwanderung in die Städte, die sich nicht mehr rückgängig machen läßt, haben sich die Lebensweise und die Wohnverhältnisse grundlegend verändert. In materieller Hinsicht ist diese Mutation zwar vollzogen, aber als tiefgreifende Mutation ist sie noch nicht wirklich zu Ende geführt. Denn der Städter ist einerseits noch ungenügend an die Stadt angepaßt, aber gleichzeitig ist ihm das Land schon ungewohnt und fremd geworden.

Und zwar so sehr, daß sich das günstige »natürliche« Milieu, die »Mutter Natur«, unsere Umwelt, nach und nach zur »falschen Münze« entwickelt hat, die sich stets arglistig aus dem Hinterhalt gegen uns kehren kann, die es uns »heimzahlen« kann, mit der wir »etwas erleben« können: »Meine Lungen und ich weiß nicht was können angegriffen werden, und ich sehe die Gefahr gar nicht«, denkt man.

Der Mensch ist in Queneaus Augen nicht mehr für die Natur geschaffen: »Puh! Die Natur! Puh! Puh! Ein Glück, daß der Mensch nicht natürlich ist.«[9] »Die Pflanze«, so fragt Queneau, »was konnte ich darin anderes erblicken als die Abwesenheit?« Das Tier, die Landleute selbst (»wieviel Langeweile sie ausschwitzen, wie bestialisch sie sich abmühen«) sind »in diese geistlose Schwärze eingetaucht«, dort »spürt der verzweifelte Mensch nicht einmal mehr das Echo seiner Angst«.

Einer solchen Ablehnung der Natur scheinen allerdings die ökologischen Trends, der allsonntägliche Ansturm aufs Land, und der Wunsch (vieler), wieder ganz aufs Land zurückzuziehen, zu widersprechen. Aber diese Rückkehr setzt einen Aufbruch voraus, für den nicht allein die industrielle Revolution verantwortlich zu machen ist.

Es mag sich mit der Entwöhnung von unserer derzeitigen Umwelt verhalten, wie es wolle – ausschließlich die Allergiker reagieren auf diese veränderte Umwelt.

Die allergische Reaktion, eine an sich für den Organismus heilsame Abwehr, nimmt bei ihnen exzessive Formen an, schießt über ihr Ziel hinaus, verkehrt sich in einen Konflikt und geht gegen Gegner vor, auf die »normale« Individuen gar nicht reagieren. Demnach sind die Allergiker zweifellos *hypersensible* Menschen, die überdurchschnittlich hohe Sensibilität besitzen.

Es sei hier nebenbei hervorgehoben: Die allergischen Krankheiten sind wahrscheinlich die Krankheiten der Zukunft. Daß man in seinem Gensystem mit Genen ausgestattet war, die auf immunologische Reize mit einer »guten Antwort« parieren konnten, stellte in früheren Zeiten eine Voraussetzung zum Überleben dar. Unsere heutigen Generationen verdanken wahrscheinlich sehr viel dem Umstand, daß unsere Ahnen in den letzten fünftausend Jahren über ein Immunsystem verfügten, das Aggressionen standhielt. Aber die Population, die durch diese Reaktionsfähigkeit selektioniert worden ist und die nun sogar hyperreaktiv geworden ist und damit von vornherein zu allergischen Krankheiten neigt, wird sehr wahrscheinlich in den kommenden Jahren wachsen[10].

Jemand, der an allergischem Asthma leidet, wird gerne als »Wachposten« bezeichnet, der die Umweltverschmutzung registriert oder *aufspürt*; in einer bestimmten Umgebung findet er als erster einen Geruch oder ein Tier heraus. Ist jemand auf Katzen allergisch, dann hat er den Verdacht, eine Katze könne sich in den Räumlichkeiten befinden, ehe er die Katze überhaupt zu Gesicht bekommt; und noch mehrere Jahre, nachdem sich ein solcher Allergiker von seiner Katze getrennt hat, bleiben noch gegen Katzen wirksame Antikörper in seinem Blutserum erhalten.

Bei Proust konnten wir sehen, daß die Hyperästhesie gegenüber »Sinneseindrücken«, »Empfindungen« mit der Überempfindlichkeit gegenüber Allergenen einhergeht. Der Allergiker erscheint also als jemand, der in jeder Beziehung *anders* ist.

Es bleibt schließlich die Frage nach dem Zweck dieser Überreaktivität des Allergikers: Ist sie ohne jeden Sinn oder aber auf ein Ziel gerichtet? Mit anderen Worten: Täuscht sich der Allergiker in seinem Ziel oder ist er derjenige, der eine Gefahr lange vor den anderen erkennt und darauf reagiert?

Man hat sich nicht gescheut, in bezug auf das IgE und die dadurch ausgelöste allergische Reaktion von einem biologischen *Irrtum* zu sprechen. Als ob bestimmte Abwehrmechanismen verrückt spielten und unnötigen Alarm auslösten. Anaphylaxie, ein Synonym für Allergie, bedeutet Anti-Schutz, ein völliges Ungeschütztsein.

Kann man denn *von vornherein* einräumen, daß die allergische Reaktion, die z. B. für einen Asthmaanfall verantwortlich zu machen ist, einem Abwehrmechanismus entspricht?

Man muß tatsächlich annehmen, daß es sich wahrscheinlich dabei um einen Abwehrmechanismus handelt. In derselben Weise, wie eine Entzündungsreaktion um eine Wunde die Unannehmlichkeiten einer Entzündung und die Vorteile einer Abgrenzung der Schädigung in sich vereint.

Was würde dem Allergiker widerfahren, wenn er seine Angreifer eindringen ließe, ohne zu reagieren? Vielleicht braucht er diese heftige Reaktion. Wie wir gesehen haben, ist der Asthmaanfall, die Krise, ja auch auf ein kathartisches Ziel gerichtet.

Ohne allzu bemüht nach einem Zweck suchen zu wollen und im Zusammenhang mit dem antiparasitären IgE ist also die Frage erlaubt, ob der Allergiker sich nicht eines veralteten (und mittlerweile unnötig gewordenen) Mechanismus bedient, um einer neuen Gefahr zu begegnen, einer Gefahr, die er dank seiner Hypersensibilität derzeit als einziger wahrnehmen und aufspüren kann.

Das stelle ich hier als Hypothese »in den Raum«. Aber ohne jeglichen ökologischen Hintergedanken. Denn wenn sich das so verhielte, dann spielten die Allergene beim Asthma etwa die Rolle wie die Kochbazillen bei der Tuberkulose. Das heißt, sie stellten lediglich die nach außen hin zutageliegenden Ursachen dar. Für diese Hypothese spricht auch ein bestimmter Krankheitstyp, der in diese Richtung weist, und zwar die als *autoimmun* bezeichneten Krankheiten. Das *(scheinbare)* »Entgleisen«, »Ausarten« der immuno-allergischen Phänomene erreicht dort seinen Höhepunkt, weil der menschliche Organismus nun nicht einmal mehr einen Angreifer von außen »braucht«, um mit der Erzeugung von Antikörpern gegen sein eigenes Gewebe oder seine eigenen Organe zu beginnen. Als ob er diese nicht mehr als die seinen erkennen würde und damit das biologische Gesetz der Toleranz sich selbst gegenüber überträte und sich gegen sich selbst aufspaltete. In derselben Weise, wie der Asthmatiker in bezug auf die Umwelt »auf Wachtposten steht«, ist er also vielleicht auch mit prophetischen Gaben ausgestattet.

Ein Kollege hat die Formulierung Péguys aufgegriffen und den »psychosomatischen« Patienten als »Abenteurer der Moderne« definiert, als jemanden, der seinen Mitmenschen voraus ist und vor ihnen eine Spur zieht.

Wer weiß, ob die sogenannte »psychosomatische« Krankheit also nicht eine Art Lanze bricht und die großen Veränderungen, ja Mutationen aufspürt, große *»Allergien«*, die unsere Gesellschaften erschüttern, umformen und aufsplittern werden?

Schlußbemerkung

Dieses Buch ist aus Betrachtungen hervorgegangen, die ich im Anschluß an meine tägliche ärztliche Praxis anstelle. Diese Tätigkeit ist vielseitig und umfaßt die Versorgung von Patienten, Forschung und Lehre. Und der hier eingeschlagene Weg gerät keineswegs in Widerspruch zu dieser Praxis; Überlegungen solcher Art sind im Gegenteil unabdingbar dafür.

Dieses Vorgehen will in keiner Weise den Anstoß zum »Psychologisieren« oder »Psychiatrisieren« ärztlichen Handelns geben. Es möchte einfach nur den Arzt, der leider keinerlei Ausbildung in medizinischer Epistemologie (Erkenntnistheorie) mit auf den Weg bekommt, dazu anregen, sich von einem gewissen Mißtrauen in bezug auf die psychogene Komponente des Symptoms freizumachen. Denn der Mensch ist nicht die Summe aus einem Geist und einem Körper, sondern eine Ganzheit.

In den meisten Fällen sind die Patienten nicht bereit, über den Sinn ihres Symptoms zu diskutieren. Danach fragen sie nicht.

Das, was sie verlangen (in der Art: »Geben Sie mir die Pille, die mich heilt, und dann Schwamm drüber«), beschränkt sich eigentlich auf das Symptom, ohne dabei ihr ganzes Sein einzubeziehen. Eventuell ist es dem Arzt möglich, das Symptom auf die gesamte Existenz des Betreffenden zurückzuführen. Wenn er weiter auszuholen versucht und dem Patienten Fragen zu seiner Person und zu seiner Umgebung stellt, sieht der Patient keinen Bezug, oder aber er weigert sich hartnäckig, etwas derartiges in Betracht zu ziehen. Denn dann wäre er ja gezwungen, sich selbst in Frage zu stellen.

Diese Einstellung ist zu respektieren, und man darf nicht versuchen, mit aller Gewalt dagegen anzugehen; was natürlich keineswegs ausschließt, daß der Arzt jegliche positive Entwicklung zu fördern bestrebt ist.

Wenn ich zum Abschluß meiner Betrachtungen auch mit keinerlei »Rezept« aufwarten kann, so haben sie doch sehr klärend zu meinem Verständnis des Symptoms beigetragen. Und dieser Beitrag erweist sich als sehr wertvoll und hilfreich. Vor allem bei Patienten, deren medizinische Heilungschancen begrenzt sind. Es wurde mir aufgrund dieser Überlegungen möglich, solchen Patienten gegenüber eine aufrichtige und gleichzeitig auch förderliche Haltung einzunehmen. Diese besteht darin, dem Patienten klar zu sagen, daß ich sein Leiden verstehe und anerkenne. Das heißt konkret: »Ich bin nicht sicher, ob ich Sie heilen kann, aber ich gehe auf Ihr Leiden ein und werde Ihnen helfen, damit zu leben.« Bei eingehenderem Nachdenken ist dies lediglich eine Paraphrase einer Antwort Freuds an Patienten, die ihn gefragt hatten: »Wie werden Sie uns helfen können?« Es ginge, so sagte er ihnen, darum, ihr Elend in ein banales Unglück zu verwandeln[1]. In ein annehmbares Unglück, würde ich hinzufügen.

Man muß als Arzt eine solche Haltung einnehmen; viele Patienten schöpfen daraus großen Trost. Therapie erfolgt nicht nur über Medikamente.

An dieser Stelle ist eine große Klammer zu öffnen und vieles dazu anzumerken, welchen Platz das Medikament derzeit in der Medizin einnimmt. Wenn auch die Medizin wahrscheinlich so alt ist wie der Mensch selbst, so gab es doch lange so gut wie keine Therapie (was die Patienten nicht daran hinderte, gesund zu werden). Die wirksamen Behandlungsmethoden bzw. Medikamente, die uns geläufig sind, stammen so ziemlich aus den letzten vierzig Jahren. Noch vor nicht allzulanger Zeit bestanden die ärztlichen Bemühungen im wesentlichen darin, eine zutreffende Diagnose zu stellen. Angesichts der gegebenen Erfolgsaussichten war die Behandlung dann zweitrangig.

Gemäß dem berühmten Wort von Ambroise Paré: »Je le pansais, Dieu le guérit« (»Ich verband ihn, und Gott heilte ihn«) bildete sich somit ein Dreiecksverhältnis zwischen dem Kranken, dem Arzt und Gott, in welches auch alles Unbekannte und Irrationale miteinbezogen war, das der Krankheit, dem Menschen und Gott eigen ist[2].

Seit es Medikamente gibt, die tatsächlich wirken, ist an die Stelle dieses Systems eine Zweierbeziehung zwischen Patient und Arzt getreten, die voll und ganz auf den Arzt baut. Seither erwartet man von diesem sehr viel mehr, als er wirklich geben kann, so kompetent er auch sei.

Es gibt nämlich nach wie vor einen sehr hohen Anteil an Unbekannten und an Nicht-Wissen, sei es auf seiten des Arztes (was seine Wissenschaft und ihn selbst anbelangt), sei es auf seiten des Kranken (was seine Person und seine Krankheit anbelangt). In dieser Zweierbeziehung *tut man jedoch so*, als gäbe es diese Unbekannten alle gar nicht. Irgendwo besteht eine Krankheit, es existiert ein Medikament *ad hoc*, also muß ich gesund werden. Nur ist das nicht immer der Fall. Und es kommt sogar immer häufiger vor, daß der Arzt gerichtlich belangt wird, was zu den Zeiten eines Ambroise Paré undenkbar gewesen wäre.

Der wissenschaftlich gebildete Arzt (und ebenso auch der interessierte Patient) ist über die als sensationell gepriesenen phantastischen Möglichkeiten der modernen Biologie und die sich ihr damit eröffnenden Zukunftsperspektiven im Bilde. Unbewußt, aber hartnäckig drängt sich dabei die Vorstellung auf, der Mensch sei ein rein biologisches Wesen, über dessen Physiologie und Pathologie (Körperfunktionen und Krankheiten) völlige Klarheit herrsche.

Aber das ist (noch ?) nicht der Fall! Und wenn dieses menschliche Wesen krank wird, dann spürt es unklar, daß ihm etwas »fehlt«.

Die ziemlich stereotypen Formulierungen, die die Kranken gebrauchen, bringen uns das deutlich in Erinnerung: »Wenn ›das‹ nicht wäre...; ohne ›das‹ ginge ja alles gut...; wenn es ›mein‹ Asthma nicht gäbe – ich habe ja alles, um glücklich zu sein...«

Es ist allzusehr in Vergessenheit geraten, daß sich zur reinen Biologie zwei Grundbedingungen hinzugesellen müssen, damit aus dem *Homo Biologicus* ein Mensch wird: das Wissen um die Liebe und den Tod.

Bibliographische Angaben und Anmerkungen

Diese Bibliographie beansprucht keine Vollständigkeit. Es werden hier also nur die wichtigsten und im Text angeführten Verweise gegeben.

Soweit auffindbar bzw. im zeitlichen Rahmen erhältlich, werden schon vorliegende deutsche Übersetzungen der zitierten Werke angeführt. Anm. d. Übs.

Einleitung

1 Michel, F.-B., *Asthmologie*. Paris: Edition Orange Médicale, 1981*
2 Queneau, Raymond, *Die Haut der Träume*. »*Fern von Rueil*«. Roman. Deutsch von Eugen Helmlé. Frankfurt/Main: Suhrkamp 1964, S. 19
3 Griaule, Marcel, *Jeux et divertissements abyssins*, S. 21 – zitiert von Gaston Bachelard in: *L'Air et les songes, Essai sur l'imagination du mouvement*. Paris: Corti 1978, S. 259
4 Poirot-Delpech, Bertrand, *Feuilletons, 1972–1982*, Vorwort. Paris: Gallimard 1982, S. 16
5 Queneau, Raymond, a.a.O., S. 19f.
6 Ebend., S. 20
7 Das Asthma hat aber ein zweites Gesicht: Die Krankheit, wie sie von den anderen wahrgenommen wird.

Das Asthma macht Angst. Es bestehen also Tabus, und wenn man das Verdikt »Asthma« ausspricht, löst man Schrecken aus.

Um die ominöse Bezeichnung zu umgehen, flüchten sich Kranke wie Ärzte in beruhigend klingende Diagnosen wie »asthmoide Bronchitis« (sic!). So wurde zum Beispiel eine junge Kollegin blaß, die mir lächelnd gesagt hatte, ihre beiden kleinen Mädchen, mit denen sie bei mir zur Konsultation erschienen war, hätten eine »asthmatische Bronchitis«, als ich ihr sagte, ihre Kinder hätten sehr wohl Asthma, anstatt ihre Diagnose zu bestätigen, wovon sie überzeugt gewesen war.

Der Asthmatiker ist furchterregend, aber ebenfalls faszinierend. Er stellt sein verführerisch-fragiles Wesen vor seiner Umgebung zur Schau. Er verbirgt sich hinter seinem Symptom, das er mit der Zeit gut kennengelernt hat und das ihm vertraut ist, und verbleibt in dieser Grundhaltung. Aber derjenige, der ihn beobachtet, ist fasziniert durch das Mysteriöse dieser seltsamen, anfallsweise wiederkehrenden Klage, die aus den Bronchien ertönt.

---

* Anm. d. Übs.: Mittlerweile auch in englischer Sprache veröffentlicht: »Highlights in asthmology«. Berlin, ...: Springer 1986

8 Claudel, Paul, *Ars poetica mundi*. In: Gesammelte Werke
Kerle-Verlag, Heidelberg und Benziger-Verlag, Einsiedeln, Zürich und
Köln, 1958, Bd. V, S. 26

9 Beobachtung von Professor Ch. Aussilloux, nicht publiziert.

10 Pigeaud, Jackie, *La Maladie de l'âme*. Paris: Soc. Ed. »Les Belles Lettres«,
1981, S. 178

11 Zitiert von K. Kippenberg in ihrem Buch über R.M. Rilke, S. 219, und
wiedergegeben von Gaston Bachelard in: *L'Air et les songes*. Essai sur
l'imagination du mouvement. Paris: Corti 1978, S. 271
Anm. d.Übers.: Bezieht sich auf Rilkes »Sonette an Orpheus«, 2. Teil, I:
»Atmen, du unsichtbares Gedicht!
Immerfort um das eigne
Sein rein eingetauschter Weltraum. Gegengewicht,
in dem ich mich rhythmisch ereigne.«
Zitiert nach: Rainer Maria Rilke, Werke in drei Bänden, Bd. 1, Frankfurt/
Main: Insel 1966, S. 507

12 Im Jahre 90 n.Chr. ausgeführtes Marmorfresko, das in Rom unter dem
Palazzo della Cancelleria Apostolica entdeckt wurde (Vatikan. Mus.)

13 MAVS (= maximales Ausatmungsvolumen pro Sekunde) frz. VEMS =
volume expiratoire maximal par seconde

14 Fromm, Erich, *Haben oder Sein*. Die seelischen Grundlagen einer neuen
Gesellschaft. München: dtv 1979

15 »Der Konsumentenhaltung liegt der Wunsch zugrunde, die ganze Welt zu
verschlingen, der Konsument ist der ewige Säugling, der nach der Flasche
schreit.« E. Fromm, a.a.O., S. 37

16 8. Dan, Aikido – Hondu-Generaldelegierter für Europa.

17 Roland Barthes: *Über mich selbst*. Aus d.Frz. von Jürgen Hoch. München:
Matthes & Seitz Verlag, 1978, S. 164

18 Aber bestimmte Personen unternehmen nichts für ihre Heilung. Sie nutzen
die vorhandenen Mittel und Möglichkeiten nicht; es ist ein bißchen, als
wollten sie nicht wirklich gesund werden, während sie uns anflehen, sie
doch gesund zu machen.
Die einen nehmen ihre Medikamente nie. Die anderen nehmen zu viel, was
bis zu gefährlicher Überdosierung führen kann. Wieder andere können sich
nicht entschließen, sich in Behandlung zu begeben.
Ich denke dabei an diesen 17jährigen Jungen, der in meine Sprechstunde
kommt. Seine Mutter begleitet ihn. Er leidet an Asthma und Ekzemen.
Sein ganzer Körper ist von ausgedehnten und schlimmen Ekzemflechten
bedeckt, so daß er nicht wagt, sich auszuziehen. Im Anschluß an die
Untersuchung schlage ich ihm stationäre Intensivbehandlung für einige
Tage vor. Wochen, Monate vergehen, und ich sehe ihn nicht wieder.
Während dieser Zeit ruft seine Mutter mich an, um mir zu sagen, daß er
Vertrauen zu mir gefaßt hat, daß er voller Hoffnung von mir spricht und
daß er früher oder später kommen wird. Oft sah ich dieses Kindergesicht
mit den Ringen unter den Augen und den von der Krankheit gezeichneten

Gesichtszügen in der Erinnerung wieder. Eines Tages beschloß ich, ihm zu schreiben, daß sein Fall keineswegs aussichtslos wäre. Einige Wochen später teilt er mir brieflich mit, daß er endlich in die stationäre Behandlung einwilligt.

Aber er sollte nicht kommen. Am Morgen seiner geplanten Krankenhausaufnahme erfahre ich, daß er am Vorabend wegen eines Mopedunfalls in die neurochirurgische Station eingewiesen worden war. Sein Vater sagt mir, er verwahre meinen Brief in seiner Brieftasche und freue sich darauf zu kommen. Er wurde wiederhergestellt, kam jedoch nie. Später erfuhr ich, daß sein Asthma geheilt war, nicht aber sein Ekzem.

Andere Asthmatiker schließlich bekunden ihre skeptische Grundhaltung in bezug auf eine Heilung und nehmen Verordnungen entgegen, wie um mir damit gefällig zu sein. Aber *im nachhinein* verhehlen sie schlecht ihre Befriedigung, mir eine Niederlage zugefügt zu haben: »Ich hatte es Ihnen gleich gesagt, Sie würden mich nicht heilen können.«

19 Aufgrund dieser Feststellung sollte der Arzt eine »bestimmte Haltung« einnehmen. Kann (oder will) der Arzt nicht verstehen, daß das betreffende Symptom unerläßlich, lebenswichtig geworden ist, und versucht er in seinem Bestreben, um jeden Preis einen Heilerfolg zu erzielen, dieses Symptom mit allen Mitteln auszumerzen, wird er nicht nur nichts bewirken, sondern darüber hinaus Schaden anrichten. In zweifacher Hinsicht. In medizinischer Hinsicht, denn die Situation kann nur auf eine Medikamenten-Eskalation mit den entsprechenden verheerenden Folgen einer iatrogenen Pathologie hinauslaufen. In menschlicher Hinsicht, denn für den Patienten war das Symptom Ausdrucksmittel; nimmt man ihm dieses, kann er ein anderes Symptom als Ausdrucksmittel entwickeln oder depressiv werden.

20 Sigmund Freud, *Hemmung, Symptom und Angst.* (Reihe »Conditio Humana«) Frankfurt/Main: S. Fischer 1971, Studienausgabe Bd. VI, S. 244

21 Es steht außer Zweifel, daß manche Asthmatiker (und/oder ihre Umgebung) psychisch etwas eigen sind. Gewisse Autoren verfehlten nicht, ausdrücklich darauf hinzuweisen und sogar ein »typisches Profil« dieser Patienten zu entwerfen – dies ist absurd und entbehrt der wissenschaftlichen Grundlage. Jedenfalls ist nicht deutlich erwiesen, daß der Prozentsatz der Asthmatiker mit psychischen Schwierigkeiten höher ist als in der normalen Durchschnittsbevölkerung. Und selbst wenn das der Fall sein sollte, wäre das erstaunlich angesichts des Handikaps, das das Asthma darstellt? Ich bin zu der Überzeugung gelangt, daß diese Besonderheiten die Konsequenzen und nicht die Ursachen des Asthmas sind. Angenommen, sie grenzen im äußersten Fall an Wahnsinn – man bekommt kein Asthma, weil man verrückt ist, aber man entwickelt mit größerer Wahrscheinlichkeit Asthma, um nicht verrückt zu werden.

22 Eine junge Frau aus meinem Bekanntenkreis, psychisch stabil, bekam eines Tages, in einem sehr kritischen Lebensabschnitt, den einzigen Asthmaanfall ihres Lebens. Niemand wollte sie anhören. Wie sie mir später anver-

traute, war sie in einen solchen Spannungszustand geraten, daß sie undeutlich die Krankheit als den einzigen Ausweg empfand, um sich endlich Aufmerksamkeit zu verschaffen, das heißt, in den Augen eines anderen zu existieren.

23 Paul Valéry, *Cahiers*. Paris: Gallimard (Bibliothèque de la Pléiade), 1974, Bd. 2, S. 362

24 Natürlich erstreckt sich meine Fragestellung auf die Bereiche mehrerer Disziplinen, die ihrerseits aus zahlreichen Spezialgebieten bestehen (Soziologie, Geschichte, Literatur, Linguistik, Psychologie, Psychoanalyse), in denen ich keine Kompetenz für mich in Anspruch nehmen kann. Als ich mich auf diese Betrachtung einließ, war ich mir also der Schwierigkeiten und der Risiken völlig bewußt. Der Mut sank mir auch bei dem Gedanken, mich der vereinten Kritik der Mallarmé-, Gide-, Glaudel-, Proust- und Valéry-Experten auszusetzen – ganz abgesehen von den Spezialisten für Romantik, Surrealismus, Strukturalismus usw.

Wenn ich es mir doch zutrauen zu können glaubte, diesen Weg weiter zu verfolgen, dann deshalb, weil meine Verfahrensweise sich in einem ganz anderen Zusammenhang bewegt als die ihrige, und weil ich mir nicht anmaße, in ihre Spezialgebiete einzudringen.

Meine Disziplin als Mediziner sucht von ihrer Wesensart her nach einem Überblick (einer Gesamtschau), und das im Zusammenwirken mit anderen Disziplinen. Nachdem ich mich schon zur Praxis geäußert habe, erschien es mir daher nicht als anmaßend, auch auf die Art der Betrachtungsweise von Werken einzugehen, die in sehr verschiedenartiger Weise das mich interessierende Thema, die Atmung, berühren.

Es handelt sich hier nur um die Betrachtungsweise eines Praktikers ohne jegliche Prätention, vor allem nicht, hiermit ein wissenschaftliches oder literarisches Werk verfassen zu wollen.

25 Von uns hervorgehoben.
Bachelard, Gaston, *La Terre et les rêveries de la volonté*. Paris: Corti 1947, S. 143

26 Allison, P. R., *Reflux esophagitis, sliding hiatal hernia, and the anatomy of repair*. In: Surg. Gynecol. and Obstet., 1961, 92, 419–451

27 Paul Valéry, *Cahiers*. Paris: Gallimard (Bibliothèque de la Pléiade), 1973, Bd. 1, S. 1120 – vgl. dt.: Cahiers/Hefte 3, S. 306, hrsg. v. Hartmut Köhler u. Jürgen Schmidt-Radefeldt. Übersetzt von denselben sowie v. Christine Mäder-Viragh. Frankfurt/M.: Fischer 1989

28 Barthes, Roland, *Am Nullpunkt der Literatur*. Ins Deutsche übertragen von Helmut Scheffel. Hamburg: Claasen 1969, S. 69

29 Die Tatsache, daß das Asthma zu unterschiedlichen Zeitpunkten extrem variieren kann, dieses Labile an ihm erschwert das Verständnis noch mehr. Der Asthmatiker (man ist versucht, ihm dies zum Vorwurf zu machen!) ist niemals ein Kranker »wie alle anderen«, bei dem »man weiß, woran man ist«.

Und zwar deshalb, weil sehr viele Faktoren, klimatische, meteorologische, allergische, infektiöse, endokrinische, ständig auf seine Symptomatik einwirken. Die tägliche Praxis zeigt allerdings, welch besonderes Gewicht der psychischen Komponente zufallen kann. In dem Ausmaß, daß die Heilung zuweilen von dieser Komponente ausgehen kann.

Die Beobachtung einer jungen und brillanten Soziologiestudentin, Esther B., 19 Jahre, bleibt mir in diesem Zusammenhang als sehr aufschlußreich in Erinnerung.

Eines Tages erscheint sie bei mir – wie sie an mich verwiesen wurde, habe ich niemals erfahren –, sie hat schon eine »Tour de France« der Lungenspezialkliniken hinter sich, in der jedesmal enttäuschten Hoffnung, Heilung für ihr Asthma zu finden. Dieses schwere und schon lange bestehende Asthma ist im Stadium der irreversiblen Bronchialobstruktion angelangt, wurde lange mit Corticoiden behandelt, was seine Spuren am ganzen Körper hinterlassen hat: Entstelltes, aufgedunsenes Gesicht, unterernährte, rotgeäderte und mit Ekchymosen bedeckte Haut, »Büffelbuckel« auf dem Rücken.

Unsere therapeutischen Möglichkeiten und die Heilungschancen sind äußerst gering. Esther freundet sich rasch mit einem jungen Mann an und faßt dann eine heftige Zuneigung zu ihm – ein tuberkulöser Clochard, der in einem anderen Sektor der Klinik in stationärer Behandlung ist. Die Stationsschwester versäumt nicht, das junge Mädchen auf den tiefgreifenden Unterschied zwischen ihnen beiden hinzuweisen – (falls sie das nicht schon selbst gemerkt haben sollte!).

Die Liaison findet ein rasches Ende. Aber in den drei Wochen Krankenhausaufenthalt ist das Asthma verschwunden. Esther verläßt die Klinik und geht nach Israel, um dort zu leben. Von dort schreibt sie mir noch lange, um mir die Heilung ihres Asthmas und die Besserung ihres Allgemeinzustandes zu bestätigen.

Ebenso wie psychische Faktoren die Heilung herbeiführen können, so können sie auch zu einer Verschlimmerung des Asthmas beitragen. Eine junge, 17jährige Asthmatikerin, Véronique R., war nach Einnahme einer einzigen Aspirintablette in ein äußerst gefährliches Atmungskoma geraten, das sehr knapp am Tode vorbeiging und aus dem man sie nur mit Mühe retten konnte. Einige Monate später kam sie zu einer Behandlung, in die sie eingewilligt hatte, auf Station. Es sollte eine Aspirin-Toleranz (sowie eine Toleranz der Aspirin-Ableitungsformen, die häufig in modernen Nahrungsmitteln anzutreffen sind) erzielt werden, indem unter ärztlicher Aufsicht infinitesimale Aspirindosen verabreicht würden. Aber noch vor Beginn der Behandlung setzte ein Asthmaanfall ein, und ohne rasches Eingreifen hätte sie einen Rückfall in den schweren Komazustand vom ersten Mal erlitten.

30 Sandblom, Philip, *Creativity and disease. How illness affects literature, art and music*. Philadelphia: G.F. Stickley 1982, S. 22

31 Destaing, Fernand, »L'asthme de Marcel Proust« in: *La Souffrance et le Génie*. Paris: Presses de la Cité 1980, S. 240

32 Mauriac, Pierre, *Aux confins de la médecine*. Paris: Grasset 1926, S. 179
33 Der schriftlich formulierte Gedanke kann ebensogut durch die Stimme zum Ausdruck gebracht werden, wobei der Kehlkopf beansprucht wird und woran der ganze Körper und die Atmung beteiligt sind. Genauso wie sich bei der Hervorbringung von Tönen der ganze Körper ausdrückt (»spricht«), erscheint es mir legitim, von einem schreibenden Körper und nicht bloß von einer schreibenden Hand zu sprechen. Hinter dem Widerwillen, diesen Gedanken zuzulassen, steckt sicher eine unbewußte Rückkehr zur Dichotomie (Zweiteilung) von Psyche und Soma, mit dem Gedanken, der Körper wisse doch nicht...
34 Von uns hervorgehoben.
35 Queneau, Raymond, *Morale élémentaire*. Paris: Gallimard 1975, S. 85
36 Char, René, Persönliche Korrespondenz.

Erster Teil

1. Paul Valéry

1 Valéry, Paul, Cahiers. Paris: Gallimard (Bibliothèque de la Pléiade) 1974, Bd. 2, S. 362. Hervorhebungen von uns.
2 Valéry, Paul, Mein Faust. Übertragen von Friedhelm Kemp. München: Deutscher Taschenbuch Verlag 1963 (Sonderreihe dtv 16), S. 54f.
3 Valéry, Paul, Respirer, in: Oeuvres. Paris: Gallimard (Bibl. de la Pléiade) 1960, Bd. 2, S. 1157f.
   Anm. d. Übs.: Vgl. Paul Valéry, Cahiers/Hefte. Auf der Grundlage der von Judith Robinson besorgten dt. Ausg. hrsg. v. Hartmut Köhler. Frankfurt/Main: S. Fischer 1987–88: Bd. 2, S. 679, Anm. 236: »Mit dieser Aussage beginnt der Artikel Respirer (Atmen), den Valéry am 2. September 1944 in Le Figaro veröffentlicht; abgedruckt in Vues (S. 397–399) und Oe., II, S. 1157–1158.«
4 Ebd. in Oeuvres, op. cit., S. 1158
   Anm. d. Übs.: Dieses Zitat findet sich übersetzt in: Paul Valéry, Regards sur la France/Gedanken über Frankreich. Übersetzung und Nachwort von Fritz Paepke. München: dtv 9055, 1976 (zweisprachig), im Nachwort, S. 132
5 Judith Robinson-Valéry, persönliche Mitteilung.
6 Valéry, Paul, L'Amateur de Poèmes, in: Oeuvres. Paris: Gallimard (Bibl. de la Pléiade) 1957, Bd. 1, S. 94f.
7 Valéry, Paul, Cahiers. Paris: Gallimard (Bibl. de la Pléiade) 1973, Bd. 1, S. 1165
   Dt.: Cahiers/Hefte, op. cit., 3, S. 359
8 Ebd.
9 Bezeugt von Claude Valéry.
10 André Gide – Paul Valéry: Briefwechsel (1890–1942). Aus d. Frz. v. Hella

u. Paul Noack. Eingeleitet u. kommentiert v. Robert Mallet. Nachwort v. Daniel Moutote. Frankfurt/Main: S. Fischer 1987, S. 522; Brief Nr. 370, 20. 1. 1917

11 Bezeugt von Claude Valéry.

12 Briefwechsel Gide–Valéry (1890–1942), op.cit., S. 600; Brief Nr. 447, 17. 9. 1939

13 Briefwechsel Gide–Valéry (1890–1942), op.cit., S. 550; Brief Nr. 394, 11. 5. 1918

14 Valéry, Paul, Cahier Nr. 8 (1940) in der CNRS-Ausgabe Paris 1957–61: S. 823

15 Valéry, Paul, Cahier Nr. 23 (1940), ebd., S. 697

16 Valéry, Paul, Cahiers. Paris: Gallimard (Bibl. de la Pléiade), Bd. 1, 1973, S. 1447

17 In diesem Fall erfolgt ein Rückstau von (saurer) Flüssigkeit aus dem Magen in die Speiseröhre, wo sie durch ihren Säuregehalt Husten auslöst; manchmal steigt die Magensäure auch bis in den Rachen oder die Bronchien auf.

18 Ich habe einen Test gemacht, indem ich drei meiner auf innere Medizin und Chirurgie der Verdauungsorgane spezialisierten Kollegen an Universitätskliniken den Text Valérys zusandte, aus dem alle Hinweise, die zur Identifizierung des Autors hätten dienlich sein können, getilgt worden waren. Ihre Diagnose lautete einhellig: Durch gastro-ösophagalen Reflux ausgelöster Hustenanfall.

19 Valéry, Paul, Cahiers. Paris: Gallimard (Bibl. de la Pléiade), Bd. 1, 1973, S. 1447f.

20 Gutmann, René A.: »Souvenirs sur la mort de Paul Valéry«, in: La Nouvelle Presse médicale, 28. April 1973, 2 (17), S. 1103–1106

21 Ebd.

22 Valéry, Paul, Cahiers. Paris: Gallimard (Bibl. de la Pléiade), Bd. 1, 1973, S. 1165, vgl. dt.: Hefte 3, op.cit., S. 359

23 Ebd., S. 50 (frz. Ausgabe) – Dt.: Hefte, 1, S. 86

24 Robinson-Valéry, Judith, »Valéry, l'intellectuel anxieux«, in: Australian Journal of French Studies, Nr. 2, 1971, Sondernummer zum 100. Geburtstag, vgl. »Die junge Parze« (s. Anm. 36)

25 Valéry, Paul, Cahiers. Paris: Gallimard (Bibl. de la Pléiade), Bd. 1, 1973, S. 178

26 Valéry, Paul, Enfance aux cygnes. in: Oeuvres, op.cit., Bd. 1, S. 297

27 Valéry, Paul, Cahiers. Paris: Gallimard (Bibl. de la Pléiade), Bd. 1, 1973, S. 1447

28 Auf diese Thematik geht J.-P. Weber gut in einer gelungenen Untersuchung in »Genèse de l'oeuvre poétique« ein. Paris: Gallimard (Bibliothèque des Idées), 1960, S. 388–451

29 Ebd., S. 410

30 Ebd., S. 411

31 Arthur Rimbaud. Aus d. Frz. v. Hans Therre u. Rainer G. Schmidt, München: Matthes & Seitz, 1988, S. 396

32 Jules Valéry, später Dekan an der Juristischen Fakultät der Universität Montpellier.

33 Valéry, Paul, Exposition du Centenaire. Paris: Bibliothèque Nationale, 1971, S. 41
Anm. d. Übs.: Katalog der zum 100. Geburtstag veranstalteten Ausstellung

34 »Das will viel heißen, denn ›seine Briefe‹, von denen die Öffentlichkeit nur einen äußerst geringen Teil kennt, sind wunderbar.« Robinson-Valéry, Judith, persönliche Mitteilung.

35 Dargelegt von Judith Robinson-Valéry: »Les cris refoulés de la Jeune Parque: le rôle de l'autocensure dans l'écriture«, in: Baudelaire, Mallarmé, Valéry: New Essays in honour of Lloyd Austin. Cambridge University Press, 1982

36 Die junge Parze. Französisch und deutsch. Übertragen von Paul Celan. Frankfurt/M.: Suhrkamp 1982. Bibliothek Suhrkamp, Bd. 757

37 Zitiert von Jean Levaillant in: Colloque Paul Valéry: Amitiés de jeunesse – Influences – Lectures. Universität Edinburgh, Nov. 1976. Text erstellt von Carl P. Barbier. Paris: A.-G. Nizet, 1973, S. 105 f.

38 Robinson-Valéry, Judith, op. cit.

39 Ebd.

40 Ebd.

41 Moutote, Daniel, Egotisme français moderne. Paris: C. D. U. et S. E. D. E. S. réunis, 1980

42 Valéry, Paul, Die fixe Idee oder zwei Männer am Meer. Dt. v. Franz Wurm. Frankfurt/Main: Suhrkamp 1965 (Bibliothek Suhrkamp 155), S. 78

43 Valéry, Paul, Cahiers. Paris: Gallimard (Bibl. de la Pléiade) Bd. 2, 1974, S. 240

44 Hervorhebungen von uns. Valéry, Paul, Cahiers. op. cit., Bd. 1, S. 1120 (frz.). Dt.: Cahiers/Hefte, op. cit., Bd. 3, S. 306

45 Valéry, Paul, Cahiers. op. cit., Bd. 2, S. 362

2. Marcel Proust

Soweit kein gesonderter Hinweis erfolgt, stammen die Zitate aus »*A la recherche du temps perdu*« (ALRTP) im Original aus der Ausgabe in der »Bibliothèque de la Pléiade«, Paris: Editions Gallimard, 1954, bzw. aus der deutschen Ausgabe in zehn Bänden, Auf der Suche nach der verlorenen Zeit, Deutsch von Eva Rechel-Mertens. Frankfurt a. M.: Suhrkamp Verlag 1979

1 Proust, Marcel, Briefwechsel mit der Mutter. Ausgewählt und übersetzt von Helga Rieger. Frankfurt/M.: Suhrkamp 1979 (Bibliothek Suhrkamp 239), S. 123

2 Maurois, André, Le Monde de Marcel Proust. Paris: Hachette (Coll. »Tout par l'Image«) 1960

3 Henry, Anne, Marcel Proust. Théories pour une esthétique. Paris: Klinksieck, 1981, S. 10

4 Zitiert von André Maurois, op. cit., S. 88. – dt. zitiert bei George D. Pain-

ter, Marcel Proust. Eine Biographie. Teil 1 und 2. Frankfurt/M.: Suhrkamp 1962, Teil 2, S. 548

5 Brief an Robert Dreyfus, 7. Juli 1913. Dt. in: Marcel Proust. Briefe zum
Leben, Ausgew. u. hrsg. v. Walter Boehlich, Deutsch von Wolfgang
A. Peters. Frankfurt/M.: Suhrkamp 1969, S. 570

6 Brief an Robert de Montesquiou. Zitiert bei: Georges Rivane, in: L'Influence de l'asthme sur l'oeuvre de Marcel Proust. Paris: La Nouvelle
Edition 1945, S. 48f. Hervorhebungen von uns. Dieses Werk findet sich
in Bibliotheken auch unter dem ursprünglichen Namen des Autors, Georges Corganian de Corganoff. Anm. d. Übs.

7 Ebd., Hervorhebungen von uns.

8 Briefe an Mlle. Louisa de Mornand, ebd., Hervorhebungen von uns.

9 Brief an Mme. Scheikewitch, ebd.

10 Brief an M. Robert de Billy, ebd., Hervorhebungen von uns.

11 Brief an Mme. Straus, ebd., Hervorhebungen von uns.

12 Brief an M. Robert de Montesquiou, in: Georges Rivane...

13 Brief an M. Lucien Daudet. 27. November 1913. Dt. in: Briefe zum
Leben, op.cit., S. 389

14 Brief an M. Camille Vettard, in: Georges Rivane,...

15 Brief an M. Walter Berry, ebd., Hervorhebungen von uns.

16 Proust, Marcel, Auf der Suche nach der verlorenen Zeit, Bd. 4, Die Welt
der Guermantes, I, S. 1653

17 George D. Painter, op.cit., 2, S. 565

18 Vgl. ebd., S. 569

19 Proust, Robert, Marcel Proust intime (hommage), S. 18, zitiert bei Georges Rivane, op.cit., S. 40

20 Duffner, Jean, L'Oeuvre de Marcel Proust (Etude médico-psychologi-
que). = Medizinische Doktorarbeit. Paris 1931, vgl. Auf der Suche nach
der verlorenen Zeit, Bd. 5, S. 1703f.

21 George D. Painter, op.cit., 1, S. 504 (im frz. Text handelt es sich jedoch
um Spinat- und nicht um Artischockenblätter! – Anm. d.Übs.)

22 Vgl. George D. Painter, 1, S. 506

23 Vgl. George D. Painter, 2, S. 430

24 Brief an Jacques-Emile Blanche, zitiert von Georges Rivane, op.cit., S. 48

25 Brief an Mme. de Clermont-Tonnerre, ebd., S. 45f.

26 Brief an Robert de Montesquiou, ebd., S. 46

27 Brief an Robert Dreyfus, ebd.

28 Ebd.

29 Brief an Jacques Boulenger, 13. 1. 1920 – dt.: Briefe zum Leben, S. 565

30 Zitiert von Jean Duffner, op.cit., S. 34 – vgl. Auf der Suche... Bd. 8,
S. 2914

31 Ebd. – Auf der Suche nach der verlorenen Zeit, Bd. 4, S. 1360

32 Auf der Suche nach der verlorenen Zeit, Bd. 8, S. 2997f.

33 Brief an Lucien Daudet, März/April 1915, dt. in: Marcel Proust. Briefe
zum Werk. Ausgew. u. hrsg. v. Walter Boehlich, Dt. v. Wolfgang A. Peters. Frankfurt: Suhrkamp 1969, S. 314

34 Brief an Jean-Louis Vaudoyer, zitiert bei Georges Rivane, S. 54

35 Brief an Robert de Montesquiou (kurz nach dem 18. April 1921), dt. in: Briefe zum Werk, op.cit., S. 442

36 Georges Rivane, op.cit.

37 Proust, Marcel, Interview, zitiert bei Georges Rivane, op.cit., S. 75

38 Brief an Robert Dreyfus, 24. Juli 1919, dt. in: Briefe zum Leben, S. 575

39 Zitiert bei Georges Rivane, S. 103

40 Auf der Suche nach der verlorenen Zeit, Bd. 1, S. 10

41 Festschrift für José Ortega y Gasset, frz. zitiert unter dem Titel: Le Temps, la distance et la forme, chez Proust, S. 295, zitiert bei Georges Rivane, S. 95

42 Durch Léon-Pierre Quint überliefert. Zitiert bei Georges Rivane, S. 64

43 Rivière, Jacques. Zitiert bei Georges Rivane, S. 82

44 Zitiert von Henri Bonnet, in: Marcel Proust de 1907 à 1914. Bibliographie complémentaire (II). Index général des bibliographies (I et II) et une étude: »Du côté de chez Swann.« Paris: A.-G. Nizet, 1976, S. 128. Dt.: Auf der Suche nach der verlorenen Zeit, Bd. 1, S. 185

45 Milly, Jean, Proust et le style, Lettres modernes (Coll. »Situations, Nr. 21), 1970, S. 56
Die Liste ist sogar noch länger und umfaßt Augustinus, Montaigne, Littré und Taine (zitiert bei Georges Rivane, S. 73)

46 Der Ausdruck ist nicht ganz zutreffend (da es sich nicht um eine Erinnerung handelt), hat sich aber so eingebürgert.

47 Vgl. Georges Rivane, S. 83

48 Mamo, H., »Bases physiologiques de la mémoire« in: Presse médicale (8. Dezember 1962), 70, Nr. 53, S. 2577–2580

49 Macek, Catherine, »Psychisme et morbidité. Le stress et le chagrin peuvent-ils déprimer l'immunité?« in: Journal of American Medical Association, 1982, 6, Nr. 58, S. 171

50 Bonnet, Henri, Le Progrès spirituel dans la »Recherche« de Marcel Proust. Paris: A.-G. Nizet, 1979, S. 196

51 Zitiert von Gilbert Durand, in: Le Temps de la réflexion. Paris: Gallimard 1982, III, S. 203 – dt.: Auf der Suche nach der verlorenen Zeit, Bd. 10, S. 4172

52 Gilbert Durand, op.cit., ebd. S. 208f. Auf der Suche nach der verlorenen Zeit, Bd. 10, S. 3981

53 Auf der Suche nach der verlorenen Zeit, Bd. 10, S. 4006

54 Gilbert Durand, op.cit., S. 206

55 Auf der Suche nach der verlorenen Zeit, Bd. 8, S. 3000

56 Vgl. ebd. So wie zitiert in: ALRTP, t. 3, p. 1080 – »notes et variantes«

57 Henry, Anne, Proust romancier. Le tombeau égyptien. Paris: Flammarion (Nouvelle Bilbiothèque scientifique) 1983

58 Henry, Anne, Marcel Proust. Théories pour une esthétique, op.cit., S. 261

59 Henry, Anne, persönliche Mitteilung.

60 Henry, Anne, op.cit., S. 7. In einer langen Aufzählung illustriert sie, was

das Proustsche Oeuvre alles Schopenhauer, Schelling, Max Müller, Ravaison usw. verdankt.

61 Henry, Anne, persönliche Mitteilung.

62 Behar, Serge, »La maladie dramatisée«, in: Europe, 1970, Centenaire de Marcel Proust, Nr. 496–497, S. 115–120

63 Etiemble, »Le style de Marcel Proust est-il celui d'un asthmatique?« in: Cinq états de »Jeunes Filles en fleurs«, avex les placards et manuscripts de Marcel Proust. Alexandrie, Ed. du Scarabée (Co.. »Valeurs«), 1947

64 Milly, Jean, op. cit.

65 Auf der Suche nach der verlorenen Zeit, Bd. 8, S. 2760. ALRTP, t. 3, p. 10

66 Gracq, Julien, En lisant, en écrivant. Paris: Corti 1981, S. 103

67 ALRTP, t. 2, S. 291 – vgl. dt.: Auf der Suche..., Bd. 4, S. 1633

68 Auf der Suche nach der verlorenen Zeit, Bd. 1, S. 407

69 ALRTP, t. 3, S. 85 (Die Gefangene)

70 Vgl. George D. Painter, op. cit., 1, S. 504

71 Auf der Suche nach der verlorenen Zeit, Bd. 5, S. 1669

72 Auf der Suche nach der verlorenen Zeit, Bd. 4, S. 1653

73 Ebd.

74 Ebd., S. 1360

75 ALRTP, t. 3, S. 840 – dt.: vgl. Auf der Suche, Bd. 10, S. 3897

76 ALRTP, t. 1, S. 153 – dt.: vgl. Auf der Suche, Bd. 1, S. 204

77 Vgl. Auf der Suche nach der verlorenen Zeit, Bd. 4, S. 1643 f.

78 ALRTP, t. 3, S. 560 f. – dt.: vgl. Bd. 9, S. 3505

79 Marcel Proust, Jean Santeuil, I. Deutsch von Eva Rechel-Mertens. Frankfurt: Suhrkamp 1965, S. 29

80 Vgl. Auf der Suche nach der verlorenen Zeit, Bd. 4, S. 1650

81 Vgl. Auf der Suche nach der verlorenen Zeit, Bd. 8, S. 2993

82 Marcel Proust, Correspondance avec sa mère. 1887–1905. Lettres inédites présentées et annotées par Philip Kolb. Paris: Plon 1953, dt.: Briefwechsel mit der Mutter. Ausgewählt und übersetzt von Helga Rieger. Frankfurt: Suhrkamp 1970 (Bibliothek Suhrkamp 239)

83 Briefwechsel mit der Mutter, op. cit., S. 44

84 Ebd., S. 119

85 Ebd., S. 103 ff.; ebenfalls in: Briefe zum Leben, S. 58 ff.

86 Ebd., S. 134

87 Ebd., S. 105

88 Ebd., S. 131

89 Ebd., S. 123

90 Mehrere Freunde Marcels behaupteten, seine Mutter hätte Bescheid gewußt und so getan, als wüßte sie von nichts.

91 Soupault, Robert, Marcel Proust, du côté de la médecine. Ce que seul un médecin pouvait dire. Paris: Plon 1967

92 Vgl. Auf der Suche nach der verlorenen Zeit, Bd. 4, S. 1403 f.

93 Benoît, Pierre, persönliche Mitteilung

94 Zitiert von Jean Milly, op.cit. S. 127
95 Zitiert von Henri Bonnet, in: Marcel Proust, de 1907 à 1914. Paris: A.-G. Nizet, 1971, S. 118
96 Zitiert von Pierre Mauriac, in: Aux confins de la médecine. Paris: Grasset, 1926
97 Zitiert von Henri Bonnet, op.cit., S. 164
98 Benjamin, Walter, I. Mythe et violence. Essai. Paris: Denoel (Dossiers des Lettres nouvelles), S. 330. Dt. Walter Benjamin, Zum Bilde Prousts, in: Walter Benjamin = Über Literatur. Frankfurt/M.: Suhrkamp 1969, Bibliothek Suhrkamp 232, S. 86
99 Briefe an Marie Nordlinger, 8. 12. 1906 (?) – dt. zitiert in: George D. Painter, op.cit. 2, S. 108
100 Zitiert von Henri Bonnet, op.cit., S. 81 und S. 117
101 Ebd., S. 133
102 Ebd., S. 169 u. S. 202
103 Brief an Lucien Daudet. Frz. zitiert nach Georges Rivane, op.cit., S. 50
104 Brief an André Gide. Dt. in: Briefe zum Werk, op.cit., S. 297f.
105 Benjamin, Walter, op.cit., S. 328. Dt. S. 85
106 Proust, Marcel, »A propos de Baudelaire« in N.R.F., Juni 1921
107 ALRTP, t. 3, S. 885 – dt.: vgl. Auf der Suche ..., Bd. 10, S. 3960f.
108 Annales politiques et littéraires, 26. Februar 1922, S. 236. Zitiert von Jean Milly, op.cit., S. 54
109 ALRTP, t. 3, S. 889 – dt.: vgl. Auf der Suche..., Bd. 10, S. 3966
110 ALRTP, t. 3, S. 870 – dt.: vgl. Auf der Suche..., Bd. 10, S. 3939
111 ALRTP, t. 3, S. 386 – dt.: vgl. Auf der Suche..., Bd. 8, S. 3271
112 Gaubert, Serge, Proust ou le roman de la différence. Lyon: Presses universitaires de Lyon 1980, S. 315
113 Ebd., S. 318
114 ALRTP, t. 3, S. 896 – dt.: vgl. Auf der Suche..., Bd. 10, S. 3976

Zweiter Teil

3. Paul Claudel

1 Brief an Albert Mockel, 1891, zitiert nach: Paul Claudel, Gedanken zur Dichtung. Ausgewählt, übertragen und mit Nachwort von Edwin Maria Landau. München/Wien: Langen-Müller 1967, S. 387
2 Einführung in die holländische Malerei. In: Paul Claudel, Gesammelte Werke. Hrsg. v. Edwin Maria Landau. F.H. Kerle Verlag, Heidelberg/Benziger Verlag, Einsiedeln, Zürich, Köln. 1958. Kritische Schriften, S. 286. (Zusatz von Prof. Michel:) Seit dem Bau des großen Damms findet diese Überflutung nicht mehr statt.
3 Plourde, Michel, Paul Claudel, Une musique de silence. Montréal: Presses de l'université de Montréal, S. 77

4 Ebd.

5 Claudel, Paul, Oeuvres en prose. Paris: Gallimard 1965, S. 7

6 Brief an Albert Mockel, zitiert in: Oeuvres en prose, op. cit., S. 1408

7 Claudel, Paul, La Ville. Zweite Version (1894–1897), in: Oeuvres en prose, op. cit., S. 1407

8 Brief an Georg Brandes (24. 8. 1903) in: Oeuvres en prose, op. cit., S. 1408

9 Claudel, Paul, Die Musen. dt. in: Gesammelte Werke. Lyrik S. 23–107. Hervorhebungen von uns. – frz. »explosion intelligible«.

10 Hier irrt Claudel jedoch: es handelt sich um Euterpe. Vgl. dt. Übersetzung S. 25 (in Ges. Werke, Lyrik)

11 Lyrische Schriften, S. 26:
»Plötzlich, sieh, da der neue Dichter, schwanger von geistiger Sprengkraft, Schwarzem Gebrüll des ganzen Lebens, verschnürt vom Nabel im bebenden Untergrund,
Aufbricht – der Ansturm
Sprengt die Klausur, der Atem von selbst
Vergewaltigt die schneidenden Kiefer –:
Ein Schrei – und die schauernden Neun!«

12 Zeitlich der zweiten Version von »La Ville« recht nahe. Dt. in: Ars poetica mundi. Die Erkenntnis der Zeit. Ges. Werke. Kritische Schriften, S. 26

13 Brief an Georg Brandes (24. 8. 1903), op. cit.

14 Madaule, Jacques, Claudel et la langage. Paris: Desclée de Brouwer, 1968, S. 79

15 Zitiert von Michel Plourde, op. cit., S. 77

16 Vgl. Picon, Gaetan, Vorwort zu: Le Discours d'Anima, in: Oeuvres en prose, op. cit., S. XVIII

17 Claudel, Paul, Réflexions et propositions sur le vers français, in: Oeuvres en prose, op. cit., S. 3

18 Plourde, Michel, op. cit., S. 64

19 Ebd., S. 77

20 Picon, Gaetan, op. cit., S. IX–XXI

21 Wahl, Jean, »Le philosophe et le critique« in: ›Hommage à Paul Claudel (1868–1955)‹. La Nouvelle Revue Française, 1. September 1955, 3. Jahr, Nr. 33 (Sondernummer). Paris 1955, S. 520

22 Picon, Gaetan, op. cit., S. XI

23 Ebd.

24 Claudel, Paul, frz.: 2. Artikel des Traité de la Co-Naissance, in: Oeuvre poétique, op. cit., S. 159, vgl. dt. Ars poetica mundi, Die Erkenntnis der Zeit, II, in:
Ges. Werke, Kritische Schriften, S. 9 ff.

25 Ebd. – frz., S. 159

26 Claudel, Paul, Winde. Ein Gedicht von Saint-John Perse. Dt. in: Kritische Schriften, S. 235 ff. Die zitierte Stelle lautet dort (S. 245): »die feierliche Atmung unserer Welt«.

27 Claudel, Paul, La cantate à trois voix. Dt.: Singspiel für drei Stimmen. In: Ges. Werke, Lyrik, S. 130. Die zitierte Stelle lautet dort:

»Ach, glaubt es mir, das ist nicht die Rose! es ist ihr Duft, der,
Eine Sekunde geatmet, das Ewige ist!!

28 Claudel, Paul, Cent phrases pour éventails, in: Oeuvre poétique, op.cit.,
S. 735

29 Claudel, Paul, »Le vieillard sur le mont Omi«. Un arbre à pleins poumons,
in: Oeuvre poétique, op.cit., S. 748

30 Plourde, Michel, op.cit., S. 83

31 Claudel, Paul, op.cit., S. 1150

32 Claudel, Paul, op.cit., S. 708

33 Claudel, Paul, Accompagnements, in: Oeuvres en prose, op.cit., S. 474

4. Stéphane Mallarmé

1 Zitiert von Charles Mauron, in: Mallarmé. Paris: Editions du Seuil, (Coll.
»Ecrivains de toujours«) 1964, S. 60

2 Barthes, Roland, Am Nullpunkt der Literatur. Aus dem Frz. von Helmut
Scheffel. Frankfurt/M: Suhrkamp 1985 (Bibliothek Suhrkamp 762), S. 88

3 Levaillant, Jean, Colloque Paul Valéry: Amitiés de jeunesse – Influences –
Lectures. Universität Edinburgh, November 1976. Text zusammengestellt
von Carl P. Barbier. Paris: A.-G. Nizet, 1978, S. 105 f.

4 Mallarmé, Stéphane, Der Nachmittag eines Fauns. in: Sämtliche Gedichte
frz. u. dt. übertragen von Carl Fischer. Heidelberg: L. Schneider 1957

5 Der Schrei kommt bei Mallarmé oft vor. Nicht zufällig, sondern in einem
bestimmten Zusammenhang, man könnte sagen, im Kontext von
»Schreien und Flüstern«, auch wenn er nicht so weit ging, diesen Ausdruck
zu prägen wie Bergmann. In seinen Augen gibt es eigentlich dreierlei
Arten verbalen Ausdrucks: den Schrei, intensiv und gewaltsam, manchmal
den Tod ankündigend; das laut ausgesprochene Wort, des Geschwätzes,
der lauten und lärmenden Rede und der (damals im Entstehen begriffenen)
Reklame; das geflüsterte Wort, das schließlich in Schweigen abbricht, das
Wort des dichterischen Ausdrucks, das um so schöpferischer ist, je dunkler
und unverständlicher es bleibt.

6 Mallermé, Stéphane, Der Nachmittag eines Fauns
Mon oeil, trouant les joncs, dardait chaque encolure
Immortelle, qui noie en l'onde sa brûlure.
Avex un cri de rage au ciel de la forêt.

7 Robinson-Valéry, Judith, »Les cris refoulés de la Jeune Parque. le rôle de
l'autocensure dans l'écriture«, in: Baudelaire, Mallarmé, Valéry: New Essays in honour of Lloyd Austin. Cambridge University Press, 1982.

8 Vgl. Kristeva, Julia, Die Revolution der poetischen Sprache. Aus dem Frz.
übersetzt und eingeleitet von Reinold Werner. Frankfurt/M.: Suhrkamp
(edition Suhrkamp 949) 1978. Das hier gegebene Zitat war in der dt.
Übersetzung, die lediglich einen Auszug aus »La révolution du langage
poétique« darstellt, nicht auffindbar. Franz. Original: Ed. du Seuil, 1974,
S. 617.

9 »Ah! quel découragement quelquefois quel rocher de Sisyphe à rouler que le style et la prose surtout, ça n'est jamais fini.« Flaubert (1853), frz. zitiert bei Roland Barthes, Le Degré zéro de l'écriture. Paris: Ed. du Seuil (Coll. »Points«), 1975, S. 143, dt. (»Ach, wie ist das manchmal entmutigend, welchen Sisyphusfelsen rollt man da mit dem Stil und vor allem der Prosa, das endet nie.«)

10 Roland Barthes, der hier die gut fundierte Argumentation Maurice Blanchots aufgreift. in: Le Degré zéro ... op.cit., S. 9, vgl. dt. Am Nullpunkt der Literatur, S. 11

11 Mallarmé war es eigentlich nicht so sehr um Schweigen zu tun. Er hatte den Plan gefaßt, »Le Livre idéal« zu schreiben, das alles zusammenfassende große Werk, wovon er in einem Brief an Verlaine spricht: »Ich habe immer von etwas anderem geträumt und mit der Geduld eines Alchemisten anderes versucht ... Ich gehe noch weiter und sage: das Buch, in der Überzeugung, daß es nur eines gibt, das unbewußt von jedem Autor, sogar den Genies, in Angriff genommen wurde.« Zitiert von Michel Plourde, in: Paul Claudel, une musique de silence. Montréal: Presses de l'Université de Montréal, 1970. S. 123. – Von diesem Buch träumte er zehn Jahre lang, schrieb es jedoch nicht.

12 Roland Barthes, Am Nullpunkt der Literatur, op.cit., S. 87

13 Vgl. Brief Paul Valérys an Francis Vielé-Griffin (1898; verkauft am 19. Dezember 1927 in Paris. Zitiert nach dem Auktionskatalog).

14 Mauron, Charles, Mallarmé, op.cit., S. 121

15 Claudel, Paul, Oeuvres en prose. Paris: Gallimard (Bibliothèque de la Pléiade) 1965, S. 1468

16 Zitiert von Camille Mauclair, Mallarmé chez lui. Paris: Grasset 1935, S. 123

17 Zitiert in: Paul Valéry, Exposition du Centenaire. Paris, Bibliothèque Nationale, 1971, S. 35

18 Zitiert von Gérard Macé, Chroniques: »Mallarmé, mort en miroir« (1), in: La Nouvelle Revue Française, 1. Oktober 1979, Nr. 321, S. 88–102

19 Mallarmé, Stéphane, Correspondance – II – 1871–1885. Recueillie, classée et annotée par Henri Mondor et Lloyd James Austin. Paris: Gallimard 1965, S. 213

20 Mondor, Henri, Mallarmé plus intime. 17e édition. Paris: Gallimard 1944, S. 236

21 Zitiert von Henri Mondor, op.cit., S. 169

22 Macé, Gérard, op.cit., S. 91

23 Ibid., S. 89f.

24 Mondor, Henri, Vie de Mallarmé. Paris: Gallimard, (ohne Jahresangabe!) T. 2, S. 800f.

25 Zitiert von Gérard Macé, op.cit., S. 90

26 Mondor, Henri, op.cit., S. 802

27 Brief Paul Valérys an Francis Vielé-Griffin (1898), op.cit.

Dritter Teil

5. André Gide

1 Zitiert von Jean Delay, La Jeunesse d'André Gide. Paris: Gallimard (Coll. Vocations, VII) 1958, S. 306
2 Martin, Claude, André Gide par lui-même. Paris: Ed. du Seuil (Coll. »Ecrivains de toujours«) 1963, dt. André Gide mit Selbstzeugnissen und Bilddokumenten dargestellt von Claude Martin. Übertragen von Ingeborg Esterer. Reinbek bei Hamburg: Rowohlt 1987 (Rowohlts Monographien 89)
3 Gide, André, Si le grain ne meurt. Paris: Gallimard. (Coll. »Folio«) 1955, S. 108–111 (dt.: Stirb und werde; dt. Ausgabe vergriffen. Anm. d. Übs.), übertr. von Ferdinand Hardekopf. München: dtv 1965, S. 92
4 Ebd., S. 112, S. 93
5 Ebd., S. 118, vgl. dt. S. 98 f.
6 Ebd., S. 277, vgl. dt. S. 230
7 Moutote, Daniel, persönliche Mitteilung
8 Gide, André, Si le grain ne meurt, op. cit., S. 310, vgl. dt. S. 253
9 Ebd., S. 310 f., vgl. dt. S. 253
10 Brief André Gides an Jeanne Rondeaux. Zitiert von Jean Delay, op. cit., S. 296
11 Brief André Gides an Pierre Louys (1. Februar 1894, unveröffentlicht). Zitiert von Jean Delay, loc. cit.
12 Gide, André, L'immoraliste. in: Oeuvres d'André Gide, II. Paris: Mercure de France 1928 (dt. Der Immoralist, vergriffen). Dt. von Gisela Schlientz. München: dtv 1978, S. 18 f.
13 Delay, Jean, op. cit., S. 301
14 Gide, André, Si le grain ne meurt, op. cit., S. 313, vgl. dt. S. 255
15 Zitiert von Jean Delay, La Jeunesse d'André Gide, op. cit., S. 325
16 Gide, André, Si le grain ne meurt, op. cit., S. 319, vgl. dt. S. 259
17 Ebd., S. 311, vgl. dt. S. 254
18 Ebd., S. 302, vgl. dt. S. 258 f.
19 Ebd., S. 318, vgl. dt. S. 259
20 Ebd., S. 321, vgl. dt. S. 260
21 Ebd., S. 318
22 Moutote, Daniel, Egotisme français moderne. Paris, Ed. C.D.U. et S.E.D.E.s. réunis, 1980, S. 304–309
23 Zitiert von Claude Martin, op. cit., S. 86 (in der frz. Ausgabe), vgl. S. 67 in der dt. Ausg.
24 Moutote, Daniel, persönliche Mitteilung
25 Tournier, Michel, Le Vol du vampire, Notes de lecture. Paris: Gallimard (Coll. »Idées«) 1981, S. 226
26 Moutote, Daniel, Egotisme français moderne, op. cit.

6. Albert Camus

1 Zitiert von Herbert R. Lottmann, Albert Camus. Paris: Ed. du Seuil, 1978, S. 282 – dt. Ausgabe: vgl. S. 226f., dt. Ausgabe (mit Zustimmung des Autors gekürzt). München: Heyne, 1986 (Heyne Biographien)
2 Petit, Pierre, »Tuberculose et sensibilité chez Gide et Camus« in: Bulletin des amis d'André Gide, 1981, XIXe, 9, Nr. 51, S. 282
3 Zitiert von Herbert R. Lottmann, op.cit. (frz. Ausgabe) S. 55 u. 58
4 Camus, Albert, »erste Version von ›Entre oui et non‹«. Zitiert von Herbert R. Lottmann, op.cit. (frz.) S. 50
5 Camus, Albert, »Intuitions«. Zitiert von Pierre Petit, op.cit., S. 286
6 Camus, Albert, La Mort heureuse. Zitiert von Pierre Petit, op.cit., S. 287, dt. Der glückliche Tod. Übersetzt v. Eva Rechel-Mertens, Hamburg 1988, rororo-Taschenbuch Nr. 5152
7 Zitiert von Herbert R. Lottmann, op.cit. (frz.) S. 287
8 Petit, Pierre, op.cit., S. 279–292
9 Zitiert von Pierre Petit, op.cit., S. 287f.
10 Ebd., S. 288, Nr. 1
11 Ebd., S. 287
12 Grenier, Jean, Vorwort in: Albert Camus, Théâtre, récits, novuelles. Paris: Gallimard (Bibliothèque de la Pléiade, 1962, S. XVIII.
13 Zitiert von Jean Grenier, op.cit., S. XVIII
14 Camus, Albert, Carnets (1936). Zitiert von Pierre Petit, op.cit., S. 289
15 Zitiert von Morvan Lebesque, in (dt.) Albert Camus mit Selbstzeugnissen und Bilddokumenten. Reinbek bei Hamburg: Rowohlt, Rowohlts Monographien 50, S. 26
16 Camus, Albert, Note de Noces. Paris: Gallimard (Coll. »Folio«) 1959, S. 36 (Vorbemerkung zu »Noces« – auf dt. nicht auffindbar)
17 Grenier, Jean, Albert Camus (Souvenirs). Paris: Gallimard 1968, S. 77
18 Zitiert von Herbert R. Lottmann, op.cit. (frz. Ausgabe) S. 58
19 Camus, Albert, »Der Wind in Djemila« in: Hochzeit des Lichts/Heimkehr nach Tipasa. Mittelmeer-Essays. Frankfurt/M.: Luchterhand 1988, Sammlung Luchterhand 77, S. 16–21. Übers. v. Peter Gan u. Monique Lang.
20 Grenier, Jean, Die Inseln. Übersetzt von Olaf Ohlenburg unter Mitarbeit von Serge Belluzzo. Frankfurt/M.: Suhrkamp 1985, Bibliothek Suhrkamp 887, S. 61
21 Zitiert von Herbert R. Lottmann, op.cit. (dt. Ausgabe) S. 131. Hervorhebungen von uns
22 Ebd.
23 Wenn er zwischen diesem Sport und der Philosophie die Wahl gehabt hätte, dann hätte er sich für den Fußball entschieden, erklärte er Jaussaud.
24 Zitiert von Morvan Lebesque, op.cit. (dt. Ausgabe) S. 19
25 Quilliot, Roger, Einführung zu »Caligula« in: Théâtre, récits, nouvelles, op.cit., S. 1735
26 Zitiert von Herbert R. Lottmann, op.cit., (vgl. dt. Ausg.) S. 106ff. Frz.

zitiert nach: Roger Grenier, Album Camus. Paris: Gallimard (Bibl. de la Pléiade) 1982, S. 55

27 Grenier, Roger, Album Camus, S. 55
28 Quilliot, Roger, op.cit., S. 1736
29 Zitiert bei Herbert R. Lottmann, op.cit. (frz. Ausgabe), S. 274
30 Ebd., S. 280 – in der dt. Ausgabe S. 225
31 Camus, Albert, Der Mythos von Sisyphos. Ein Versuch über das Absurde. Dt. von Hans Georg Brenner und Wolfdietrich Rasch. Hamburg: Rowohlt, rororo 12375, S. 99
32 Poirot-Delpech, Bertrand, Feuilletons 1972–1982. Paris: Gallimard 1982, S. 103
33 Camus, Albert, Vorbem. zu »Le Malentendu« in: Théâtre ... op.cit., S. 1730
34 Dr. Rieux hat sein Vorbild in dem Arzt aus Chambon-sur-Lignon, Dr. Riou; Joseph Grand ist der Name einer Nachbarsfamilie, und der Pater Paneloux ist in der Namengebung Le Panelier nachempfunden. In diesem Zusammenhang ist zu erwähnen, daß Camus in dieser Zeit häufig den romantisch angehauchten Dominikanerpater Bruckberger aufsuchte, der »schlecht« auf seine Fragen zur Existenz Gottes antwortete.
35 Camus, Albert, La Peste. in: Théâtre ... op.cit., S. 1323, dt. Die Pest, Hamburg 1989, rororo-Taschenbuch Nr. 15, S. 84
36 Die Pest, op.cit., S. 36
37 Ebd., frz. S. 1378, dt. S. 127 (vgl.)
38 Ebd., S. 136 (dt.)
39 Lottmann, Herbert R., op.cit., dt.: S. 458
40 Ebd.
41 Ebd., frz. S. 295, ddt.: vgl. S. 238
42 Ebd., frz. S. 478, dt.: vgl. S. 384
43 Grenier, Roger, op.cit., S. 205
44 Zitiert von Herbert R. Lottmann, dt.: S. 390
45 Ebd., S. 382
46 Ebd.
47 Ebd., S. 398
48 Grenier, Roger, op.cit., S. 218
49 Lottmann, Herbert R., op.cit., dt.: S. 411f. u. S. 415
Als Breton einige Monate darauf akzeptiert hatte, trotz der Anwesenheit von Camus bei einer Versammlung das Wort zu ergreifen, und später erfuhr, daß er auf Camus' Veranlassung hin eingeladen worden war, soll er davon so ergriffen gewesen sein, »daß er in Tränen ausbrach«.
50 Lottman Herbert R., op.cit., dt.: S. 411
51 Ebd., S. 412
52 Grenier, Roger, op.cit., S. 107
53 Ebd., S. 245
54 Albert Camus, zitiert von Pierre Petit, op.cit., S. 285
55 Albert Camus, (in) Le Monde, 31. August 1956, (abgedruckt in:) Théâtre, ...; op.cit., S. 2011

56 Albert Camus, »Prière d'insérer« in bezug auf La Chute, in: Théâtre,...;
   op. cit., S. 2015

57 Bezeugt von Roger Quilliot. Vorbemerkung zu La Chute, in: Théâtre,...
   op. cit., S. 2008–2015

58 Quilliot, Roger, op. cit., S. 2011

59 Lottmann, Herbert R., op. cit., dt.: S. 529

60 Lottmann, Herbert R., op. cit., frz. Ausgabe: S. 632

61 Ebd., S. 494

62 So daß der besagte, eindeutig recht optimistische Arzt meinen konnte,
   seine Behandlung habe bei der Abfassung des Homme révolté (Der
   Mensch in der Revolte) entscheidend und aktiv mitgewirkt, und stolz
   darauf war (!).

63 Chirurgischer Eingriff, wobei das verdichtete und verwachsene Lungenfell
   durch Resektion von der Lunge gelöst wird.

64 Quilliot, Roger, zitiert von Herbert R. Lottmann, op. cit., frz., S. 634

65 Bezeugt von Roger Grenier.

66 Bezeugt von Roger Quilliot.

67 Bezeugt von Roger Grenier.

Vierter Teil

7. Krise und Schrei

1 Der Nasenschleimhautkatarrh ist an den Niessalven zu erkennen, die Tra-
   cheobronchitis (Luftröhren- und Bronchialkatarrh) an den Hustenanfällen,
   das Asthma am Pfeifen. Gängige Ausdrücke wie »die Erkältung ist auf die
   Brust übergegangen, ist in die Brust ›heruntergerutscht‹« bestätigen diesen
   Sachverhalt, ebenso wie die häufige Abfolge Erkältung – Angina – Luft-
   röhren- und schließlich Bronchialkatarrh.

2 France, Anatole, Aufruhr der Engel (La révolte des anges. Übertragen von
   Rudolf Leonhard). München: Goldmann 1967 (Goldmanns gelbe Taschen-
   bücher Nr. 1908), S. 38

3 Lewinter, Roger, »L'expérience de parole« in: Georg Groddeck, L'Arc,
   revue trimestrielle, 1980, Nr. 78, S. 15–17

4 Laplanche, Jean, L'inconscient et la ça. Problématique IV. P. U. F. (Presses
   Universitaires de France), (Bibl. de la Psychoanalyse) 1981, S. 172

5 Lewinter Roger, Vorwort in: Georg Groddeck, La Maladie, l'art et le
   symbole. Paris: Gallimard (Coll. »Connaissance de l'inconscient«) 1969,
   S. 19. Vgl. dazu: Georg Groddeck: Verdrängen und Heilen. Aufsätze zur
   Psychoanalyse und zur psychosomatischen Medizin (Auszüge aus »Der
   Mensch und sein Es« mit Genehmigung des Limes-Verlags Wiesbaden) in
   der Reihe »Geist und Psyche« Kindler-Taschenbuch 2140, München 1974,
   S. 69 sowie S. 110.

6 Bichat hatte noch vor Groddeck ähnliche Gedankengänge entwickelt, denn

er betrachtete Gesundheit als das »Schweigen der Organe« und Krankheit als »Aufruhr der Organe«.

7 Lewinter, Roger, op.cit., vgl. dt.: George Groddeck, Krankheit als Symbol. Schriften zur Psychosomatik. Frankfurt/M.: Fischer (Fischer Taschenbuch, Bücher des Wissens Nr. 6396) 1983, S. 9ff.

8 Georg Groddeck, op.cit. (frz.) S. 147

9 Greig, Philippe, »Dans la tradition de la médecine ancienne« in: Georg Groddeck, L'Arc, op.cit., S. 39, vgl. dt. in Georg Groddeck, Krankheit als Symbol, op.cit., S. 25

10 Zitiert von Susan Sontag, in: Krankheit als Metapher. Aus dem Amerikanischen von Karin Kersten und Caroline Neubaur, Frankfurt/M.: Fischer 1989 (Fischer Taschenbuch Nr. 3823), S. 53
Franz Kafka, Tagebücher 1910–1923, 15. September 1917. Frankfurt/M.: Fischer (Taschenbuchausgabe in 8 Bänden 1989), S. 386
Franz Kafka: Brief an Max Brod, Anfang Oktober 1917. – in Briefe 1902–1924. Frankfurt/M.: Fischer (Taschenbuchausgabe in 8 Bänden) 1989, S. 177
Franz Kafka, Briefe an Felice (und andere Briefe aus der Verlobungszeit) Hrsg. Erich Heller und Jürgen Born. Frankfurt: Fischer (Fischer-Taschenbuch Nr. 1697). September/Oktober 1917, S. 456

11 Gazaix, Philippe, persönliche Mitteilung

12 Greig, Philippe, op.cit., S. 39

13 Ebd., S. 38

14 Merlet-Benichou, Claudie, »Mouvements respiratoires chez le foetus et installation de la respiration à la naissance«, in: Bull. Europ. Physiopath. Resp., 1973, 9, S. 1365–1387

15 Hervorhebungen von uns.
Roy, Claude, Mou, je. Essai d'autobiographie. Paris: Gallimard 1969, S. 11

16 Die Geburt erfolgt immer häufiger unter Zuhilfenahme des Kaiserschnitts, und die Kinder, die auf diese Weise zur Welt kommen und kein Zusammendrücken des Thorax beim Durchpassieren durch die mütterlichen Beckenknochen erfahren haben, haben oft in ihren Lebenstagen Atembeschwerden.

17 Diese Kapazität zum Schrei, die zwischen 100 und 140 ml geschätzt wird, nimmt während der ersten drei Lebensjahre entsprechend der Größe, dem Gewicht und dem n.-Log. des Alters zu. Gaultier, Cl., Girard, F.: »Croissance pulmonaire normale et pathologique: relations structure – fonction«, in: Bull. Europ. Physiopath. Resp., 1980, 16, 6, S. 791–842

18 Loras, Olivier, L'Asthme, angoisse du souffle. Conception nouvelle et guérison psychothérapique. Lyon: Librairie du Rhône 1961, S. 24

19 Schleich, C.L., zitiert von André van Lysebeth, Yoga für Menschen von heute. München: Mosaik-Verlag 1982, S. 31

20 Littré

21 Dolto, Françoise, »L'homme et son désir«, in: Christus, »L'Insécurité«, Juni 1971, Nr. 71, 18, S. 35

22 Sigmund Freud, Über die Berechtigung, von der Neurasthenie einen bestimmten Symptomenkomplex als »Angstneurose« abzutrennen (1895) in:
   Studienausgabe, Bd. VI. (Conditio Humana. Ergebnisse aus den Wissenschaften). Frankfurt/M.: Fischer 1971, S. 31
23 Freud, Sigmund, Bruchstück einer Hysterie-Analyse. Krankengeschichte
   der »Dora«. Fischer-Taschenbuch 6736, 1981, ebenso enthalten in dem
   oben genannten Band der Studienausgabe.
24 Tristani, Jean-Louis, Le Stade du respir. Paris: Ed. de Minuit (Coll. »Critique«), 1978, S. 11 f.
25 Freud, Sigmund, Hemmung, Symptom und Angst (1926) in: Studienausgabe, Bd. VI, op.cit.
26 Larousse
27 Freud, Sigmund, Hemmung, Symptom und Angst (VIII), loc.cit., S. 275
28 Ebd., S. 276
29 Freud, Sigmund, Drei Abhandlungen zur Sexualtheorie. Fischer-Taschenbuch Nr. 422, Frankfurt/M. 1965, S. 57
30 Die Funktion des Stimmapparats (Lippen, Zähne, Gaumen, Zunge, Nasen-
   gruben, Kehlkopf, Lunge) »ist nicht in erster Linie das gesprochene Wort
   oder auch nur die Geräuscherzeugung, sondern Atmung und Ernährung,
   das heißt, Bezugsfunktionen, die dazu da sind, das Überleben des Individuums zu sichern... Alles läuft so ab, als ob der Mensch eine zusätzliche
   Möglichkeit dieser Organkombination benützte, um komplementär dazu
   noch etwas anderes zu erzeugen: den stimmbildenden Effekt der verbrauchten Luft, wenn diese auf Hindernisse stößt. Das ist eine Art Nutz-
   barmachung eines physiologischen Rests.« – Robert Lafont.
31 »Die Atmung hat einen Rhythmus, sie pulsiert, sie beinhaltet ein lebendiges
   Alternieren (»alternance vitale«), und sie stellt nichts dar, was es in der
   Vorstellung erlaubte, genau das zu symbolisieren, worum es sich handelt,
   nämlich das Intervall, die Unterteilung in Abschnitte.« Tristani, Jean-
   Louis, op.cit., S. 91
32 Ebd., S. 93
33 Benoît, Pierre. In: »Comptes rendus du groupe d'études et de réflexions sur
   l'Asthme bronchique«. La Grande Motte 1981
34 Der Atmungsapparat
35 Die »grande atmosphère«, das heißt, die Umwelt, die Luft.
36 Queneau, Raymond, Die Haut der Träume. »Fern von Rueil«. Aus d. Frz.
   v. Eugen Helmlé. Frankfurt/M. 1987, Bibliothek Suhrkamp Bd. 937, S. 17
37 Valéry, Paul, Oeuvres. Paris: Gallimard (Bibliothèque de la Pléiade) 1960,
   t. 2, S. 835 (Mauvaises pensées et autres – Contraintes).
38 Freud, Sigmund, Zwei Kinderneurosen. Bd. VIII der Studienausgabe,
   op.cit., S. 137
39 Lukasevangelium 19, 40
40 Benoît, Pierre, persönliche Mitteilung
41 Littré
42 Sendrail, Marcel, Histoire culturelle de la maladie. Toulouse: Privat 1980,
   S. 118

43 Ebd., S. 121
44 Ebd., S. 120
45 Comet, Jean-Louis, persönliche Mitteilung
46 Magny (de), Olivier, Vorwort zu L'Instant fatal von Queneau. Paris: Gallimard (Coll. »Poésie«) 1943, 1948, 1966
47 Toreilles, Pierre, »Editorial«. Vagabondages, Revue de poésie, 1981, 26,
   S. 7-18
48 Toreilles, Pierre, persönliche Mitteilung

8. *Ein Wort, das sich ins »tiefste Innere« eingegraben hat*

1 Pontalis, J.-B. Nach Freud. Aus dem Frz. v. Peter Assion. Frankfurt/M.:
  Suhrkamp 1968, S. 14
2 Ebd., S. 15
3 Laplanche, J. und Pontalis, J.-B., Das Vokabular der Psychoanalyse. Übersetzt von Emma Moersch. Frankfurt/M. 1989: Suhrkamp Taschenbuch.
  Wissenschaft, 7, S. 158
4 Gazaix, Pierre, »Aspects psychologiques de l'asthme« in: Médecine actu-
  elle, 1981, 8, 4, S. 131 ff.
5 Freud, Sigmund, Hemmung, Symptom und Angst. op.cit., S. 244
6 Gazaix, Pierre, op.cit.
7 Ebd.
8 Benoît, Pierre, »Comptes rendus du groupe d'études et de réflexions sur
  l'Asthme bronchique«. La Grande Motte 1981
9 Aufgezeichnet in Zusammenarbeit mit Prof. Ch. Aussilloux
10 Zitiert von Judith Robinson-Valéry, »Les cris refoulés de la Jeune Parque:
   le rôle de l'autocensure dans l'écriture« in: Baudelaire, Mallarmé, Valéry;
   New Essays in honour of Lloyd Austin. Cambridge University Press, 1982
11 Die als »dermo-respiratorisches Symptom« bezeichnete Assoziation von
   Asthma und Ekzem, die durch das Alternieren beider Leiden gekennzeich-
   net ist: bessert sich das eine, verschlechtert sich das andere, bringt diese
   »Notwendigkeit« des Symptoms zum Ausdruck.
12 Destaing, Fernand, La Souffrance et le Génie. Paris: Presses de la Cité,
   1980.
13 Rouart-Valéry, Agathe, Paul Valéry, Paris: Gallimard, 1966, S. 105
14 Archimbaud, Jacques, »Beethoven: souffrances et surdité (à l'occasion du
   bicentenaire de sa naissance)«. I. Les maladies de Beethoven. Lyon Médit.
   Méd., 6, Nr. 71, 30. Dezember 1970, S. 59–64. II. La surdité de Beethoven et son retentissement. Lyon Médit. Méd., 7, Nr. 1, 15.1.1971, S. 65 ff.
15 Destaing, Fernand, op.cit., S. 21
16 Ludwig van Beethoven in Briefen und Lebensdokumenten. Ausgewählt
   und erläutert von Anton Würz und Reinhold Schimkat. Stuttgart: Reclam
   1961 (Reclam-Universalbibliothek Nr. 8648), S. 36
17 Archimbaud, Jacques, op.cit., S. 61
18 Massin, Jean und Brigitte, Ludwig van Beethoven. Paris: Fayard 1967,

S. 113 (ins Dt. übersetzt unter dem Titel »Beethoven«. München: Kindler 1970; vergriffen.)
19 Destaing, Fernand, op. cit.

Fünfter Teil

1 Sendrail, Marcel, Historie culturelle de la maladie. Toulouse: Privat 1980, S. X (Vorwort)
2 Sontag, Susan, Krankheit als Metapher. Fischer-Taschenbuch 3823, 1989, op. cit., S. 99

9. Tuberkulose: Von der Romantik zum Strukturalismus

1 (1) Verbesserung der Hygiene- und Ernährungsbedingungen, insbesondere durch Proteinzufuhr; (2) Vorbeugen durch BCG-Impfungen und Präventivchemotherapie; (3) frühzeitiges Aufspüren; (4) gezielterer Einsatz hochwirksamer Antibiotika.
2 In seinem Hauptwerk, Traité de l'auscultation médiate. Hier zitiert in: Sendrail, Marcel, op. cit., S. 377
3 Ebd.
4 »Wenn die Liebe krankhaft wird, ist es am besten, sie einem gewaltsamen Tode zuzuführen«, schreibt schon Sir George Etheredge 1676, zitiert bei: Susan Sontag, Krankheit als Metapher, op. cit., S. 25
5 Zitiert von Susan Sontag, op. cit., S. 22
6 Vielleicht nur anscheinend.
7 Ristori, Anne, »La maladie, le génie, l'art et l'amour«. In: La Tuberculose, une victoire thérapeuthique, oui mais... Paris: Prospective et santé publique, Sedag, 1973, S. 240f.
8 Ebd., S. 242
9 Sontag, Susan, op. cit., S. 39
10 Ebd., – Georg Groddeck, Das Buch vom Es. Frankfurt/M. 1989. Ullstein Sachbuch Nr. 34473, S. 119
11 Sontag, Susan, op. cit., S. 20
12 »Tod und Krankheit sind oft schön, wie... der hektische Glanz der Schwindsucht.« Thoreau, 1852, zitiert bei Susan Sontag, op. cit., S. 24
13 Ebd., S. 20
14 Ebd., Anm. 1
15 Dagonet, François, »La cure d'air: essais sur l'historie d'une idée en thérapeutique médicale«, in: Thalès, Recueil des travaux de l'Institut d'Histoire des Sciences et des Techniques de l'Université de Paris. t. 10, 1959, P.U.F., 1960, S. 76
16 Rousseau, Jean-Jacques, Julie oder die neue Héloise, in der ersten dt. Übertragung von Johann Gottfried Gellius 1761. München: Winkler (Dünndruck 234) 1978, S. 78

17 Jourdanet, ein französischer Physiologe: Influence de la pression de l'air sur la vie de l'homme. Masson, 1875, S. 587. Zitiert von François Dagonet, op. cit., S. 75

18 Dagonet, François, op. cit., S. 87. Er zitiert Landouzy, Armand Gautier, de Launay.

19 Jung, zitiert von François Dagonet, S. 79. Anm. d. Übs.: Zitat zu finden in: C.G. Jung, Wandlungen und Symbole der Libido; späterer Titel dieses Werks: Psychologie und Alchemie.

20 Brehmer und Jourdanet. Zitiert von Charles Coury: Grandeur et déclin d'une maladie. La tuberculose au cours des áges. Suresnes: Ed. Lepetit, 1972, S. 139

21 Schnepp, zitiert von Charles Coury, op. cit.

22 Bei dieser Behandlung (therapeutischer Pneumothorax) wurde die Lunge direkt ruhiggestellt, indem man sie mit Hilfe von regelmäßig in die Pleura eingefüllter Luft in sich zusammenfallen ließ. Obzwar dabei keine 100 % an Erfolgen zu erzielen waren und diese Behandlungsmethode auch ihre Nachteile hatte, darf man sie nicht a posteriori in Bausch und Bogen verwerfen, denn sie stellte immerhin die erste ernstzunehmende Behandlung der Lungen-Tb dar, und eine große Anzahl ehemaliger Tb-Kranker wissen, daß sie ihr ihr Leben verdanken.

23 Poirot-Delpech, Bertrand, Marie Duplessis. »La Dame aux camélias«. Une vie romancée. Paris: Ramsay 1984

24 Ebd., S. 11 f.

25 Mann, Thomas, Der Zauberberg. Frankfurt/M.: Fischer 1974

26 Durand, Gilbert, »Le retour des immortels«. In: Le temps de la réflexion. Paris: Gallimard 1982, S. 209

27 Bianquis, Geneviève, »Thomas Mann, romancier de la bourgeoisie« in: (frz. Ausgabe von Thomas Mann, Der Tod in Venedig) »La mort à Venise.« Paris: Fayard (»Univers«), 1947, S. 33

10. Erkrankungen der Atemwege in unserer Zeit

1 Fréour, Paul, »Santé et maladies des temps modernes«. In: Histoire culturelle de la maladie. Toulouse: Privat 1980, S. 432

2 Ebd.

3 Jacob, François, La Logique du vivant (»Une histoire de l'hérédité«). Paris: Gallimard (Coll. »Tel«) 1970, S. 24

4 Professor Pelicier, Beitrag bei dem Symposium »L'homme et l'atmosphère. Qui change quoi?« (»Der Mensch und die Atmosphäre. Wer verändert was?«) Association pour la prévention de la pollution atmosphérique. Volume des rapports. Paris, 5. März 1981

5 Ebd.

6 Gervais, P., persönliche Mitteilung

7 Man pflegte die exzessive Reaktivität als konstitutionell anzusehen, schon bei der Geburt vorhanden und das ganze Leben lang andauernd, ganz gleich,

ob sie nun durch krisenartige Anfälle deutlich zutage tritt oder nicht. Aus gewissen Gegebenheiten heraus neigt man heute mehr einer anderen Anschauung zu, denn man weiß nun, daß verschiedene Faktoren, besonders virale Infekte, asthmaauslösend wirken können. Damit ist die Frage aber nicht beantwortet, sondern sie stellt sich nur etwas anders, in erweiterter Form, denn man kann sich fragen, ob ein solches auf eine Virusinfektion hin auftretendes Asthma etwa bei dazu prädisponierten Menschen zu finden ist, und dann schließlich auch, ob jeder Beliebige Asthma bekommen kann.

8 Eine amerikanische Studie hat bei drei grundverschiedenen Populationen Stichproben vorgenommen: im amazonischen Urwald, in Nepal und schließlich in verschiedenen Bundesstaaten der USA. In Amazonien, wo die parasitären Krankheiten häufig sind, die allergischen Krankheiten hingegen so gut wie nicht vorhanden sind, sind die I.G.E.-Quoten äußerst hoch. Die nepalesische Bevölkerungsgruppe stellt mit mittelmäßig hohen I.G.E.-Quoten, einigen parasitären und einigen allergischen Krankheiten einen Übergang dar. In den Vereinigten Staaten gibt es dann schließlich keine Parasitose (Schmarotzerkrankheit), aber viele allergische Krankheiten, und keine übertrieben erhöhten I.G.E.-Quoten, aber doch deutlich höher als in der Gesamtheit der Bevölkerung.

9 Queneau, Raymond, »Die Landleute« in: Heiliger Bimbam. Aus dem Frz. von Eugen Helmlé. Frankfurt/M.: Suhrkamp 1987 (Bibliothek Suhrkamp Bd. 951), S. 113–130; Zitat: S. 128.

10 Marsh, David, »The epidemiology and genetics of atopic allergy« in: New England Journal of Medicine, 1981, 305, S. 1551.

Schlußbemerkung

1 Vgl. Sigmund Freud/Josef Breuer, Studien über Hysterie. Fischer-Taschenbuch Nr. 6001, Frankfurt/M. 1990, S. 246

2 Benoît, Pierre, »Inconscient et thérapeutique médicamenteuse«. Auszug aus: Cahiers de la méthode naturelle en médecine, Nr. 66. Dezember 1976.

Quellennachweis

Aus folgenden Werken wurde mit freundlicher Genehmigung der genannten Verlage zitiert:

Paul Claudel, Gesammelte Werke Bd. 5, Benziger Verlag, Zürich 1958

Marcel Proust, Auf der Suche nach der verlorenen Zeit, Bd. 4, 5 und 8, Ü: *Eva Rechel-Mertens,* Suhrkamp Verlag, Frankfurt/Main 1979

Raymond Queneau, Die Haut der Träume, Ü: *Eugen Helmlé,* Suhrkamp Verlag, Frankfurt/Main 1964

Paul Valéry, Werke Bd. 2: Dialoge und Theater, Mein Faust, Insel Verlag, Frankfurt/Main 1990

Perikles Kastrinidis

Wenn Liebe krank macht

Buchreihe »Psyche & Soma«

157 Seiten, kartoniert, ISBN 3-268-00104-1

Perikles Kastrinidis zeigt in diesem Buch Zusammenhänge zwischen psychosomatischen Krankheiten und typischen, konfliktanfälligen Beziehungskonstellationen auf. Er betrachtet harmoniesüchtige, narzißtische, ungleichgewichtige, von Gewalt oder unverbindlichem »Freizeitcharakter« geprägte Zweierbeziehungen. In allen Fällen wird deutlich, daß unser Körper ungefragt auf das reagiert, was wir in der Liebe leben und nicht leben. Wenn wir seine Signale beachten, können wir unsere Beziehungen positiv verändern.

Alois Hicklin

Das menschliche Gesicht der Angst

Buchreihe »Psyche & Soma«

160 Seiten, kartoniert, ISBN 3-268-00073-8

Nichts ist quälender als Angst. Und wenn es doch noch etwas Quälenderes geben sollte, dann sind es Schuldgefühle. Beide stellen an das Bewältigungsvermögen des Menschen Anforderungen, mit denen er sich ein Leben lang auseinanderzusetzen hat. In besonderem Maße gilt dies für jene, bei denen diese Gefühle zu Krankheiten geführt haben oder deren Folge sind. Was heißt es, Platzangst, Höhenangst, Flugangst, Examensangst, Angst vor bestimmten Tieren, Angst vor Ansteckung und Krankheit zu haben? Oder unter einer diffusen Angst zu leiden, die anfallartig hereinbricht? Auf Sinn und Bedeutung dieser Ängste geht das vorliegende Buch ein. Und es zeigt, wo die Möglichkeiten zur Angstbewältigung liegen: Angst fordert uns auf, bisher brachliegende Verhaltensmöglichkeiten in uns zu erkennen und endlich zu ergreifen.

KREUZ: Bücher zum Leben

Kaspar Kiepenheuer

Was kranke Kinder sagen wollen

Buchreihe »Psyche & Soma«

196 Seiten, kartoniert, ISBN 3-268-00081-9

Kinder können das, was sie bedrückt, ängstigt und quält, noch nicht in Worte fassen. In ihren Krankheiten aber meldet sich statt dessen ihr Körper zu Wort. Der Kinderarzt, -psychiater und -therapeut Kaspar Kiepenheuer geht in diesem Buch auf die Bedeutung typischer psychosomatischer Kinderkrankheiten wie Bettnässen, Mandelentzündung, Bauchweh, Kinderasthma usw. einfühlsam und einprägsam ein.

Heinrich Erpen

Die Sucht, mager zu sein

Der Kampf mit dem eigenen Körper

Buchreihe »Psyche & Soma«

178 Seiten, kartoniert, ISBN 3-268-00091-6

Die Magersucht (Anorexia nervosa) und die Eßsucht (Bulimia nervosa), unter denen vor allem Frauen bzw. junge Mädchen leiden, sind nicht nur typische Krankheiten unserer modernen westlichen Zivilisationsgesellschaft, sie sind auch Paradebeispiele psychosomatischer Erkrankungen. Das vorliegende Buch bietet eine vorzügliche Darstellung des wissenschaftlichen Forschungsstandes, behält aber immer den erkrankten Menschen bzw. seine »kranke« Umwelt im Blick.

Gion Condrau/Marlis Gassmann

Das verletzte Herz

Buchreihe »Psyche & Soma«

216 Seiten, 8 Farbtafeln, kartoniert, ISBN 3-268-00071-1

Welche Beziehungsstrukturen zu Herz-Kreislauf-Erkrankungen disponieren, welche Risikofaktoren und Persönlichkeitsmerkmale eine Rolle spielen, welche medizinischen und psychologischen Daten für Diagnose und Therapie wichtig sind, erläutern die Autoren anhand ausführlicher Beispiele. Im Zentrum stehen dabei der Herzinfarkt, der Bluthochdruck und die Herzneurose.

KREUZ: Bücher zum Leben